デイヴィッド・ヒーリー

双極性障害の時代

マニーからバイポーラーへ

江口重幸監訳
坂本響子訳

みすず書房

MANIA

A Short History of Bipolar Disorder

by

David Healy

First published by The Johns Hopkins University Press, 2008

サラ、ジャスティン、ヘレン、そしてリータに捧げよう
クルーソーの冒険物語ほど短くはないが
神話やギリシャ人たちの話が出てくる短い物語を

ロザリオの珠のごとく連なる染色体に告げよ、
遺伝子を愛せ　さもなくば
私たちは二度と正気の人間を生みだせないだろうと
私は見てきた　あまりにも多くの子どもらが大人になり、
若き友が老人になるのを　誰のせいでもない
その根源は
その未熟な骨は
　言ってみれば
ただ、発生したのだ
……
私たちはむしろ、理解しようと努めようではないか
共にあろうとしようではないか

ジョージ・オッペン『道』より

双極性障害の時代◆目次

推薦の辞

病気は、人間のありようの基本的な一面である。古代人の骨を見ても、病気の歴史は人類の文字で書かれた記録よりも古いことがわかる。それなのに現代の技術の粋を集めてもなお、病気を克服できていない。たとえ平均寿命が延び、多くの人が自宅ではなく病院やホスピスのベッドの上で、急性の病気ではなく慢性病によって亡くなるとしても、私たちはいまだに痛みや障害、死の恐怖から逃れたわけではない。病気とは、人間の感覚的・感情的な体験である。もちろん身体的な体験であることは間違いないが――同時に精神的な体験でもあるのだ。病気は説明を求める。私たちは病気について考え、病気とともに考える。なぜ私は病気になったのだろう？　しかもなぜ今なのだろう？　病気になった私の身体は、黙って何の問題もなく働いてくれる健康な身体とどう違うのか？　伝染病が流行ると、地域全体が打撃を受けるのはなぜだろう？

そういったいつの世も変わらぬ問いに対する答えには、必ずそのときどきの社会の見解や推測が反映され織りこまれている。その意味で、病気はつねに生物学的な存在であると同時に、社会的・言語的な存在でもある。ヒポクラテスの時代の医師は（いつの時代にも同じような医師はいるものだが）、自分の感覚で捉えられるものだけをよりどころに、発熱、排泄の異常、発作などに対する診断を下していた。そのような異状がどんな身体的理由に基づくのか――それについての古代の考え方には、当時の哲学的・生理学的な考え方が必然的に反映され、織りこまれていた。それはすなわち、体液バランスの変調、「息吹（プネウマ）（breath）」の作用、病気を起こす風土といった要素で構成される、ひとつの観念的な世界だった。今日では、私たちは病気を理解するためにさまざまな科学的洞察や診断法、治療法を利用することができる――そういうものによって、患者本人にも自覚のない病気や、医師の感覚でも捉えることのできない病気が診断可能になった。前世紀の間に、病気の診断はだんだんお役所仕事的な様相を帯びはじめた。病気は、公式の疾病分類法や治療プロトコルや実験での閾値によって定義され、そういう意味では「構成」されるものとなったからだ。

また、病気には気候や地理的な要因もからんでいる。私たちがどこでどのように暮らすのか、資源をどのように分配するのか――こういうことはすべて、その時代や地域に特異的な病気の発生原因となる。たとえば発疹チフス、ペスト、マラリア、デング熱、黄熱病といった病気は、私たちがどんな昆虫と共生する環境なのかを表わしている。だが、人間をとりまく物理的環境は、ある程度文化の影響も受ける。とりわけ都市や工業が発達する前に何千年と行なわれてきた農法の影響が大きい。環境や人口統計学的条件、認識、実用的な医学知識のすべてが互いに影響しあった結果、ある病気のある時点における分布が決まる。たとえば現代の先進国における疾患を生態学的に見ると、慢性疾患や変性疾患――心血管系の病気、腎臓病、癌――の多さが特徴である。こういう病気は、原因究明も回避も、そしてまた対処も難しい。

このように、病気というものは生態学的・生物学的な特異性ばかりでなく、歴史的な特異性も持っている。あるいは、どの病気も独自の過去を持つというべきかもしれない。どんな病気もひとたび認識されて命名されれば、独自の歴史を刻みだす。あるレベルでは、生物学的特徴がその病気の特異的な個性をつくる。しかし病気に対する反応は、症状や疫学的要因だけでなく、世代特有の文化的価値観や科学的知識によっても形成されるものだ。作家の中には、結核をロマンティックに美化する人もいただろう――グレタ・ガルボが演じた椿姫を思い出してほしい。だが、著名な医学史家のオウセイ・テムキン〔てんかんの歴史の研究で知られる〕が皮肉っぽく書いたように、赤痢を美化しようとは誰ひとり思わなかった。結核は十九世紀にヨーロッパと北米で蔓延し、コレラよりもはるかに多くの死者を出したが、コレラのように政策を変えさせるほどの社会不安は起こさなかった。コレラのほうは結核と違って急激な死をもたらしたため、ヨーロッパと北米においては生活の一状況と見なされることはついぞなかった。いつ流行りだすかと人々は戦々恐々とした。インフルエンザの散発的な発生は通常目立ちにくく、ほかのさまざまな呼吸器感染症と区別がつかない。だが、これがインフルエンザ大流行ともなれば、誰の目にも明らかだ。もうひとつ別の例をあげると、梅毒などの性行為感染症は、色眼鏡で見られてきた歴史を持っている。天然痘やマラリアのように長い歴史を持つ病気もあれば、ＡＩＤＳ（後天性免疫不全症候群）のように比較的短い歴史の病気もある。近代化してから蔓延した病気もある。また、発展途上国の経済的現実を反映しているように思われる病気もある。

　このような議論が論理的動機とも土台ともなってつくられたのが「ジョンズ・ホプキンス 疾病史シリーズ（Biographies of Disease）」である。「史」というからには、ひとつの一貫したアイデンティティとひとつの年譜、ひとつの物語――時間を貫くひとつの流れを意味する。疾病名が人類の集合的医学知識に加えられたときから、その疾病は集合的知識の一部となり、個々人が自覚症状や予後についてどう考えるかに必然的に関わってくる。歴史的にも明らかな存在となった疾病のひとつひとつが、それぞれに異なる歴史を持つようになる――その歴史を、二十一世紀の医師たちにとってもなじみのある用語で述べることができるとは限らないけれども。浮腫やブライト病〔蛋白尿と浮腫をともなう非化膿性腎炎〕などの用語は、もはや日常的に臨床で使われるものではないが、それでも慢性腎臓病の歴史には不可欠な要素だ。同様に、本態性熱〔はっきりした感染症なしに起こる発熱〕、稽留熱〔一日の朝夕の差が一℃を超えない高熱が持続するもの〕、弛張熱〔三十八℃以上に及ぶ発熱が日差一℃以上で上下するが、平熱まで下降することがほとんどないもの〕などの用語も疾病分類の種類としては使われなくなっているものの、医学的認識の歴史の中では重要な役割を果たした。

　「メランコリー（melancholy）」と「マニー（mania）」は、どちらも同じように長期にわたる歴史的背景を持っている。古代ギリシャ・ローマの昔から医師たちは、気分が異常に落ちこむ人や、たいていは一時的にだが病的に高揚する人など、時にはふつうの生活ができなくなるほどのゆゆしき情動レベルについて記述している。現在私たちが双極性障害に対して抱くイメージは、概念上いくつか新しくなった点があるものの、その特徴的なところは医療そのものと同じくらい古い。本書において著者デイヴィッド・ヒーリー氏は、人類の経験のこういう側面に関する歴史的資産をたどっている。それは、持続的だが変化しやすく捉えにくいものだ。ヒーリーは、この臨床上の現象を感覚で捉えることのできる現実があることにも、時代ごとに特有の受け止め方や対処法があることにも、疑いをはさまない。まさにこういう意味において、双極性障害は社会的な――時代や地域ごとに異なる認識や慣習、制度によって構成される――存在なのである。

今日双極性障害と呼ばれている、この概念的な存在――そしてかくも体験的な現実――は、とりわけ私たちの社会の産物である。それは、還元主義的な疾病観が私たちの病気に対する考え方を支配するようになった社会。お役所仕事的区分と向精神薬投与の社会。一面では研究室の成果によってつくられる社会だが、同時にマスメディアと宣伝広告、そして大企業の戦略と政府の方針によって形成される社会でもある。また、子どもの双極性障害がほんとうに増加しているのかどうかについて昨今盛んに議論されているのがよい例であるが、このような臨床判断に関する一般市民の論議もまた、形成にひと役買う社会である。臨床判断というものは、理屈の上では個人的な非公開の客観的判定なのだが。

デイヴィッド・ヒーリー氏が本書で追った疾病とは、個々の患者の身体と感情の外側では、かくも多元的な意味をもって存在しているのである。ただし、こういうひとつのまとまりとしての社会的・文化的・制度的な現実というものは、まぎれもない現実の肉体や感情に介入しうるし、また実際に介入する。ヒーリー氏は、情動的苦痛や無力に悩む人々のことを読者に忘れさせない――たとえそういう心配な状態が、薬やイデオロギー、ビジネスプランやお役所的な合理性、専門家の戦略とその成果によっていくらか手を加えられているとしても、苦しむ人々がいることに変わりはないのだから。ヒーリーのテーマは時代を超えたものであるとともに、時宜に適ったものだ。社会的・文化的な場に位置しながら、同時に個々人特有の事情にも深く根ざしたテーマなのである。

チャールズ・E・ローゼンバーグ

謝辞

カーボンニュートラル〔ライフサイクルの中で、二酸化炭素の排出と吸収がプラスマイナスゼロのこと〕は今や、時代の要請である。空路で移動し、なおかつカーボンニュートラルを保とうとすれば、グライダーかパラグライダーに乗るしかない。だがどちらにしても、自然条件に左右されすぎる。だから、もしA地点からB地点まで行く方法がそれしかないのなら、分別ある人の多くはずっとA地点に留まることを選ぶのではないだろうか。

もしA地点からB地点へ行く方法についてのアイディアを誰かに盗用されたら、その結果できた本を読むのは、いやいやグライダーに乗る気持ちに似ていなくもないかもしれない。本書を読んでいやな気持ちになるかもしれない人といえば、次のような方々がいる。私がたくさんのアイディアを勝手に頂戴したトマス・バンやエドワード・ショーター、カルマン・アップルバウム、バーバラ・マーシャル、スティーヴ・レーンズ、アンネマリー・モル、レイ・モイニハン、さらに私のグライダーへの興味をかきたててくれたジャーマン・ベリオスやチャールズ・ローゼンバーグがあげられる。マーガレット・ハリス、ジョアンナ・ル・ヌーリ、リチャード・トランター、シュテファニー・チンケル、フィオナ・ファーカー、ダイ・ベル、ダイナ・カテル、デイヴィッド・リンデンは、本書に提示されたいくつかのアイディアやデータの柱となったプロジェクトの同僚である。ロス・バルデッサリーニ、ナシア・ガミー、ジョエル・ブラスロー、ピーター・パリーは、双極性障害関連の研究にたずさわっている人たちだ。チャールズ・メダワー、シェリー・ジョフリ、セラ・ボーズリー、シンディ・ホール、ディー・マンギン、ヴェラ・シャーラーヴ、カレン・メンジーズ、カール・エリオット、トルード・レメンズ、アンドリア・トーン、エミリー・マーティン、エリザベス・ランベック、マックス・フィンク、アンディ・ヴィッカリー、ナンシー・オリヴィエリ、田島治、ピーター・ローゼンタール、ジム・タークは、私が本書および関連の冒険的企てを軌道に乗せようとしていたとき、その活動に力添えをしてくれた。

数多くの団体が、このような問題にのめり込んだ私を助けてくれたが、とりわけノースウェスト・ウェールズ・トラスト病院とその精神保健理事会は、時間をもっとほかのことに使えと要求しても当然だったのに、見逃してくれた。

はじめに――躁病（マニー）にまつわる数々の物語

アレックスを紹介しよう。アレックスは、誰かのパートナーかもしれないし、誰かの親、子、兄弟、あるいは姉妹かもしれない。そして、何らかの神経的（ナーヴァス）な問題を抱えている。珍しいことではない。人類の歴史が始まって以来、私たちは神経的な問題を抱えると、いったい何が起きているのかを一所懸命知ろうとする。病気なんだろうか？　苦境に立たされてストレスがかかっているのだろうか？　それとも、この不調は霊的なことに原因があるのだろうか？　なんとかしのいで生きていくためには、何らかの答えが必要だ。それが無理なら、せめて仮説くらいはほしい。

このように一所懸命に意味を求めるのが人間の常であること、過去の時代の人々が出した答えがたとえ現在どれほど奇妙に見えようとも、けっして理性や洞察力に劣っていたわけではないこと――それを何らかの形で示すのが、歴史にとっての課題だ。歴史の仕事とは、過去のある方法や仮説がどんなに奇異に見えても、本質的にはある意味今とまったく変わらないのだと示すこと。過去の考え方を奇妙だと思う私たちだって、同じ時代の同じ状況にいたら、同じような考え方になっただろう。そこで歴史家が、過去がいかにとんでもなく奇妙でありうるかを示そうと一説ぶったりしないかぎり、これで何の問題もないだろう。ところが実際には往々にして、ほんの三、四年過去にさかのぼるだけで私たちはまるで異世界へと運ばれたような感じがする。そこでは、私たちのほうが異邦人なのだ。

そんなわけで、歴史の果たすべき役割は、過去が今とはどんなにかけ離れているかを伝えると同時に、どんなになじみ深いものであるかを伝えることにある。自己に関わる問題や病気が、私たちの存在についての中心的関心事として注目を集めるようになった今日、神経系の問題に取り組む人にとって、この仕事はさらに複雑化している。この複雑さは、とりわけアレックスが抱えていたような類の神経的な問題に顕著だ。アレックスの場合、最終的な診断は躁うつ病すなわち双極性障害だった。

双極性障害という分野の風景は、十年単位どころか、月単位で変化している。「私はどこが不調なのだろう?」という問いへの答えを形づくる力学について多少なりと理解しようと思うなら、双極性障害に注目してみるといい。色合いがみるみる変わっていくつづれ織のごとき双極性障害を見れば、何が起こっているのかわかるだろう——ほかの病気を見るよりも、ずっとわかりやすいはずだ。

躁病（マニー、あるいはマニア）は、統合失調症やうつ病とは違い、古代からこの言葉が使われていたという点で、例外的だ。最近、臨床医や一般大衆向けに行なわれている双極性障害に関する啓発活動のひとつとして、製薬会社や研究者たちはこの障害の系譜にふれるのが常だった。そしてこの障害の歴史は古代ギリシャにまでさかのぼること、たくさんの歴史上の有名人がこの病気だったことを力説している。だが、現在躁病あるいは双極性障害であるということは、紀元前四百年のアテネやルネサンス時代にあって躁病であること、あるいは双極性障害という考え方が初めて生まれた一八五〇年代のパリにあって双極性障害であることと、同じなのだろうか?

アレックスの物語は、現代が舞台だ。アレックスが向精神薬による治療を受けた時間は、人生の四分の三に及ぶ。この単純な事実から、この話は一九六〇年代かそれ以後だとわかる。さらに、臨床医がほかの数多くの可能性を検討した末に排除し、双極性障害という診断を下したということから、舞台は一九九〇年代前後に絞られる。アレックスは一九九六年発売の抗精神病薬のひとつを用いた治療を受けている最中に、急死した。享年二歳。(1)この最後の記述から、これが二十一世紀初めの話であることがわかる。すなわち、古代ギリシャ人もルネサンス時代のヨーロッパ人も十九世紀のパリ市民も、ひとりとしてアレックスのような経験をしなかったことは明らかだ。

アレックスの話は、本書の物語全体にからんでいる。この話が、私たちは今や新しい時代に入り、時代というネックレスにもうひとつビーズを付け加えられることを表わしているからではない。「私たちはどのように自分と向き合うか」という暗い洞窟の中へ、一条の光を投げかけてくれるからだ。本書は古代ギリシャからルネサンス時代を経て現代へと進み、誰がいつ何を発見したかを表わす年月日や名前がたくさん登場する。だが、年代記ではない。本書の目的はむしろ、私たちが病いに直面して自分自身を知ろうと試行錯誤してきた道筋が、「私たちは何者であるか」という問題を解くための、どんなヒントになるのかを描きだすことにある。

本書では古代から近・現代までの題材を扱っているが、現代のことを取りあげるのは、「建物に最後の煉瓦を積む」、つまりずっと昔から目指しつづけてきた目標に達したことを示そうとしているからではない。ねらいは別にある。病気をつくりだすプロセス――これは当然私たちの自己理解のしかたに影響を及ぼす――が加速された時代を取りあげ、そのプロセスの重要な要素をいくらかでも理解できるようにすることなのだ。

私の推測は、おおむねこうだ。病気をつくりだすプロセスは、さまざまな形でいつの時代にもあった。だがおそらく、現代と同じような産業効率で展開されたことはこれまでなかった。既成勢力の利益を守るためには病気を売り込む（disease mongering）こと、権謀術数を用いること、最新の専門用語を濫用すること――これらは、いつの世にも変わらない。今はそういう戦略の詳細が知られるようになったが、過去の時代にもある程度はあったに違いない。

この物語は、過去に遡る形式で書かれてもおかしくなかった。しかし、過去に遡る形式であろうとその逆であろうと、これは物語である。これはわが子に語り聞かせる究極の物語、友人同士が力を合わせて解決すべき深刻な問題についての話だ。子どもたちがこの不確かな世の中を渡っていく手助けをするために、親はいつだって子どもに知恵を分かち与えねばならなかったという事実についての話なのだ。私のいちばん古い記憶として、父にギリシャ神話を語ってもらったり、一篇の詩――ロバート・ルイス・スティーヴンソンの『船たちはどこへ』を朗読してもらったりした思い出がある。不思議なことにギリシャ神話やこの詩は、四歳の心にも百四歳の心にも作用する。もしかしたら父の声の朗々たる響きと音色のおかげで、特に私の耳に残ったのかもしれないが。歴史が子どもの枕もとで聞かせる物語と大差ないというのは、多くの医師や科学者にとって胸のすく考えだろう。だが、もし私たちが伝えていく解決法が相手の心に届かなければ、社会は危機に陥る。解決法が役に立てば、それは私たちの一部となって、子どもたちや友人たちの中に生きつづけることだろう。

なぜ科学的真理を伝えていかないのか、と問う科学者がいるかもしれない。「ヴィクトリア朝時代」には、確かに子どもの枕もとでそういう話をした親もいただろう。近代科学の出現とともに、西洋では新しい「真理」が誕生したという意識が生まれた。この認識によれば、以前の科学的発見の上に築かれた新たな発見と、その結果できた建物はいっそう堅固になり、少しずつ天に近づいていった。それと同時に建設者たちも、万人に通じる普遍的な言語へと向かっていくように思われた。過去の歴史など、もうほとんど不要だった。必要なのは、ただ進歩を記録することだけ。医学や科学の歴史書の最初のほうは、まさにそんなふうだった。(2)

科学や医学の論文では、よく著者名の頭文字を省く。一九六〇年代半ばくらいでも、本書の物語の主要人物のひとりであるジョルジュ・カラスは自分や共著者の論文を参照文献として引用する際には、カラスと姓だけを記し、その後に掲載誌名と該当ページを載せていた。後の論文では、遠慮がちに括弧付きの頭文字を入れ、カラス（G）としている。本書の中心的人物であるエミール・クレペリンは、自伝の中でつけ足しのように、自分の子どもたちの死にふれている。妻や生き残った子どもの名前は出てこない。科学的観点からすれば、こういう人たちの個人的詳細は重要でなかったのだ。科学・医学の歴史は、進歩の物語に必要な賞賛すべき英雄でもないかぎり、人間を必要としなかった。病気が重要なのは、まず何よりも根絶したことを誇示するためだった。英雄と勝利こそが、子どもたちをこの分野へと誘いこむものだったから。

しかし、科学が提示しているように見える知識は、二十世紀初頭にはずっと不確かなものになってしまった。科学はもはや社会的進歩を推進するためのエンジンではなく、神のみぞ知る不確かな未来へ突き進むためのエンジンと見なされはじめた。科学の歴史もまた変質し、それが示す未来像は、着実な進歩というより、大変革が何度もくり返されるだけのものになった(3)。

もっと最近になると、科学と医学の歴史は、歴史の中でもほとんど最重要部門のようになってきた。歴史とはある意味で、私たちの自己理解を変化させる事物について語るものだ。そういう変化はずっと昔ならば、戦争や政治家によってもたらされ、しかも何十年以上もかかって起こるものだった。だが、十六世紀から十七世紀にかけて近代科学が出現して以来、そのような変化は次第に研究所や臨床現場での出来事に続いて起こるようになった。最近では、プロザック、ヴァリウム、バイアグラ、クロルプロマジンといった薬や、クローニングのような技術、そして双極性障害のような病気が、私たちが自分自身をどう見るかをすっかり変えてしまった。しかも今やこのような変化は、数年、時には数か月のうちに次々と起こるのだ(4)。

こういう分野においては、私たちの身に何が起こりつつあるのかを体系的に説明しようとする苦闘のさまが明らかにされる。そしてこの苦闘の中で、健康と病気の歴史は私たちのきわめて奥深い秘密を明らかにする。セックスとジェンダーについての歴史ならば記述することが可能だし、また実際にされているが、バイアグラや、同性愛が病気かどうかをめぐる論争は、そのような意味ではいまだ位置が定まっていない。昨今、健康に関する新事実の情報は主要紙の一面を飾り、テレビのトップニュースになって、昔ならば政治的大事件として扱われたであろう事柄を押しのけることもしばしばだ。もうひとつ、この物語には予想外の展開があった。たとえ些細な新事実でも薬がからむと、どこかの広告代理店が新聞の第一面を確保するだろうということだ。

もしこれが私たちを鍛える炉だとすると、誰かがその炉から持ち帰ってくる話の真理値を、私たちはどうやって保証するのか？　ここで、科学という妖怪の話に戻れば、物語には複数の主要登場人物とひとつの筋書き（プロット）がある。私が一部の新しい登場人物たちにたぶらかされて彼らの話ばかりをし、彼らのライバルの話をないがしろにしていないか、読者にどうしてわかるだろう？　あるいは歴史上の人物について言えば、その人の経歴の中から物語にとって都合のよい面だけを選んだり、よい物語にはひねりが必要だからといってプロットにひねりを入れたりしていないか、どうすればわかるのだろう？　炉というものは、要するに何かをこしらえだすところなのだ。

こういうことはどんな歴史においても問題となるが、科学・医学の歴史の場合はさらなる問題が加わる。本書の出版計画書を、匿名で審査したある人は、本全体の構想に賛意を表する一方で、著者自身が立ち向かおうと提言している業界に身を置いているのはいかがなものかと警告を発した。こういう「健康被害警告」〔本来は、煙草のパッケージなどに表示された、健康への害を警告する文のこと〕はきちんと出しておくのがフェアというものだ。私は最近の傾向とそれに関与している人々に批判的であるけれども、自分自身もそういう分野でいくつか研究を行なってきた。自分の研究における本書とは無関係なやっかいごとを議論に持ちこまないと、読者にどうしてわかるだろう？

私の以前の著作を査読したもうひとりの人は、次のように問題提起した。「もうかなり前から、デイヴィッド・ヒーリーを批判する人たちは、彼はプロットを見失ってしまったのではないかと言いつづけてきた。私はといえば、『精神薬理学の創造（*The Creation of Psychopharmacology*）』を二回読んだにもかかわらず、そのプロットを理解したとは到底思えないという点で、立場は明らかにもっと悪い。……議論に夢中になりすぎると、事実はそっちのけになってしまう。……ヒーリーは一九六〇年代の出来事をよく記憶しているようだが、それは要するに彼が自分の目で見ていないからだろう」(5)。これは、「年を取るにつれ、実際には起こらなかったことばかりを思い出すようになった」というマーク・トウェインの名言のパクリだ〔『マーク・トウェイン自伝』〕。さらに一歩踏みこんで言うと、私は自分の目で見られたはずのない出来事を記憶するほうが得意でさえある。もしこれが一九六〇年代に当てはまるのなら、何世紀も前の出来事にならもっとよく当てはまるのではないだろうか？　しかしさらにうがった見方をすれば、このような敵意をむきだしにされた私が、報復のためにこの評者を自分の草稿から排除しなかったと、どうして読者にわかるだろうか？

感情という問題にふれておくと、治療薬を服用中の二歳児が急死したという話に、感情を揺り動かされない人がいるだろうか？　感情は判断を曇らせるかもしれないが、どんな不思議な作用によってか、私たちが自分の力以上のことをするためにしばしば必要となるものだ。おそらく、この歴史の書が客観的でありうるなどと思ってはいけないのだろう。万人の気に入ることも絶対になさそうだ。大切なのは、この歴史が科学的な考えを備えたものとして取り上げられ、何艘もの船で――広い世界へと送りだされることなのだ。

だが、異議を唱えている批評家たち――自身もこの物語の登場人物であり、読者も「まあ、彼らはそう言うだろうな」と思い当たるような人々――の声や、仲間うちの反目、あるいはほかの力学的要因から生じた反論の奥には、科学者たちの誤りも潜んでいるのであり、読者はそうした失敗談にも耳を傾けるべきだ。科学とはつねに探究しつづける営みでなければならず、またつねに修正を受け入れなければならず、そしてそこにこそ科学の力がある。この観点からすると、歴史は既定の真理の上に新しい展望を開くものだから、科学にとって最大級の味方のはずだ。科学は今現在の実験から得られる、〔定説にとって〕不都合な見解を取り入れることによって進歩するものと考えられているが、歴史は数々の忘れられた不都合な見解を明らかにすることによって、それを刺激することができる。

科学者たちはこれを歓迎するどころか、ほとんどの場合、科学的真実は永続的なものではないと示唆されただけで、歴史学は虚無主義を助長するものだと決めつける。科学者が歴史学をけなすときには、科学のプロセスが開かれたものであるにもかかわらず、科学者個々人の思考様式は閉ざされており、しかも自分の信念に原理主義者も顔負けのかたくなさでしがみつく――そんな姿をさらけだすことが多いものだ。

そんなわけでこの物語は、世界を映しだすためにかかげた鏡ではなく、その世界に付け加えられたものであり、敵意に満ちた批評にたじろぐ生身の人間が書いたものである。この物語は、精神医学界で論争の的となるだろう。物語の内容に賛成する人も反対する人も、興味をお持ちになるであろうメッセージがひとつある。フランシス・フクヤマは先ごろ、自由主義的資本主義の勝利によって、私たちがよく知っている類の歴史は終焉を迎えたのではないかと述べた。彼が意図した意味においては、この見方はどう見ても間違っていた。

だが、歴史が終焉を迎える道は、もうひとつあるのだ。本書の第八章では、今日の世界で最も影響のある文化的な力は、製薬会社のマーケティング部門ではないかと述べている。彼らはかねてより、本来ならば産業界に対する対抗勢力となる学者と、企業を規制するはずの政府機関を、自分たちの傘下へ引きこむことに成功してきた。そのうえ、口を開けばあらゆる政治家への不信を表明するマスコミを、薬による救済の福音使者へと変えた。彼らが医学と科学史の分野に侵入してこないとは思えない。もしそうなれば、それこそが歴史の終焉になるかもしれない。

マーケティング部門の本音は多くの場合、退屈なコマーシャルでもコマーシャルなしでも、マーケティング担当者がコントロールできないほど混乱したコマーシャルよりはましだということらしい。憂うべきときが来るとしたら、それは「ステップフォード」[*]のような歴史について誰も異議を唱えなくなるときであって、本書のような書物の諸要素について激しい批判が起こるときならまだ健全といえる。

---

*米国映画『ステップフォードの妻たち』(一九七五)、リメイク版『ステップフォード・ワイフ』(二〇〇四)。コネティカット州の架空の町ステップフォードを舞台に、夫たちの陰謀によって、妻たちがいつまでも美しく従順なロボットにすり替えられるというSF作品。妻たちが薬によって洗脳され、催眠状態にされる設定や、妻たちと子どもたちがゾンビのように意志のない生きものにすり替えられる設定の続編もTV向けにつくられた。

双極性障害の時代

第一章　狂乱（フレンジー）と昏迷（ストゥポール）

高名な精神医学の教授や学者による双極性障害あるいは躁うつ病に関する講演や論文や著書は、よく、いやほとんど例外なくと言っていいほど、古代ギリシャ・ローマの人々もこの病気を知っていたというところから始まる。[1] しかし、「mania（マニーあるいは躁病）」「melancholia（メランコリー）」「insanity（狂気）」「dysphoria（不快気分）」「dysthimia（気分変調）」「paranoia（パラノイア）」「frenzy（フレンジーあるいは狂乱）」「lunacy（精神異常）」といった言葉がいずれも語源を古代ギリシャ・ローマ時代までさかのぼるのに対し、「manic-depressive disease（躁うつ病）」はそうではない。実際、さかのぼれるはずもないのだ。

十年前ならば、二千年の歴史は省略して、十九世紀末にドイツの精神科医、エミール・クレペリンが躁うつ病という概念を現在のような形で確立したところから始めることもできただろう。[2] この病いは今では双極性障害と呼ばれることが多いが、一八九九年以来、生物学的精神医学においてきわめて綿密に研究された歴史がある。十九世紀末以降の出来事についての主張は、ゆるぎない証拠で裏付けられている場合もあれば、別の証拠が現われて信憑性が揺るがされている場合もある。しかし気分障害の歴史に関する合意済みの領域を確立し、今後もいまだ不確かな領域に関する証拠を集めて進んでいくことは可能なはずだ――まさに、科学が進歩していくような具合に。

だが、一九九〇年代半ばに双極性障害治療用の気分安定薬が発売されたため、それ以前の二千年の歴史を省略するわけにはいかなくなった。なぜかというと、それ以来現代の生物学的精神医学者が、くり返し過去を引き合いにだすようになったからだ。そのことからわかるのは、現代の躁うつ病が確固たる地盤をもっているわけではないということ、そして古代ギリシャの前例を引いてくるのは、その出典の古さが現代の治療や研究活動に正統性を与えてくれるのを期待するためだということである。同じ理由で、本書の第五章および第六章に登場する十八世紀と十九世紀の有名な芸術家、作曲家、文筆家のほぼ全員が、昔の双極性障害患者として引き合いにだされている。

この病気は十九世紀より前には認められなかったし、認められるはずもない――という私の主張が正しければ、これは現在が過去を植民地化したひとつの例である。もし現在の力がこのようにして過去を書き替えようとするなら、私たちは確かめなければならない。私たちが今日目にしている躁うつ病という建物は、「歴史」という名の支柱が根こそぎ倒されても大丈夫なくらい、堅固なのかどうかを。

だが、過去を無視できない理由はほかにもある。第一に、本書は単にひとつの病気の歴史を記述したものではない。私たちはいかに自分自身を理解するのか、いかに自分自身を身体になじませるのか、あるいはいかに自分の心を自分の脳になじませるのかという問題にも取り組んでいる。私たちはこれまで、心を身体化(embodiment)することや、そもそも「心」がどのようにして病気になりうるのかを理解することに、たいへん困難を感じてきた。そしてこういう困難さが、双極性障害を認識するのを阻む主要因だった。もしこのとおりだとすると、逆にこの双極性障害という病気に対する現代的な概念、そしてそういう概念がともなう身体化は、(おそらくほかのどの病気よりも)現在私たちが自分自身をどう理解しているかを示唆しているはずである。

第二に、気分障害の存在を立証することの難しさは、臨床医の診断法について大事なことを教えてくれる。ギリシャ人にとっては、目に見える徴候が、病人の身体のどこに問題があるかをつきとめる際の根拠となった。現代の私たちにとって、診断は人々が言うことに依存している(第七章)。その結果、私たちは病気が話し合いで決められる世界へと移ったのだ。その影響については本書の全体を通して考察することになろう。私たちが移ってきた世界では、目に見える病理がない場合、病んでいるのは個人なのかそれとも社会なのか、確かめるすべがない。

第三に、病気（disease）の実体が十九世紀以前から認識されていたかどうかは別として、〔実体のあいまいな〕「不-快（dis-ease）」というものは二千年以上もの間、医師や薬を調合したり売ったりする者の暮らしを支えてきた。「不-快」によって動機づけられた商取引の存在は、障害の認識を促したり妨げたりする上で重要な要因となる。この商取引の領域では、特異的療法の提唱者やカクテル療法〔多剤併用療法。各患者の症状や体質に合わせ、複数の薬を組み合わせて投与する〕の提唱者が、何世紀も前にさかのぼることができる力学の中で悪戦苦闘してきた。そしてこの力学こそ、今日の私たちの社会における最大級の文化的影響力なのだ。これについては、第四章および第八章に述べる。

ヒポクラテスの「マニア」

ヒポクラテスは、「マニア」や「メランコリア」という病気を私たちの文化的レーダーで捉えた最初の人である。(3) まずは手始めに、メリボイエの青年の例を見てみよう。「ある若い男性が、飲酒と性的放縦のせいで長らく熱を出していたが、とうとう寝ついてしまった。症状は悪寒、不眠、嘔気があり、のどの渇きは訴えなかった」。やがてこの男性は、十日目に正気を失った（παρέκρουσεν）と記されている。「十四日目には症状がおおむねより顕著になり、正気を失くしてわけのわからないことをわめいた。二十日目には発狂し、激しくのたうち回った。二十四日目に死亡した。これは、フレンジー(4)〔φρενῖτις〕の例である(5)」

ヒポクラテスの著述には、このような記述がほかにもたくさんある。そのなかにはフレンジーと診断されたものもあれば、マニア（μανία）と診断されたものもある。だがこの場合のマニアは、典型的な躁うつ病に見られるものとは明らかに違う。次に挙げるタソスの女性の例は、そのことを背景に解釈する必要がある。この女性の話は、（少なくとも以下の翻訳文のうち、角括弧でくくられていない部分は）現代の精神科医たちがほかの何よりも多く引用する古代ギリシャ・ローマの文献だ。

ある傷つきやすい〔δυσάνιος〕[6]女性がある理由から心痛したあとで〔λύπης〕、具合が悪くなった。床に伏すことはなかったが、不眠や食欲不振、のどの渇き、嘔気に悩まされた。……〔第一日目の夜、〕この女性は何かに怯える〔φόβος〕ようになり、意味不明なことをわめきだして気分に変調〔δυσθυμία〕[7]をきたし、〔そして微熱を出した。その朝には、何度もけいれん（σπασμοί）を起こしており[8]、けいれんがおさまると〕支離滅裂な話をした。〔彼女はひとしきり激痛に襲われた。二日目はさほど変わりなく、眠れずに発熱がいっそう顕著となる。〕〔三日目にけいれんは止んだが、昏睡と嗜眠があった。やがて意識が戻ると、〕この女性は、はね起きて抑制できなかった。しきりにうわごとを言い〔高熱を出した。その晩は全身に温かい汗をたくさんかいた。熱が引いて〕ぐっすり眠ると、落ち着いて意識ははっきりとして、分利〔ヒポクラテス医学の用語で、病気が悪化するか、自然治癒によって回復に向かうかの分岐点を迎えること〕した。〔三日目は、浮遊物が混じって黒ずんだ尿をした。分利の際には、大量の月経があった。[9]〕

これは、躁うつ病の昔の症例なのだろうか？　今日の臨床医たちの主張によると、躁うつ病と統合失調症は、春や秋といった特定の季節に症状が出やすいという。また、ヒポクラテスの記述によれば、マニアとメランコリアは春と秋に起こりやすく、いままで言うてんかんや出血、のどの痛み、鼻カタル、嗄声、咳、ハンセン病、白斑、潰瘍性発疹、腫瘍、関節炎なども同様だという。夏季には、発熱、水疱、嘔吐、下痢、外性器の壊疽が顕著になる。[10]

しかし、ここでヒポクラテスが記述したものを躁うつ病だと主張するには、事実を注意深く選り抜き、原典を粗っぽく抜粋する必要がある。近ごろの講演者たちは、この一節のうち角括弧内の翻訳文を、完全に抜かして話している。原文の選びかたとキーワードの翻訳のしかた次第で、タソスの女性の症例は、躁うつ病のように見せることができる。実際、ヒポクラテスが記述しているのは二千年以上も後のクレペリンによって描きだされたのと同じ、混合状態だという主張さえあるくらいだ。だが、そういうことが起こりうるのは、この症例の必要最小限しか記していない版（バージョン）がまるでウィルスのごとく、躁うつ病の専門家の間に広まっているからにほかならない。しかも、時をさかのぼってこの女性をかつての文脈に据えることは、誰にもできないのだ。この女性のマニアは、メリボイエの男性のそれと同じように、空気や水、場所など環境的な要素に影響されたものだったかもしれない。ヒポクラテスはそういう症例について話すときにいつも、溜まり水を飲むといったことの危険性についてふれた。溜まり水を飲むと、季節によっては四日熱[11]を引き起こすおそれがあるというのだ。四日熱の患者は例外なく熱を出し、死に至ることもしばしばだった。

　ヒポクラテスの健康観と現代の健康観には、類似点も相違点もある——必ずしも現代の健康観が正しいわけではない——が、類似点の中に躁うつ病は含まれない。確かに、ヒポクラテスの医学と現代の補完的ヘルスケア・システム〔通常の医療を補完する医療。補完代替医療とも呼ばれる。伝統医学・民間療法など〕とは、背後にある基本理念がいくつかの重要な点で似ている。だがヒポクラテスの体系には、ほかの前近代の健康観や現代の補完医療の考え方とはっきり異なる特徴がひとつある。陰陽やドーシャ〔インドの伝統的学問であるアーユルヴェーダにおいて、人間が持つ生命エネルギーとされる三大要素〕、そして今や大衆文化となったセロトニンとも違って、ヒポクラテスの四体液は目に見えるものであった。「血液」は生命力の液で、身体を熱く湿らせるとされた。「黄胆汁」は胆汁あるいは胃液のことで、体を熱く乾いたものにする。「粘液」とはすべての無色な分泌液を指し、汗や涙として、また病気のときに鼻や口にたまる鼻汁や痰として見ることができる。これは体を冷たく湿らせる。粘液は脳内にも見られ、そこでの役割のひとつは血液の熱を冷ますことだとされた。「黒胆汁」、すなわちメランコリアは唯一の見えない体液で、ほかの体液に混ざって血や便などの色を黒ずませた場合にのみ、目に見える。この体液は、身体を冷たく乾燥させる。このいささか神秘的な体液の出どころとしては、脾臓が最有力候補と考えられた。いずれにせよ、体液が目に見えてしかも定量化可能なものであるおかげで、ヒポクラテスの四体液説は修正と発展を受け入れやすいシステムであった[12]。

四つの体液にはそれぞれ対応する元素（エレメント）があって、その各元素も目で見ることができ、検証の可能性を秘めていた。血液は空気に、黄胆汁は火に、粘液は水に、黒胆汁は土に結びつくとされた。体液は季節とも調和を保っており、たとえば血液は夏と、粘液は冬と結びつけられた。

この体液は、現在私たちが考えるようなただの血液、胆汁、粘液ではない。血液や胆汁によって表わされる生命力だった。直接的なエネルギーあるいは間接的な感化力として体の組織に浸透し、個人や集団の皮膚の「色彩を決定する」。血液質ならば、個人を文字どおりに血色よくするだけでなく、快活あるいは陽気、エネルギッシュでたくましい気質をもたらす。黄胆汁質の人は、気難しい気質だとされた。「ジステンパー（distemper）」という語はもともと、バランスの崩れた気質、言い換えれば、はっきり目に見える体液の急性異常にではなく、気質的要因に由来する危機を指すのに使われた。現代の私たちなら、急性疾患というよりパーソナリティの問題だと考えるだろう。実際、ヒポクラテスはμελαγχολικός（melancholic）という語を、病気の記述よりも気質の記述によく使っている。

気質やパーソナリティの問題だという考え方は、現代の神経科学とも符合している。セロトニンやノルエピネフリン〔ノルアドレナリンともいう〕といった神経体液は、脳内よりもはるかに多く体幹内に存在している。脳内でさえ、ノルエピネフリンやセロトニンの構成の違いが私たちのパーソナリティに影響を与えるという証拠のほうが、このような神経体液の異常が神経障害や気分障害の化学的基礎になるというよりも、根拠がより確かである[13]。

ヒポクラテスの原本を読むと、当時の医師たちの関心は、単なる病気の治療だけではなかったという気がしてならない。次にあげる一節からもわかるように、医師たちは人間の行動について、なぜそうするのかという理由を熱心に理解したがった。

胆汁質の人たちは、夜に突然脳が熱くなり、大声で叫んだりしやすい。……脳の温度上昇は、過剰な血液が脳にのぼって沸騰するときにも起こる。人間は悪夢にうなされているときや恐怖の状態にあるとき、大量の血液が血管内をかけめぐるのだ。眠っている間も、起きているときと同じような反応を示す。つまり顔はほてり目は血走り、犯罪をおかそうとする瞬間のようにおびえた気持ちになる。

脳は、粘液にも胆汁にも冒されうる。その結果起こる病気の見分け方は、以下のとおりである。粘液が原因で起こるマニアの患者はおとなしく、大声を出したり騒ぎを起こしたりすることはない。一方、胆汁によって起こるマニアの患者は、狂乱(フレンジー)を呈してじっとしていることがなく、何かにつけ面倒を起こそうとする。このように粘液や胆汁は持続的なマニアの原因となるが、恐怖やおびえは脳自体の変化によって起こるのかもしれない。(14)

アリストテレスらが人間の行動の原動力は心臓などから生じるとしたのに対し、ヒポクラテスは脳にもその役回りを与えたという点で独特だった。

脳もまた、ふつうは夜間にだが時として昼間にさえ恐怖やおびえとともに私たちを襲う、狂気と精神錯乱(delirium)が宿る場所である。不眠症や夢遊病、考えが浮かんでこない、やるべきことを忘れる、とっぴな行動をとるなどの原因は脳にある。こういうことはすべて、脳の不健康な状態から起こるのだ。……脳の湿り具合が異常だと、脳はどうしても興奮状態になり、この興奮が視覚や聴覚を不安定にする。そのために視覚や聴覚にさまざまに歪んだ感覚が生じる。一方、舌はその人が見たまま、聞いたままのことしか表現できない。脳が落ち着いてさえいれば、人間は正気を保てる。[15]

しかしこれは、ある程度までは翻訳のトリックでもある。ここでいう脳は、現在私たちが考える脳(ブレイン)ではない。脳髄(エンセファロン)——「頭蓋骨の中」の意——という曖昧な表現しか使われていない。過剰な熱い胆汁が脳へどっと流れこむため、あるいは冷却作用をもつ粘液の生産が不足するためにマニアが起こるという、ここで呈示されているイメージは、臨床的に観察される「顔」や「頭部」の目立った症状を解釈したものだ。ヒポクラテスにとって、マニアやメランコリアの患者たちの額は、錯乱状態や狂乱状態の原因である熱のせいで、文字どおり熱く感じられたことだろう。

当時のマニアの本質は錯乱だった。そういう症状を呈する患者は躁病(マニック)ではなく、熱による錯乱(マニアック)だった。確率から言えば、ほかの病気ではありえなかった。抗生物質の発見前は、高熱のせいで興奮したりとりとめなくわめいたりすることのほうが、「精神」の障害のせいでそうなることよりはるかに多かったのだから。「狂乱(フレンジー)」という語をよく見ると、マニアがどういうものだったかがわかる。フレンジーはギリシャ語の φρένες (phrēn) から派生した語だ。この φρένες は、統合失調症(スキゾフレニア)という語の核にもなっている。φρένες は横隔膜や胸、魂、心、心臓、分別、理解力、理性などを意味する語で、脳という意味はまったくない。[16]

フレンジーやマニアの対義語は、今ならばメランコリアだろうが当時はそうではなく、昏迷(ストゥポール)だった。ストゥポールは、脳内の粘液が冷えすぎて脳の活動を完全に停止させてしまった場合に起こる。確率から考えれば、この意味でのメランコリアやストゥポールを起こす原因として最も一般的なのは、やはり感染あるいは感染後の嗜眠状態だったに違いない。もっとも、現在パーキンソン病や甲状腺機能低下症として知られる状態も、原因のひとつだった可能性がある。感染症のためにまず錯乱が生じ、ついで嗜眠状態が生じるというよくある症例が、メランコリアの前や後にマニアが起こるかもしれないという認識につながったということは大いにありそうだ。

マニアという語の使い方について、ヒポクラテスと現代の双極性障害とに関連性を見いだすことはできない——そう主張したからといって、ヒポクラテスに現代の病気を識別する能力がなかったということにはならない。現代の精神医学は、それよりももっと大きな間違いを犯しつつある。ヒポクラテスの著作からは、錯乱、てんかん、性的不能、ハンセン病、それに膀胱、月経、呼吸器、消化器、神経のさまざまな症候群を間違いなく見つけだすことができる。古代ギリシャ・ローマ時代の著述家たち、たとえば（カッパドキアの）アレタイオス〔二世紀ころの小アジア東部カッパドキア出身のギリシャ人医師。病因、症状、治療法などを書いた医学書が現存〕は糖尿について記述しているし、ガレノスは強硬症（カタレプシー）の昏迷や緊張病についてきわめて明確な記述をしている。さらに、ガレノスもヒポクラテスも、ヒステリーについて記述している。

ヒポクラテスの『流行病』第一巻と第三巻に記されている四十二症例のうち、十六例は女性である。女性の症例のうち九例は産後〔分娩後〕期に起きたもので、ヒポクラテスが著作中で論じた疾患のなかで、産後疾患は群を抜いた一大資料集となっている。ヒポクラテスは間違いなく、産後期が危険な時期であることを医学的に正しく認識していた。ここで前出の人とは別の、タソスの女性患者の例を見てみよう。この女性は女児を出産した後、食欲不振、気力喪失（ἄθυμος）、不眠、怒り、情動不安（δυσφορίαι）[17]、およびメランコリック（μελαγχολικά）な精神状態（γνώμη）を示した。このような症状をもとに考えると、現代では気分障害の診断基準に当てはまる。ただ問題は、こういう症状がすべて悪露の続いていることを背景にして起こり、八十日間にわたる闘病のさなかでは発熱、悪寒、錯乱、昏睡、疼痛が目立ち、結局死に至っていることだ[18]。記述された例のうち、現在気分障害と考えられる要素を含むのはわずか五％のみである。

この「産後期のマニア」——以後二千年の間、そう呼ばれていた——は今で言ういわゆる産褥熱あるいは産褥感染症に当たるだろう。第五章で述べるとおり、発熱をともなう産後期の精神異常と、それによく似ているもののはるかに稀な発熱のない状態とを医師たちが区別するようになったのは、十九世紀初めになってからのことだ[19]。さらに、麻痺性痴呆〔梅毒の末期に発症する髄膜脳炎。大脳皮質と皮質下諸核が冒されて、痴呆をはじめとする多様な精神症状を呈する〕などの古典的な精神病はそのころから発熱のない感染症と見なされていたが、最近では潰瘍や腫瘍などの障害も発熱を起こさない感染症から生じる可能性があるとわかってきた。

ヒポクラテスが記した産婦の症例を見ると、今ならば感染症と診断されるであろう病気を重視していたことは明らかだ。ヒポクラテスと十九世紀に至るまでのその流れを汲む医師たちは、伝染病というきわめて深刻な事実に直面し、伝染源として空気や水などを疑った。致死的な恐ろしい伝染病が蔓延する状況下では、今日躁うつ病と呼ばれているものはほとんど意味を持たなかった。めったにない病気だったのだ。

それにひきかえ今日私たちが目にする光景は、文字どおりの感染症の障害はぐっと減ったものの、注意欠陥多動障害（ＡＤＨＤ）や双極性障害という急速にはびこりだした流行病に覆われ、なぜこれほど感染が広がったのかという問題を提起している。科学的と思われている現代の治療法も、こういう新しい流行病を封じこめることにかけては、かつてギリシャ時代に行なわれた瀉血とほとんど同じくらいの効果しかないようだ。

最後に、マニアに少し違った意味をもたせた古代ギリシャの文献をひとつ挙げよう。プラトンの『パイドロス』だ[20]。この対話篇のなかでプラトンは、シェイクスピアの『真夏の夜の夢』にある詩句を先取りして次のように言っている。「現世から楽園へ、そしてまた現世へとめまぐるしく移る見事な狂乱状態の詩人の目は、恋人たちや狂人（*μανίαν*）、予言者などと多くの共通点をもつ。こういう人たちの沸き立つ頭と沸き起こる空想は、冷めた理性よりもはるかに多くのことを理解する」。「マニア」のこういう使い方は、精神病とはほとんど無関係だ。それよりはむしろ「熱狂」、すなわち群集的思いこみの含みを持つ、十七世紀オランダにおける「チューリップ狂（マニア）」のときの使われ方に近い。第七章で述べるとおり、この種のマニアは幼児に強い向精神薬を与えることにつながる。

一方、エフェソスのソラノス〔二世紀に活躍したギリシャ人医師。著書で精神障害や今日の精神療法に似た治療に言及している〕が、発熱をともなう錯乱や狂乱と、必ずしも発熱をともなわないほかのマニアとを区別していた——という事実は、古代ギリシャ・ローマの医師たちが躁うつ病を認識していた可能性を高める。ソラノスはまた、メランコリアとマニアとの関連性についても記述しているが、ひとつの疾患の双極としてではなかった。マニアとは過活動状態であり、よく幻覚や妄想を起こす。メランコリアの患者は「精神的苦悩や悲嘆、落胆、無言、家族に対する反感を表わし、生きる意欲を示すこともあれば死を願うこともあり、自分に対する陰謀が企てられているのではないかと疑い、わけもなく涙を流し、意味不明なことをつぶやくかと思えば、また陽気になることもある」[21]

このメランコリアは発熱のない精神異常の慢性的形式のものが進行したものの一部と見られ、通常は固着した強迫観念に注目されることが多かった。問題はまず、季肋部〔左右肋骨の下の部分〕に黒胆汁がたまることから始まると考えられた。それが身体症状の自覚と訴えを生み、やがてメランコリアへと進んでいくが、それはマニアの前駆症状であって、マニアの対極ではなかった。メランコリアが悪化した患者は、急にマニアへと移行した例が多かったようだ。確率から考えれば、ソラノスの記述した例が身体的な病気でないとすると、統合失調症か精神病性うつ病だったろう。これらの病気は一般に焦燥度の変化と妄想を示すが、どちらの症状も躁うつ病に見られる躁とうつの交替より、はるかにありふれている。

メランコリアからマニアへの進行というテーマは、カッパドキアのアレタイオスとともに再浮上する。アレタイオスは糖尿病につきものの「糖類の尿中への排出」について、最初に記述したひとりでもある。現代の生物学的精神科医は、前出のタソス出身の女性の例に加え、アレタイオスの記述もたびたび引用しては、躁うつ病は糖尿病と同じように古代ギリシャ・ローマ時代から認識されていたと主張し、それゆえに糖尿病と同じくらい「リアル」な病気なのだと主張する。[22]

アレタイオスがメランコリアの標準的な症状として提示したのは、「ひとつの幻想から生じる気うつ状態、しかも発熱はなく、判断力が悲哀や落胆にばかり変わる状態」だった。「メランコリアの患者は必ずしも同じような症状を示すとは限らないが、毒を盛られるのではないかと疑ったり、あるいは人を嫌って砂漠へ逃れたり、迷信深くなったり、生きることを厭ったりする」

アレタイオスの記述によれば、メランコリアの患者はまず、はっきりした原因もなく元気がなくなり、緊張し、意気消沈し、はなはだしく無気力になるという。それと同時に気難しくふさぎこんで眠れなくなり、浅い眠りから急に飛び起きたりする。病気が悪化するにつれて、夢は生々しくおぞましく鮮明なものになり、患者は不安に取りつかれるようになる。目覚めているときに嫌悪するものが、夢の中にいきなり現われる。

病気の経過中、患者は気が変わりやすく、自分勝手で心が狭く意地悪かと思うと、その直後にはお人よしで気前のよい浪費家となる。これはその人の品性からくるものではなく、単にこの病気の変わりやすさからくるものだ。しかし、病状がもっと亢進すると、患者は憎悪をつのらせ、他人を避け、悲嘆にくれて人生に不満を言い、死を願うようになる。[23] これは読み方次第で、気質についての記述ともとれる。別の読み方をすれば、このような過活動を思わせる状態は、病状が進展していくどんな精神病にも当てはまる可能性があり、精神病性うつ病もこの中に入る。

精神異常（インサニティ）あるいはマニアが最初のメランコリックな状態から進展したものらしいという、この考え方は、古代ローマの著述家に広く見られる。[24] よくあるのは、メランコリアが狂気の初期段階もしくは軽症型を指すのに対し、マニアはもっと後期の重篤な段階に使われるという対比による関連付けである。だが、これらはまったく非特異的な用語であって、メランコリアやマニアの代わりに低活動あるいは過活動の精神異常と置き換えても、原文の意味はほとんど損なわれないだろう。

当時の医師たちにとって重要なのは、目に見える症状だった。たとえばヒポクラテス後の主要人物、ペルガモンのガレノスによる有名な記述を見てみよう。それによると、ある学生は「へとへとになるまでたゆまず勉強に打ちこんでいたが、突然この病気にかかり、まるで丸太のように硬直して大の字に伸びてしまった。目は開いたままで、こちらを見ているように見えた。まばたきひとつしないが、何か話しかけてくるでもなかった。［後に］この学生が語ったところでは、私たちの話は聞こえていたそうだ。何もかもはっきり覚えているわけではないものの、いろいろ記憶しているという。その場にいた全員のことが見えていたので、そのうちの何人かがどんな行動をしたのかを言い表わすこともできたのだが、実際は口を開くことも誰かに働きかけることもできなかったそうだ[25]」

この記述を読むと、ある異常な状態の特徴が、二千年近くの時を超えてきわめて鮮明に伝わってくる。古代ギリシャ・ローマ時代の医師、そしてラテン語を使っていた中世の医師たちは、この状態を「強硬症（カタレプシー）」と呼んだ。これは低活動の精神異常の最たるものだった。何週間も何か月も、無言で不動のまま昏迷状態になることもあった。医学界で自国語が使われだしたとき、英語圏でこの状態を表わす最も一般的な言葉は昏迷（ストゥポール）であった。この言葉は十九世紀にドイツの精神科医カール・カールバウムが「緊張病（カタトニー）」という新しい用語を造りだすまで、支配的だった[26]（第三章参照）。

強硬症（カタレプシー）は体液説となじみやすかった。狂乱（フレンジー）が脳内における胆汁過剰、もしくは粘液不足と関連付けられたのに対し、昏迷（ストゥポール）は濃縮粘液の過剰という面から説明された。アヘンの過剰投与や投与時期の間違いは、当時の医師たちの考えによれば、粘液の凝縮を招くものだった。

ガレノスやヒポクラテスの著作を読めばはっきりとわかる。古代ギリシャ・ローマ時代の医師たちは、今日認められている疾患を（精神障害まで含めて）たびたび記述しているが、それは障害の目に見える症状――腫瘍部の腫脹や発熱や発赤、尿の臭い、昏迷時における無言の硬直、錯乱時の狂乱ぶりなど——に基づいた記述だった。患者自身が自分の内面の精神状態について報告することをもとにしたわけではなかったのだ。ガレノスはヒステリー患者についても記述しているが、当時もその後の約二千年間も、ヒステリーの最も一般的な症状といえば、けいれんというはっきり目に見える形をとっていた。

しかし、ガレノスとともに新しい力が台頭しはじめる。ヒポクラテス派の医師が観察に基づく経験主義的な医学を確立してまもなく、アリストテレスは独自の哲学と、とりわけ三段論法を特色とする論理体系をつくり上げた。この論理体系は、綿密な観察よりも正確な論理的思考を重視した。ガレノスは、アリストテレスの体系とヒポクラテスの体系に統合をもたらし、その過程でつくられた著作集はその後千五百年もの間、ほとんど絶対的なものと見なされた。

ガレノスが体液説の大枠を体系化したことにより、治療法はだんだんと個々の患者が呈する症状よりもモデルとして定められている処方に基づくものとなっていった。現在では、ガレノスの医術の特徴である論理優先性・思弁性は、医学に必要な「観察と実験による進歩」の邪魔になると考えられている。ガレノス派の医術は、ヴェサリウス〔一五一四—六四。フランドルの解剖学者〕やパラケルスス〔一四九三—一五四一。スイスの医師、錬金術師。医化学の祖とされる〕その他、ルネサンス期医学の先駆者たちが闘わなければならなかった勢力として引き合いにだされるのだ。それに比べると、ガレノスによる新しい統合が生みだした商業的チャンスの果たした役割は、指摘されることがはるかに少ない。

診断に続くステップは、治療である。体液説の枠内において、さまざまな「薬物」療法が開発された。なかでもいちばん有名なのが「テリアカ」*で、後にガレノスと深く結びつけられた。古代ギリシャ・ローマ時代の治療法の多くは薬草から生まれており、薬草には、認められる有効成分がひとつだけのもの（「シンプル」）も

＊毒蛇咬傷用の解毒薬として、毒蛇の肉など多数の薬種を粉末にして蜂蜜と混ぜ合わせてつくられた糊状の膏薬。中世にはペストなどの感染症の特効薬として用いられ、以来東洋でも西洋でも万能薬として珍重された。

あれば、数多くの有効成分を含むと考えられるものもあった。医師は患者の病状から判断して、さまざまな有効成分を選び取り（テイク）、混ぜ合わせるのだった（処方を示すRxという語は、「取れ（テイク）」という意味のラテン語recipeの略である）。特定の身体機能を促進する、あるいはほかの機能を妨害することを目的として、各種の有効成分が選ばれた。その結果生まれた調合薬のなかでも、テリアカはいちばん有名なものだった。テリアカにはさまざまな変化形があり、その多くは有効と考えられる成分を百種近く含んでいた。千五百年もの間、これは神経過敏に対する抜群の治療薬――二十一世紀の言葉で言えば、究極のブランドだった[27]。

テリアカは、現代の医薬品とは一見ほぼ正反対のように見える。現代の医薬品は、強力な成分ひとつに絞ることを理想とするものだからだ。しかし、見かけとレトリックにだまされてはいけない。鉄剤のように身体に補充しなければならない一種類のものだけを成分とする場合を除き、現代の医薬品もおそらくテリアカと似たり寄ったりの調合薬である確率が高い。脳に作用する薬は、特にそうだ。脳に作用する薬というのは、ただひとつの的に命中する「魔法の弾丸」といった形容をされることが多いが、むしろカクテル薬に近いものと見なすのがふさわしい。きわめて多様な脳のシステムや受容体に作用するからだ。

テリアカにはもうひとつ、現代医薬との共通点がある。テリアカやその関連薬は、西洋の国々（たとえばヴェニス）の通商貿易にとって重要なものだった。ガレノス派の医術が生き残ったのは、この商業的支配のおかげだったかもしれない。ローマ帝国末期や中世の商人階級が、新しい病気の科学知識を大歓迎したとはとても思えない。それは、一九八〇年代にヒスタミンH_2受容体拮抗剤（ブロッカー）のメーカーが、当時いちばん儲かる治療分野だった潰瘍が抗生物質で完全に消えるというニュースを喜ばなかったのと同じだろう。

中世になると、体液説は非常に複雑化した。そしてたくさんの健康指南書がつくられ、どの季節に何を食べればよいか、環境の影響を受けないためにはいつどんな活動をすればよいかをアドヴァイスしてあった。こういった指南書では、中世の健康にまつわる経済活動や健康をめぐる風景が、熟練の技で美しく描かれている。なかでも有名なのが、『健康全書（*Tacuinum Sanitatis*）』[28]だ。この本の中には中世絵画の最高傑作がいくつか収められており、望みうる最高の健康を得るための指南とともに、季節や薬草、気質の組み合わせを説明している。重病になればまず命が助からなかった時代には、このように心身の健康を売り物にする商売が繁盛したのだ。

転換期は、ルネサンス時代の科学革命とともに訪れた。ガレノス派の医術は、ヴェサリウスやその後のウィリス（第二章参照）のような解剖学者たち、そしてパラケルススとその後継者の医化学者たちから挑戦状を突きつけられた。変革の中心地は、スイスのバーゼルだった。この地において、ヴェサリウスの『人体の構造について』〔三二ページ参照〕が初めて出版されたのだ。一五二六年には、パラケルススがバーゼル大学の医学教授に任命されたが、二年後にはその肩書きを失った。よく知られているとおり、ガレノスをはじめとする古い権威たちの著書を燃やしたり、弟子たちに「証明は私の経験と論考から生じるのであって、権威たちの文献からではない[29]」と教えたりしたためだ。

パラケルススはガレノス派医学を激しく批判し、もっと経験主義的な医学を主張した。だが、彼の攻撃の重要なポイントは、理論的枠組みよりも、使われていた治療薬についてだった。「病気の原因を突きとめたとしても、治すことも軽くすることもできないのなら、まったく意味がない[30]」。パラケルススは、ガレノス派医学についてふたつの問題点があると考えていた。彼はまず、ガレノス派が使うテリアカのような調合薬ではなく、金属のように純化したものを薬として使うことを提唱し、特定の病気にはそれぞれに合った特定の治療法があるという考え方を導入した（ただし、パラケルススの特定という概念は、現代のものとはかけ離れていたが）。もうひとつの問題点は、医師が薬の調合を薬剤師に任せきりにしたため、使っている調合薬の成分や効果については以前より疎くなったということだった。[31] 現代的な用語で言うならば、(テリアカのような万能薬を使うのではなく)どんな機能的変化をもたらしたいのか医師がよく意識すること、そしてそのような変化を生みだす治療法をうまく使うことを、パラケルススは追究していたようだ。

ガレノス派の遺産は、簡単にはつぶれなかった。キニーネや水銀のような新しい薬は一見体液説を否定しているように思われたものの、既存の考え方に取りこまれた。十七世紀の末に至るまで、医学論文はオックスフォード大学のウィリスのものなどごくわずかな例外を除き、相変わらずガレノスのような大家にばかり言及することが多かった。それに比べて、医師たちが実際に診察していたであろう患者への言及は少なかった。

それでもやはり、パラケルススとその後継者——医化学者——たちについて私たちが抱くイメージは、医学に対する新しい形の攻撃である。十六世紀以降は、新しい治療薬が使われることが多くなる。体液説には基づかず、またその観点からは説明しにくい治療薬、たとえば金属その他精製された化学物質などだ。そういう治療薬が使われるようになると、医学はふたたび観察とデータを重視する方向へ、だんだんと変わっていった。[32] 医学が変わっていった理由は、煎じ詰めれば、金(カネ)につられたためである。これをボクシングに例えるならば、頭が傾ぐまでボディを攻撃するようなものだ。営みが変われば、考え方も変わってくる。これまでもずっとそうだった。医学史が、ほとんど科学という頭ばかりを見て、商業というボディにはめったに目を向けてこなかっただけだ。[33]

精神医学的問題について十六世紀・十七世紀に書かれた臨床論文は、ヒポクラテスやガレノス以来の健康テーマ——食物、空気、水など物質的要因を強調しつづけた。にもかかわらず、そういう研究方法は生物学的医学とも生物学的取り組みとも見なすことはできない。当時はまだ、現在のような生物学が生まれていなかったからだ。だが一七〇〇年代半ばから、ゆっくりとではあるがふたつの変化が思想を形成しはじめた。ひとつ目の変化は、疾患の経過についての認識が、近代精神医学の発展において重要な問題となったこと。一八〇〇年代初めに精神病院（アサイラム）が開設され、患者の病状経過を長期間体系的に観察できる機会が得られたからだ（第二章および第三章参照）。ふたつ目は、ノスタルジア、アルコール症、レイプ、病的な愛情、殺人などの行動を理解することが、医学の管轄下に入りはじめたことだ。これらを理解するには、当人の内面生活を探求することが欠かせない。（第二章参照）

実際の症例についての議論も、徐々に行なわれるようになった。論文に、メランコリアやてんかん、強硬症（カタレプシー）、夢中遊行などの行動障害に関して、新しい症例の記述が見られるようになったのだ。そういう症例から生まれた見解の中には、きわめて現代的なものもある。たとえば、バーゼル大学のウィリアム・ソナーが一五九〇年に発表した症例では、メランコリアの初期症状として、不眠、睡眠障害、倦怠感、疲労感をあげている。そして、この病気ははっきりした誘因（トリガー）なしに発症する可能性がある――つまり、まったく偶然に起こりうることを強調した[34]。これは、二十世紀半ばから見られる内因性うつ病の記述に、そっくりではないか。

ヘニングス・ウンフェアツァークトは、一六一四年にヘルムシュタット大学へ提出した論文において、原発性のメランコリアは「脳にのみ問題がある」と述べている。「この症例のような疾患は、脳そのもののアンバランスが直接の原因となるか、あるいは脳内にメランコリア様の問題を生じさせるもの、たとえば心配や恐れ、恐ろしい光景、暴力的なイメージ、不眠などが原因となって生じるのであろう[35]」。用語を少し現代的にすれば、この記述は「うつ病＝アミン／セロトニン説」のさまざまな定義のバリエーションに加えてもおかしくないし、変則的なものとして無視することはできない――このことは、現代精神医学が後生大事にしてきたいくつかの概念の認識論的本質について、読者に懸念を抱かせてもおかしくないだろう。

医師たちは、自分の患者を重視しはじめた結果、当時支配的だったガレノス派の考え方にいつのまにやらほとんど公然と反旗を翻す立場になっていた。ヴィッテンベルクの医師クリスチャン・ファーターが一六八〇年に記したところによれば、「メランコリアはマニアへ移行することが多く、逆もまたしかりである。メランコリア患者は、笑ったかと思えば悲しみに沈み、またそうかと思えばさまざまなばかげたしぐさやふるまいをする。……この［変化の］説明を、体液や霊魂に求めてもむだである」[36]。ファーターが古い体液説モデルを嘲笑したことは、気分障害や情動変化の生物学に関する近代的な考え方にも、同じくらいの打撃を与えたと考えていいだろう。パーキンソン病に必ずみられる筋強剛を、脳内のドパミン量低下と結びつけるのは簡単だ。だが、人によっても違うし、同じ患者の場合ですら変化するうつ病の多様な症状において、何がセロトニン量の低下に対応していると考えられるかは、はっきりしない。

最もインパクトのある症例はおそらく、イギリスの医師トマス・シデナムが一六八一年に記述したものだろう。患者の女性は「不規則かつ不明瞭に甲高い声をあげ、胸をたたき、居あわせたひとたちがみんなで押さえつけなければならなかった」。シデナムはさらに、この女性やほかの患者たちを苦しめている一連の症状の背後にある、今なら力動と呼ばれるものについて、概略を述べている。「［この病気の］患者たちは、意気消沈する。身体よりも心が病む。癒しがたい絶望感こそがまさにこの病気の本質なので、ほんのちょっとした希望の言葉が怒りを引き起こす。……メランコリアになる前には予兆がある。患者たちはささいなことを気にして、不安で落ち着かない胸の中に抱えこんでしまう。恐れ、怒り、ねたみ、疑念、そして心の持ちうる最悪の感情が理由もなく湧き起こる。……ほどほどということがけっしてない。万事が気まぐれである。誰かを溺愛しても、やがて激しく嫌うようになる」[37]

ここに記されている一連の症状は、変わりやすさが特徴であるが、ファーターなら「この変わりやすさの説明を体液や霊魂に求めてもむだである」と言っただろう。シデナムの記述は、トマス・ウィリスによる当時としては画期的な脳解剖学の研究（第二章でその概略を記述）と符合した。しかしシデナムは、このような症例に脳の研究が役立つとはほとんど思っていなかった。「［解剖学は］医師に人間のつくり方を教えられないのと同じく、病気の治し方を教えることはできないだろう」[38]。シデナムにとって自分が記述した症例は、ファーターに批判された体液説でも、ウィリスの脳研究でも容易に説明できないものだった。仮に彼が、気分障害の原因は脳にあるとする現代の説を知っていたとしても、体液説やウィリスの脳研究同様、自分の記述した症例にはなじまないと思ったことだろう。

シデナムによるこの症例記述と、同様の症例における力動の定式化は、単に気分障害のアミン仮説にとって脅威というだけでなく、それ以上の問題を提起している。シデナムが描写したこの状態は、現代の境界パーソナリティ障害の診断基準にぴったり重なる。しかも境界パーソナリティ障害とは、後述するとおり、現在まさに双極性障害の熱狂的支持者たちが双極性スペクトラムの一部と見なす病気なのだ（第五章および第六章参照）。境界性障害では、現代の臨床医が躁病（マニー）か軽躁病（ヒポマニー）と考えるかもしれない多幸感（ユーフォリア）と、現代の臨床医ならうつ病と考えるかもしれない不快気分（ディスフォリア）とが急速に切り替わるのが典型的だ。

だがシデナムは、この状態をヒステリーと呼んだ。言うまでもなくヒステリーは、ちょうどエミール・クレペリンが躁うつ病の概念を定式化しようとしていたころ、近代力動心理学の興隆をもたらした病気である。ヒステリーがなかったら、おそらくフロイトも出なかっただろうし、彼が近代西洋の感性にもたらしたあらゆる変革もなかっただろう。古代ギリシャ人たちは魂（souls）と身体（bodies）をもっていたが、フロイトとジャネがヒステリーの千変万化する症状に懸命に取り組んでくれたおかげで、現代の私たちは精神（minds）と心（psyches）と身体（bodies）をもっている[39]。

シデナムの定式化によって明らかになったのは、こういうことだ——ヒステリーの最古の記述は古代ギリシャの文献であるが、そこへさかのぼっていくと、躁病（マニア）とうつ病（メランコリア）、あるいは過活動と低活動を交互にくり返す、明らかに精神医学的状態ではあるが躁うつ病とは言い切れない症例を見出す可能性がある。ガレノスの強硬症（カタレプシー）の例もやはり、今ならばふたつの極の間を揺れ動く状態と認識される（第三章および第五章参照）。このことから、変わりやすさを示す臨床的状態をすべて双極性と見なすのでもないかぎり、文献中に見られる古代ギリシャ・ローマの症例において何が起きていたのか、自信をもって言うことはきわめて難しくなるだろう。文献の中に、狂乱（フレンジー）や昏迷（ストゥポール）のはなはだしい症例が載っているというのなら、話は別であるが。

ヒステリーと十九世紀末の力動精神医学の誕生によって、精神医学分野の診断はがらりと変わった。古代ギリシャの医師たちは障害の目に見える症状をもとに診断していたが、精神科医たちは内的な精神状態を報告する言葉に目を向けはじめた。この傾向は、一九五〇年代の米国において頂点に達した。それまでの診断法をくつがえして、新しい力動精神医学を採り入れたのだ。その結果、潰瘍やパーキンソン病の無動など、ひと目でわかる身体的障害の徴候も、往々にして精神疾患の表われと解釈された(40)。

精神分析の全盛期は短く、一九八〇年代に米国精神医学会から『精神障害の診断・統計マニュアル』第三版（DSM－III）が出版された時点で終わりを告げた。このDSM－IIIは一見、内面の隠れた要因に基づく診断を却下し、操作的診断基準*を満たす、より明白な行動の障害を重視しているように見える。操作的診断基準が新たに設けられた疾患のひとつが、双極性障害だった（第五章参照）。

しかしこの新しい診断法は、精神分析ときっぱり決別して精神医学を医学界の主流に戻すこともなく、またクレペリン主義の原理（第五章参照）と一般に呼ばれるものへ戻すこともけっしてなかった。新しい診断は依然として、大部分、人の述べる内容に基づいて行なわれたのである。現代の精神科医は、生物学的であることを標榜しているにもかかわらず、患者を注視するよりもその言葉に耳を傾ける。だが、こういう臨床家たちがたとえ言葉の専門家だとしても、彼らは（二十世紀半ばから発達してきた）言葉をうまく取り扱うための言語学的・解釈学的な手段の利用は拒んできた。言ってみれば、ひとつの楽器だけで交響曲を具現化（レアリジールング）しようとしている音楽家のようなものだ。

二十一世紀の精神科医は、言葉に基づいて、強迫性買物障害や社交恐怖といった、一九八〇年代以前には医師も聞いたことのなかったさまざまな障害の診断を下す。これらの診断が、それぞれの疾患の妥当性を示す診断テストを経ずになされている。一〜二歳児のＡＤＨＤや躁病（マニー）の例では、第三者の言葉に基づいて診断されるのである（第七章参照）。このようにマニーという語の新しい用法が採用されるようになったせいで、この言葉の二十一世紀における用法と二十世紀における用法との連続性は、ほどなく失われそうだ。皮肉なことに二十一世紀の用法は、結局、過活動を意味する古代ギリシャの用法に近づくのかもしれない。

ことほど左様に言葉が支配する一方で、誰の目にも明らかな精神医学的障害である緊張病（カタトニー）は、今でも患者の十％に発生することがたびたびの調査でわかっている。だがそれは、観察も診断もされない。(41) クレペリンのような精神科医ならほぼ間違いなく診断の拠りどころとする神経精神医学的徴候が見事にそろっていたとしても、やはり同じように看過される。精神医学は目下混乱のさなかにあり、どうやら事態はさらに悪化しそうである。

時を超えて

以上、マニアとメランコリアという言葉の用法を、過去二十五世紀にわたり概観してみた。ここで重要なのは、現代の躁うつ病性障害の権威たちが、現在双極性障害と呼んでいる疾患の症状と古代の例とを結びつけようとするなら、それは大きな間違いだということ。この間違いについては、ほとんど弁解の余地がない。現代の解説者たちがはまる落とし穴は、四半世紀も前にはっきりと示されていたのだから。

一九八一年、エドワード・ヘアはマニーの歴史についての論文でこんな見解を述べた。統合失調症と躁うつ

＊操作的診断――信頼性と妥当性が確立された、各疾患（障害）ごとに記載された基準と複数項目の徴候のなかから、症例に適合するものを選び出し、その何項目以上が該当するかによって診断をする方法。ＤＳＭ－Ⅲ以降広くとり入れられている。（なお本書一七七ページに、ペリスが製作した類循環精神病の操作的診断基準の例があるので参照されたい。）

病が区別されるようになったのは、ごく最近のことだ、と。[42] ヘアの論文は論争を呼び、統合失調症にはなんら新しいものはないではないかというヘアの示唆に対して、アンドルー・スカルは異議を唱えた。スカルの反応は、疾病の歴史の中で医学専門家の利害と学会の権力が果たすかもしれない役割を、人々によりいっそう意識させることになった。ヘアとスカルの論争は、精神医学史を世に知らしめるのに、大いに貢献した。

しかしもうひとつの重要な反応が、ジャーマン・ベリオスから返ってきた。彼は、ヘアの議論がマニーという言葉の完全に誤った解釈に基づいていることを明らかにした。[43] ベリオスが明瞭に示したのは、現代の精神科医たちは、この語がいつの時代でも自分たちの考えるような意味だったと見なしてはならないということだ。今現在、多くの医師たちがそのことを聞いて理解するようになったかどうかは不明瞭である。

これは、専門家だけの問題ではない。後述するとおり、西洋では一九二〇年代以前に躁うつ病性障害と見なされた患者は、いたとしてもごくわずかだった。米国では、一九六〇年代以前にこの疾患であった人はほとんどいなかった。したがって、古代ギリシャの例を引くことは、古い文献の誤読を招くだけでなく、躁うつ病性障害はこの二千年間どこへ行っていたのかという問題の理解を困難にすることになる。

古代にも、今日躁うつ病性障害と診断されるような特徴を備えた患者がいた――それを疑う人はほとんどいないだろう。だが第三章で述べるとおり、この状態はごく最近まで、医師が一年に人口百万人当たり十人という率で見つけるというくらい発生頻度が低く、重症例ばかりだった。古代のローマをはじめ、ごく最近までどこの主要な人口密集地でも、何百万人もの人口はなかったことを考えれば、躁うつ病という疾患が注目される可能性は少なく、広く知られるには至らなかっただろう。

十九世紀末のクレペリンの時代まで、医師の関心事はまず第一に伝染病だった。致死的な病気にかかった人の様子と爆発的な増加ぶりは、誰にとっても脅威だった。こういう伝染病に対しては、ヒポクラテスからウィリスを経て、第二章と第三章の主役となるフランスの精神科医エスキロールやクレペリンに至るまで、医師たちは基本的に無力だった——自分の妻子や友人、同僚がこういう病気で命を落としていくというのに。クレペリンは第一次大戦後に書いた自伝の中で、一八八〇年代から一八九〇年代にかけてわが子を数人亡くし、そのほかにも死にかけた子どもたちがいたことを、淡々と記している。伝染病は政府を倒し、帝国を崩壊させた。(44) 現在起こっていることのうち、どれだけが生物学的な力によるものなのか、あるいは社会制度や個人的欠点のせいなのか？　媒介動物は何なのか？　そういう問題は重要だった。医師たちにとって、医療は無味乾燥なことではなく、使命感に満ちた命がけの仕事だったが、恐ろしい伝染病の猛威の前に医療は無力であり、消毒薬を使うくらいしか打つ手がないだろうことは十分わかっていた。

一方、世代的に一六四〇年代のウィリスと一八九〇年代のクレペリンの間にあたる医師たちのうち、精神病の身内をもつ者は比較的少数だったろう。しかし今では、行動障害という新しい伝染病が、どこからともなく発生してわが子や身内の者たちを襲っているようだ。媒介しているのは生物学的なものか、社会的なものか、個人的なものか？　このような新しい脅威に直面しているというのに、私たちはこの伝染病がどのように流行するのか何も知らない。ヒポクラテスやウィリスの時代と大差はないのだ。この過去との連続性ということ、つまりこの個々の医師やその他医療従事者たちが、新しい障害が自分の家族の命を脅かすという事実に向き合うことは、病気と万人に与えるその影響を考えるうえで重要な側面だ。少なくとも、その病気の存在に連続性があるのかどうかという問題に劣らず重要なことだ。

病気になったとき、その診断名とそれがともなう見通しによって事情が違ってくるのなら、たとえ病気の存在に連続性があったとしても、現代の患者と古代の患者とではまったく違う経験をするかもしれない。今日結核にかかることは、十九世紀半ばに肺病にかかる経験とはまったく違う。だが、現代の病いの経験と過去のそれとを結びつけることのできる、ひとつの地平がある。それは、有効な治療があるかないかの見通しにもとづく地平である。そこでは、希望や絶望とともに商業が花開く。この次元においては、今日のアフリカの多くの医師たちもＡＩＤＳのような感染性疾患に対し、ヒポクラテスからクレペリンに至るまでの医師たちと同じように無力なのであり、西洋の医師たちの目に、躁うつ病性障害が人類の直面しているきわめて差し迫った惨禍のひとつであるかのように見えているのも、ここにその原因があるのだ。

過去との連続性に関してもうひとつだけ挙げておきたいことは、経験指向と理論指向の弁証法的対立である。経験指向はヒポクラテスやパラケルスス、そして後のウィリスやクレペリンに見られるが、一般に飛躍的進歩（ブレイクスルー）につながることが多い。一方、ガレノスやフロイトのような理論指向は、理論を発展させてひとつの世界観を築き、世の人々がわが身に迫っていることを理解できるようにする。この世界観は、商業的チャンスも生む。なぜなら、それはたいていの場合、単に急性疾患の処置ばかりではなく、心身の健康の意味合いにも関わりがあるからだ。ただ、こういう理論は無意味な解決法に堕する危険もある。現実の脅威に直面する私たちみんなにとって、頼みとする解決法が無意味になってしまうのは危険である。もしこういう解決法が商業的チャンスをもたらすならば、危険性は増す。はっきり言えば、私たちが新しい問題を把握しようとするのを治療分野の権威者が妨げるかもしれないということだ。この問題については、第八章で論じよう。

ギリシャ・ローマ時代の医学界は、診療所の原型のようなものと結びついた学派を形成していた。その後の中世と啓蒙時代には、ヨーロッパの有名な中心地を除けば、医学はたいていオックスフォードやケンブリッジのような大学とは無縁か、つながりはあったとしてもゆるやかだった。そういう大学は、まず第一に神学と哲学を修めるための組織だったのだ[45]。この時代、というより実は二十世紀半ばまで、医学というものは伝統主義の学者にとって、あまりにも実用的・経験主義的で、大学の科目と見なすことはできなかった。英米の大学組織が医学をほんとうに歓迎するようになったのは、二十世紀後半、生物学や製薬産業に関連した研究がビジネスチャンスを生んでからだ。

学問的医学は二十世紀半ばに花開いたが、開花期は比較的短く終えるかもしれない。本書の核心である、向精神薬にまつわる一連の出来事が展開しはじめたのは、一九四九年だ。そのころのハーヴァード、オックスフォード、パリ大学の医学部では、精神科の教授でさえ、精神科領域の製薬企業の名前をほとんど知らなかったろう。企業の最高幹部でさえ、大学の奥まった研究室へ案内されることはまず考えられなかった。だが現在では、その分野の超有名大学人たちが競って企業の人事部の関心を引こうとしているだろう。そして今や医学界の重鎮は、大学ではなく企業の会議室に鎮座していることだろう。

一九六〇年代には、医師たちが新しい医療の強力な武器となる、たくさんの新しい合成薬の研究を行なった。ところが、その世紀の終わりごろには、研究は医師の手を離れて臨床試験会社へと移り、重要出版物のほとんどがゴーストライターによって書かれるようになり、新たなブレイクスルーへの歩みは亀のごとくにスローダウンしてしまった。ことここに至って、パラケルススのような人はどう思うだろう——第七章と第八章に述べるように、自分の経験よりもガイドラインに従って処方せざるをえない現代の医師たちのことを。企業が病気を市場へ売りだす世界、ほんとうに具合の悪いところもほとんどなく、もちろん死亡するリスクもきわめて低い人々が、流行する今風の病気（fashionable diseases）にかかっていくように見える世界を、もしヒポクラテスやクレペリンが見たらどう思っただろう。

ほんとうのところ、私たちは双極性障害の盛衰を考えることによってはっきりと見えてきた、医学の「すばらしい新世界」〔英国の小説家ハクスリーの未来小説。文明が極度に発達し、科学がすべてを支配するようになった世界を描く風刺的逆ユートピア小説〕をどう思うのだろうか。古代ギリシャまでさかのぼるこの物語をよく見れば、そこには私たちにとって重要な意味をもつ連続性も不連続性もあるのだが、厳密な意味での近代の物語は十七世紀の英国に始まる。トマス・ウィリスが現在知られているような形での脳を初めて見せてくれ、トマス・シデナムは疾患の分類に着手したのだ。それからまもなく精神病院が建設されたことにより、ありとあらゆる形の狂気が医師たちの目にふれて、精神的障害のそれまでとは違う姿が見えてきた。以上のような展開が、一八五四年にパリで「循環精神病（folie circulaire）」というまれにしか見られないと思われる新しい病気が記述されることにつながった。この病気は後に、カール・カールバウムのいう双極性障害、エミール・クレペリンのいう躁うつ病に組み入れられた。この新しい障害はその後もずっとまれにしか見られないものだったが、一九六〇年代になって、リチウムを使った治療に好反応を示すかどうかをめぐる論争が起こった。論争の当事者はどちらも、製薬会社を抑えこみたいと考えていたのだが、この論争がかえって、一九九〇年代に製薬会社が一攫千金をねらって双極性障害へなだれこむ現象の基礎を築くという皮肉な結果になった。ちなみに一九九〇年代といえば、私たちの自己理解のしかたや医師たちの医療実践への取り組み方を変容させ、また科学と商業の関わりについても深刻な問題を提起した時期である。

第二章　脳をめぐって

十九世紀前半の精神医学の誕生によって、精神障害における体液説モデルはとうとう衰退した。新しい分野の基礎を築いたまさにその力が、私たちの世界をつくり変えたのだが、その後にもたらされたのは行動の生物学的還元主義への関心と、従来の宗教的価値観から離れようとする世俗主義だった。

こういう力のひとつとして、十七世紀のヨーロッパに始まる自然科学の革命を起こしたいくつかの要素の集合があった。十七世紀はガリレオやニュートン、デカルト、ハーヴェイ、ボイル、ライプニッツらの業績を生んだが、また同時に後の啓蒙主義の原因となる深い社会的混乱の時代でもあった。啓蒙主義において、科学は社会的進歩のための最大の希望であり、自然の力に対する何らかの支配力を人類に与えてくれるものであると見なされるようになった。現代に近づくにつれて、科学は意味のある社会改革を達成する能力があるのか、そして人間が自然を支配することは環境的破滅を招くのではないかという疑念がわいてきた。こういう疑念が、科学は資本主義という病気の徴候にすぎないという批判を勢いづけている。このような科学的進歩と社会的力学の相互作用は、本書の最後までついて回るだろう。

十七世紀半ばに物理学や化学が誕生したことは賞賛されたが、その一方、同時期に生まれた新しい脳科学はあまり注目されなかった。この脳科学はトマス・ウィリスらが中心となって創りだしたもので、私たちが自らを身体や社会にうまくなじませるために、新しい方法を見つける必要があることを示す科学だった。物理学や化学に比べると、この新しい脳科学（神経科学）は最初、ほとんど休火山のようなものだったが、高まっていく世俗主義の地鳴りをともないつつ、ゆっくりと台頭していった。十九世紀初めに見られる第二の社会的勢力は、精神異常者を収容する精神病院（アサイラム）の創設をもたらした。精神病院は医師の新たな集団、精神科医（アリエニスト）を生んだ。この医師たちが、精神病院に収容された人々のケアについて専門的なアドヴァイスをしたのである。ありとあらゆる形の狂気に直面する、これら精神科医のもとで、狂気に対する見方が変わっていき、それにしたがって、人間とはどういうものかについての見方も影響を受けることになるのは避けがたいことだった。

第三の社会的勢力は、人間がどんなときに自らの行為について責任を負うべきか、明確な規則をつくっておこうとする試みから出てきたものだ。十八世紀後半から十九世紀前半にかけての司法事例で、社会は殺人事件の被告が精神異常に見える場合に生じる問題と取り組まざるをえなくなった。病気を理由に刑の執行を免れうる人がもしいるとしたら、それはどういう人だろうか？　この問題には、新しい専門知識が必要だった——法学の分野と医学の分野の両方にわたる専門知識が。

新しい脳

今日、脳の画像は至るところに見られる。雑誌やテレビでは、コンピュータ断層撮影（ＣＴ）や磁気共鳴画像（ＭＲＩ）による黒と灰色のモノトーンのスキャン画像を目にする。薬の広告でも、脳のさまざまな部位に色彩が明滅するポジトロン断層撮影法（ＰＥＴ）によるスキャン画像をたびたび見かける。このような画像が登場したのは一九八〇年代半ばだったが、「脳の十年」と呼ばれる一九九〇年代の半ばから末にかけて、ようやく医療機関に普及した。そして二十一世紀の始まりとともに、一般大衆の意識に浸透した。その背景には、インターネットサイトの繁栄があった[1]。そこでは、脳を適切に使えば私たちの潜在能力を最大限に引きだせるとうたってさまざまな新サービスを提供していた。

一九八〇年代末までの状況では、頭蓋骨はX線写真にくっきりと浮かびあがっているものの、頭蓋骨で囲まれた中は、脳が入っているはずなのに何も見えない隔絶状態だった。たとえば一九七〇年代中盤の映画『エクソシスト』では、精神科医が脳研究のために、血管造影術を用いて脳をとりまく動脈の輪郭を浮かび上がらせ、脳の形を可視化していた。『透明人間』がほこりをかぶるとうっすら見えるようになるのと同じような具合だ。

気脳撮影（PEG）も、やはり脳を見るのに使われた。臨床医は脳室〔脳髄の中心近くの腔所で脳脊髄液で満たされている〕内に注入された気泡を見て、脳室の形に乱れがあれば、そのまわりの脳葉の病変の有無について、また病変があればその性質についておしはかる――「推測する」――ことができた。これは、「目隠し鬼遊び〔目隠しした鬼が、捕まえた者の名を当てる遊び〕」の神経学バージョンである。

二十世紀末期における脳の可視化のめざましい変化は、十七世紀半ばにオックスフォードのトマス・ウィリスが脳を可視化した変化にも匹敵する。

ルネサンス時代と科学革命の初期には、次第に実験が重視されはじめた。パラケルススの化学療法やヴェサリウスの人体の解剖などは、そのよい例だ。ヴェサリウスの解剖は、多くの重要な点においてガレノスを真っ向から否定した。ヴェサリウスがバーゼルで一五四三年に出版した『人体の構造について（*De humani corporis fabrica*）』は、人体がどう機能するのかについてのガレノス流概念に対してすでに起こっていた異議をさらに勢いづけた。[2] 関連した多くの解剖学的発見が、たとえば眼の水晶体がもつ屈折レンズ特性のように、人間と動物の連続性を――ときには人間と機械の連続性さえもはっきり示していた。この新しい研究方法による最も劇的な成果が出たのは、一六二八年にウィリアム・ハーヴェイが自分の発見を『動物の血流と心臓の動きについて』という著作で発表したときだった。心臓は筋肉でできたポンプの働きをするもので、血液を動脈へと押しだし、動脈は体中に血液を送り届け、その血液は静脈によって心臓へ戻された後、肺を循環してまた体中へ再配送される、ということを立証したのである。

ハーヴェイの著作が出る前は、心臓は人体の中でも神秘的な器官で、おそらく魂の宿る座だと考えられていた。感情の影響にきわめてはっきりと反応する部位だからだ。心臓が思考に関与すると見なされたことは、今でも多くの日常的言い回しに見られる――たとえば、「暗記して（by heart）」といった具合に。

萌芽期の生物科学を、「人間であることの意味」を考える新しい視点に取り入れようとする最初の試みのひとつが、ルネ・デカルトの研究だった。新しい解剖学や生理学に反応してデカルトは、人間は心を宿した機械的な存在だという急進的な考え方を生みだした。その過程で、デカルトは周知のとおり、心が体のどこに宿っているのかという問題を未解決のまま残した。著書『情念論』[3]においては、精神は体全体と重なりあっているようだが、『人間論』[4]においては心は松果体に宿るとされている。

心が松果体にあるとする考えには、説得力があるように思われた。松果体は、脳の中でふたつに分かれていない唯一の器官だからだ。他はすべて、左右で一対になっている。また、松果体は脳の中央にある。特に重要なのは、松果体が脳室へぶら下がっていることだ。脳に宿る動物精気*あるいは神経精気は脳室内を移動すると考えられており、その途中で微妙な影響を松果体に与えたり、松果体から与えられたりすると想像されたのである。

過去二千年間の大半において、脳を見たことのある人に最も興味深く思われた部分は、脳室、つまり脳にある仕切られた腔所だった。脳のほかのどの部位にもまして、脳室は心を宿す広間である可能性が高いと思われていた。ヒポクラテスは明らかに、横隔膜が思考の器官である可能性を考えに入れているが、結局、この説を退けて脳を支持している。横隔膜には「よいものであれ悪いものであれ、そこへ来るものを受け容れるべき腔部がない」からだ[5]。しかも脳室は、人間の機能についての体液説モデルに欠かせない、液体すなわち体液で満たされていた。この液には動物精気、精妙な流体などさまざまな呼び方があり、神経の管を通って体のさまざまな部位へ分配され、各部位を活気づけると考えられた。脳から出ている白い索状組織は、今なら神経と呼ばれるが、ガレノスによって早くも二世紀には観察されていた。

現代の私たちは、脳室を囲む部分の脳を固体の塊だと思い、その中には身体的・精神的機能を司る脳コンピュータが収まっているのだと考える。だがそれは、古代ギリシャ人やローマ人たちにとって、あるいはルネサンス時代に解剖した人たちにとっても、それほどしっかりした固体には見えなかった。戦闘の最中に頭が割れた場合、脳の中身は文字どおりに漏れだした。解剖が行なわれる時代においても、特に気温が高いと脳はプディング並みにしか、形を保てなかった。そんな軟らかい塊の中でも、脳室は少なくとも何らかの形を保っていたので、その結果脳の図といえば、デカルトの本の中の図でさえ、脳室が実際よりもずっと大きく、ほかの部分はこれといった特徴もない頭の中の器官として描かれることが多かった。

デカルトの新しい見方と呼ばれるものも、脳に関しては本質的にまだ古いままだった。従来の見方では、脳室とその中に入っている液体がきわめて重要であり、神からであれ環境からであれ、外部からの影響を受けやすいとされていた。当時でもまだ、風すなわちプネウマの影響を受けうると考えられたが、風というのはこの世における神の存在を象徴するものとして、最もよく使われる暗喩である。ヒポクラテスは、それを見事にこう表現した。「万物は多かれ少なかれ湿気を含んでいる。それゆえに、万物は南風〔ギリシャでは十一月末から三月までの冬に吹く南風が湿気をもたらし、雨季となる〕の影響を感知して、明ではなく暗、冷ではなく暖、乾ではなく湿となる。屋内や地下室の葡萄酒などが入った甕も、南風の影響を受けて他の形に変化するのである」(6)

美しい表現ではあるが、この考え方は、人が人生の意味を考えるときや恋に落ちたとき、人間らしくあるということはどういうことなのかをわが子に教えなければならないとき、自分の脳の中でいったい何が起きてい

＊ガレノスの「生気論」に見られる概念。生気には自然精気、生命精気、動物精気の三種類があり、そのうちの動物の生命現象に関する精気をいう。

るのかを吟味させるのには役立たない。

　心臓と血液が心の座、命の座である、という考えを堅持する根拠はたくさんあった。血液はふれれば明らかに温かい。パラケルススの影響のもとで、血液は熱とエネルギーを、脳も含めて体中のさまざまな部位へと送る発酵作用の場ではないかと考えられるようになった。それにひきかえ、脳は冷たい器官に見えたのだ。

　脳にふたたび目を向け、（防腐剤の使用を導入して）研究し、その近代的な像を示したのは、トマス・ウィリスやオックスフォードの同僚たちの非凡な才能のなせる業だった。[7] ウィリスは英国ピューリタン革命の内乱時代〔一六四二—四九〕にオックスフォード大学で研究していたが、その後初めての自然科学の学会——英国王立協会——を創立した初期の科学者グループに加わった。このオックスフォードの仲間には、ロバート・ボイル、ロバート・フック、クリストファー・レン、リチャード・ロウアーらがいた。ウィリスは、オックスフォード大学で在職末期の年月を過ごしていたハーヴェイや、同じく解剖学者であるウィリアム・ペティから深い影響を受けた。

　内乱の時代であったにもかかわらず、これらの初期科学者たちがかきたてた実験熱は、一六六四年のウィリスによる画期的な著書『脳の解剖学（*Cerebri anatome*）』へとつながった。この本に記載された脳の解剖図は、それ以前に描かれたどんなものともまるで違っていた。最も有名なのは脳の下面図で、脳回や脳溝はもちろん、脳幹や橋（きょう）、延髄、脳の基底部をとりまく動脈輪など、おびただしい個別の部分が描きこまれていた。動脈輪は、以後「ウィリス動脈輪」として知られるようになる。小脳と大脳皮質の波形の陥入を示した図もいくつかあった。脳室の誇張はほとんどない。これは、新しい確かな中身をもった（固体の）脳である。ここで初めて臨床的・科学的関心が、現在私たちが脳と呼んでいるものに向けられたのだ。[8]

　中身のある固体器官として描かれた脳の図により、これがどうして思考の器官でありうるのかを系統立てて考えられるようになった。ウィリスの時代より前ならば、脳室は体液の容器として、環境の影響やその他の圧力（松果体を通じた神からの指示であれ、あるいは脳室を循環する体液に対する季節的影響や伝染性病因の作用であれ）を何らかの形で受けると思われていたのだが。ウィリスが考えたような新しい脳は、閉じた器官のように見える。もし外界の影響に対して開かれているのだとしても、それは自分の世界で何が起きているのかを判断するために、感覚を使って学習する能動的主体という媒介を通してのことだろう。

解剖により、新しい脳にはいくつもの異なる層があることが明らかになった――大脳皮質、小脳、そして中脳構造。それにより、脳は秩序ある精神的組織体であり、異なるシステムがそれぞれに異なる機能を持っているという可能性が示された。たとえて言えば、絶対君主の指令の下に、社会のさまざまな階層が協力するのと似ていなくもない。脳の新しい見方は、ふたつの新しい科学を必要とした――神経学と心理学である。ウィリスは自ら「神経学（neurology）」という新語をつくった。そしてこの新しい学問分野は、てんかんや脳卒中といった古代からある障害の原因が、脳のどこに局在するかを突きとめるための基礎をつくった。

ウィリスの教え子のひとりだったジョン・ロックは、師の脳機能についての見解を真剣に受け止め、こう主張した――人間は「タブラ・ラサ」つまり何も書かれていない石板のような状態で生まれ、外界からの感覚情報を通して人格を築き上げるのであり、脳内に蓄えられる印象や連想を通して思考様式をつくり上げるのだ、と。[9]これはやがて、近代哲学の金字塔となる著作『人間悟性論』へとつながっていった。ロックは一六八〇年代に、この新分野に対応できるよう「心理学（psychology）」という言葉を考えだしている。[10]

彼のこの著書は哲学的な意味ばかりでなく、人間の生き方についての提案も示しているが、今ではそれこそが啓蒙思想の特色と考えられている。よい手本というものは昔から大切にされてきたが、もし人間が最初にプネウマの影響を受けるのではなく、生まれた後で蓄えられる印象や連想の影響を受けるのであれば、教育はきわめて大切になるし、正しい教育は宗教的・政治的手段としての重要性をいっそう増す。[11]

新しい脳の意味合いについて、ロックが抱いた関心とは対照的な見方をした同時代人もいた。医師であるトマス・シデナムは、脳の解剖を無益な行為として放棄した。病気の治療にも人間の生き方への理解にも、ほとんど役立ちそうにないと考えたからだ。しかしシデナムもウィリスと同じように、臨床的観察を改めて強調した[12]。シデナムは病気の実体（disease entities）——つまり、誰が罹患しても特有の経過をたどるものがあるという可能性を提起した、最初のひとりだ。伝統的なガレノス派の病気に対するアプローチは、病気を治療するというより患者個人を治療するという意味が強かった。もし病気の実体というものがあるのなら、ちょうど植物を分類するのと同じように、病気も分類する必要があるとシデナムは感じていた[13]。これがやがて、診療において見つかる病気の分類としては最初期のひとつを定めることにつながった——それは、後に精神医学における「精神障害の診断・統計マニュアル（ＤＳＭ）」や医学全般における「国際疾病分類（ＩＣＤ）」のもとになったと思われる最初の試みだった。

新しい考え方は、今ならエモーション（感情）と呼ばれるだろうが当時はパッション（情念・情動）と呼ばれていたものと、深く関連していた。パッションという言葉はギリシャ語のパトス（pathos）に由来し、パトスには苦痛を感じるときのように、身体が何らかの作用を受ける経験という含意がある。パッションをもつとき、人々は強い衝動に苦しんだのだ。そのような考え方は、身体というものは透過性のあるもので外界の影響を受けやすいが、パッションを制御するのは理性ある人間の務めだとする文脈の中で形成された。そういう制御はとりわけ節制という概念を通して実行できるとされ、その節制という概念はバランスをきわめて重視した体液説モデルと固く結びついていた。四体液をうまく扱う、言い換えれば体液の働きをそれほど妨げないという意味で、節制は食生活や活動、性的行為に関してよいことだと見なされていた。

一七〇〇年から一八〇〇年の間に、パッションという言葉はエモーションという新しい言葉に置き換えられた。パッションとは対照的に、エモーションは個人の内部に由来するものと見られ、それゆえ外界からの破壊的影響力というよりは、むしろ人間を正しい道に導く、内的な案内役となる可能性があった。以前は理性が他のすべてを支配すべきだということに何の疑問もなかったのに、世界はだんだんと広がりはじめた。その世界では知恵が競い合い、「従来どおりの理性」が最高善であるという確実性はぐっと低くなってしまうのかもしれない。[14] 人間は感情に導かれることを選んでもいい、という考え方が出現したのだ。個人の内部に由来するものが導き手となるということは、生得的な知識を認めることであり、ロックのタブラ・ラサの考え方とは対照をなすものだった。

そのような考え方はあらゆる意味で、危険だった。ウィリスの研究は、非常に不確実な社会状況のもとで行なわれた。当時、内乱が英国を大混乱に陥れていた。[15] 政治的動乱の多くは急進的宗派が起こすことが多かったが、新しい現象が初めて現われだした――すべてを支配する神、あるいは宇宙の法則に対する不信である。以前ならば、非神聖化した世界や機械的な世界などほとんど考えられもしなかったのだが。[16]

この科学は、さまざまな新しい疑問を投げかけた。人生の目的は何なのか、あるいは人間の身体はどう行動を形作るのか――こういう事柄について、人間はわが子に何と教えるのだろう？　当時の科学者のほぼ全員が、神に至るもうひとつの道として自然という書物を研究したにもかかわらず、[17] デカルトは『人間論』を刊行しなかったし〔デカルトの死後、一六六四年に出版された〕、ウィリスや同僚たちは無神論や唯物論の基礎を築いていると非難される危険に絶えずさらされた。彼らは科学の領域を広げていくことに政治的手腕を発揮し、さまざまな政界の有力者たち相手に、自分たちの新発見は伝統的価値観や社会秩序の維持に沿うものだと説いてまわった。この新知識は、道徳的枠組みの中に封じこめておかなければ危険であった。のちの二十世紀において、原子力に関する新知識が危険になったのと負けず劣らないほどに。

シデナムとウィリスはどちらも、ヒステリーはけいれん性の疾患だと考えていた。ウィリスはこの病気を「いわゆる子宮の病気」と「いわゆる」付きで呼ぶことで、この障害に対する従来の見方と決別する第一歩とした。そしてこの疾患の原因は子宮ではなく、神経と脳の変化にあると主張し、今で言う反射（リフレックス）の原型とも見られるメカニズムを導入した[18]。彼はこう記述している。神経系によって、「ほかの視点からでは説明がきわめて難しい、人間の体内で起こる数々の作用や情動の正確な真の理由を解明できる。またこの泉からは、一般に魔女の呪いのせいにされている疾患や症状の隠れた原因が、たくさん見つかるかもしれない[19]」

一六八二年にシデナムは、ヒステリーをごく一般的な慢性の神経疾患に分類した。ヒステリーが「神経症（ニューロシス）」という神経の障害として、よりはっきりと確立されるのにはあと百年近くかかった。神経症（ニューロシス）という語は、一七八五年にエディンバラの医師、ウィリアム・カレンによって正式に導入された。しかし全身のだるさや原因不明のおかしなふるまいは「神経」のせいかもしれないという考えは、一七六五年にはすでに、同じくエディンバラの医師であるロバート・ホイット[20]によって提唱されていたようだ。カレンの定義によれば神経症とは、神経の機能異常を起こすが、剖検では明らかな神経の病変や炎症（神経炎）が見られない疾患である。これとよく似ているのがネフローゼ（英語ではネフローシス）で、この言葉は（たとえば腎炎のように）明らかな異常や炎症のない、腎機能疾患のグループを指すのにつくられたものだ。シデナムと同じように疾病分類の学者だったカレンにとって、ヒステリーは攣縮性神経症の下位部門のひとつだった。攣縮性神経症に属する疾患はすべて、筋肉または筋繊維の異常な動きを必ずともなう。神経症には、破傷風やてんかん、疝痛、糖尿病、動悸、百日咳も含まれていた。この分類法は一世紀以上も持ちこたえた。一八九九年になってもなお、クレペリンはてんかんや舞踏病、破傷風、片頭痛も、ヒステリーとともに神経症に分類していたのだ。[21]

神経細胞の存在が認識され、神経繊維が神経細胞の間でインパルスを伝えるという考え方が誕生するには、あと百年待たなくてはならない。だから、カレンが神経症という言葉をどういう意味で使ったのかははっきりしない。おそらく、明確な局在的異常がひとつもない、身体のシステム全体の機能異常を神経症と呼んだのだろうと思われる。こういう全身性の機能異常は、痛み、内的あるいは外的刺激に対する感受性の亢進または減退、攣縮、ならびに筋肉運動の全般的な障害、脱力といった症状になって現われる。

当時の神経系はまだ、非物質的な霊が何らかの方法で浸透するものと見られていた。たとえばフランスで最初の優れた精神科医(アリエニスト)となったフィリップ・ピネルは、カレンの著書をフランス語に翻訳した人物だが、当時でも神経症は魂の情念(パッション)によって起こるものだと考えていたようだ。カレンとピネルの活動によって神経症という概念は注目を浴び、神経症と見なされる疾患の数は爆発的に増えた。

だがその後まもなく、いわゆる神経症の一種とされていた脳卒中には、脳組織の喪失という実証可能で明らかな原因があることが発見された。一八四〇年までに、ピネルとカレンが神経症と記述した障害の多くは、神経の破壊という局在性の損傷があるか、実は神経とはまったく関係がないかのどちらかであることが証明された。局在性病変はないが「神経症的」行動が見られるという残りのケースについては、これを説明する新しい概念が現われた――反射である。

デカルトが人間や動物は多くの点で自動機械のように機能しているのかもしれないと言ったときには、身体と精神がロープや滑車やばねのようなものを使った操作、あるいは液体と弁(バルブ)による液圧式で作動するのだと仮定していた。[22]こういう場合のロープやパイプになりそうなものといえば、どう見ても神経だった。たとえば痛みによる刺激を受けると、神経束の中にある細い紐が引っ張られて脳内の弁が開き、動物精気（過敏で刺激に反応しやすい物質）が放出され、それが筋肉運動を引き起こすのではないか――デカルトはそう考えた。だが、これを自動的な無意識の反応、つまり私たちが現在「反射（リフレックス）」という語で言い表わすような反応だと見なしてはいなかった。

デカルトが言おうとしたのは、たとえて言えばこうだ。肉眼で火を見ると、炎のイメージが心に浮かぶだろう。そのようなイメージを感じ取って怯えた脳内の動物精気が筋肉に反射（リフレクト）され、筋肉は逃げだす準備をする。一八三〇年頃まで、「反射（リフレックス）」という語の第一義は、ある種の反射（リフレクション）としての判断を含んでいた。炎を見ていなくても炎から機械的に足をのける、膝蓋腱を叩かれると下腿が跳ね上がるなど、意識より下位のレベルで行なわれていると思われる動作もある。だが当時は、こういう動作も魂の反射（リフレクション）なしには起こらないとされていた。こういう動作は結果的にみて賢明な行動であるのが常だからだ。

デカルトから百年後、ロバート・ホイットは、魂の力のうち下位なものがある種の行動を支配することがあると主張した。無脳症の赤ん坊の場合、動くことができないにもかかわらず、無意識の作用がある可能性を示した――あらゆる人間の行動は魂の知恵によって支配されるはずだと信じる人たちにとって、これはひどく困ったことだった。[23] また同じようにやっかいだったのが動物の脳を除去する実験で、脳を除去された動物は必ずしも完全な不活動には至らなかった。このような発見は、多くの科学者や哲学者を悩ませた。その頃でもまだ彼らのほとんどが、神経系とは下位区分などない、ひとつのものだと考えていたのだ。

一八一〇年にオーストリアの医師、フランツ・ガルは、骨相学という彼の新しい科学の一部として、神経系が層状になっているという説を出した。[24] 神経系が層ごとに潜在的な自律性をもつかもしれないということは、魂の支配が及ばないところで人間の行動が生じうる可能性を指摘していた。この見解は物議をかもしそうだと判断したガルは、ウィーンからパリへ移った。

ひとつにまとまっていた神経系は、フランソワ・マジャンディとチャールズ・ベルの研究によってばらばらになった。このふたりは一八二二年、それぞれ別々に研究結果を発表し、後の一八三二年にマーシャル・ホールが行なった証明に生理学的基盤を提供した。ホールの研究によれば、脊柱は単に脳からのメッセージを伝えるだけの組織ではなく、脳とは独立して働く反射系を含むものだという[25]。この発見により、自動的・無意識的な行動を理解することができるようになった。だが、ホールはそのような自動的・無意識的行為を表わすのに「反射（リフレックス）」という語を使うことで、反射（リフレックス）のもともとの概念をひっくり返してしまった。

ホールは、反射は脊髄の機能の一端を担っているのだと考えた。中枢神経系全体に拡大適用することは考えていなかった。しかしその後三十年以上経つうちに、ドイツの精神科医であるヴィルヘルム・グリージンガーとカール・ウェルニッケ、英国の神経学者であるトマス・レイコックとヒューリングズ・ジャクソンらが、さらに複雑な行動を説明しようと、いっそう高度な反射を主張するようになった。

その頃形成されつつあった人間観は、それ以前の世代のものとはまるで違っていた。無意識についての何らかの観念は、明らかに古代ギリシャ時代からあった。だが初期の観念は基本的に、魂は深遠なものという形をとり、その一部は事実上不可知だろうと思われていた。しかし反射は、魂も意識もなしに起こりうる機械的作用の基礎をなしている。レイコックが述べたように、「心の働きだとばかり思っていたものが、実は生命のある機械が物理的な作用により興奮して作動した結果にすぎない、と認めるのは危険だと思う人が多いだろう[26]」。彼はこうも主張した。「こういう研究は、研究対象が精神病者でも夢中遊行者でも、あるいは夢想家でもせん妄患者でも、分析化学の研究と同じようなものだと見なされるに違いない。試薬となるのは、脳に与えられた印象だ。試薬を加えたあとの分子の変化は、知識という形で私たちの知るところとなる[27]」

反射という概念は、ウィリスが前提とする「意識の外で作用する反射のメカニズムによって、腎臓、歯、子宮などの器官が不調だと、神経系もそれに同調して不調に陥るかもしれない」という考えを、実体のあるものとした。この考えによると、たとえば腎臓が炎症を起こすと脊椎過敏症〔脊椎の一部に過敏性の強い痛みが起こる疾患〕を誘発する可能性があり、そこからさらに、ほかの器官障害や全身の神経過敏を誘発するかもしれない。この可能性は神経症に関する机上の理論にとどまらず、実際に腎臓も歯もまったく問題のない患者が、全体的な不調を訴えただけで、腎臓を摘出されたり抜歯されたりすることにつながった。ヒステリーについて言えば、反射という概念は、子宮を病因だとする理論で何でも説明しようとしたために生じていた困難を解消した。子宮が移動するという説明の代わりに、子宮から発せられる神経インパルスが上方へ拡散し、体内のほかの部分へ異常な感覚をもたらすのだと言えるようになった。そして、こういう状態に対する明快な治療法のひとつが子宮摘出だった。一九二〇年代の米国では、そのような考え方がまだ大きな魅力をもっていた。ニュージャージー州の精神科医、ヘンリー・コットン*が実施した、受け持ちの精神科患者たちから器官摘出をするという常軌を逸したプログラムの下地はこうして築かれたのだ(28)。

新しい科学の政治的・社会的影響は大きかった。催眠「反射」が実施されるようになってから、脳反射についてのさまざまな推測が可能になった。しかも催眠術の最初期の形である動物磁気術（メスメリズム）**は、一七九〇年代にフランスの君主制を打倒した革命熱と密に関わっている。この革命の直接的な影響として、催眠術は医学界によりほぼ一世紀、カトリック教会によりほぼ二世紀の間、禁止された(29)。

十九世紀後半になって、この新しい神経生理学は進化論と同盟を結んだ。衆目の見るところ、そのことは無神論と唯物論をさらに勢いづかせた。反射の自動症的で無意識的性質によって、意識は、指導的役割を果たす中心ではなく、人間の活動にとって取るにたりない傍観者にすぎないのではという可能性が生じた。トマス・ハクスリーはダーウィンを擁護して、この見解を強力に推進し、こう述べた——汽笛が機関車の走行に重要な役割を果たすわけではないのと同じように、意識は人間の機能にとって重要ではなく、意識が目覚めているということはエンジンの稼動中に蒸気が立ちのぼっているのと似たようなものではないか、と。

もっとも、誰もが皆、新しい生物学を還元主義的唯物論の台頭を招くものと考えたわけではなかった。チャールズ・シェリントンにとって、新しい脳は「不思議な機（はた）織り機」〔シェリントンが自著 *Man on his nature* において、大脳皮質の働きを詩的にイメージした表現〕だった。

ウィリスのもうひとりの後継者にしてもうひとりの神経学者が、ジークムント・フロイトだった。一八九五年、ちょうど彼のヒステリーの研究が新しい心的構造(サイキ)の誕生をもたらしつつあったころ、そしてクレペリンが躁うつ病の概要をまとめつつあったころ、つねに最新の生物学を採り入れようとしたフロイトは、『科学的心理学草稿』を書いた(30)。この未発表の文章で、人間の記憶は当時発見されたばかりの神経細胞の中にあるかもしれないこと、記憶の反射的な連結はコンプレックスや抑圧の原因となるかもしれないが、また精神療法の科学的基礎になるかもしれないことを主張している。

フロイトはその後、心が脳の一部としてなじむのはそういうふうにしてではないと判断し、その考えを捨てた。そして私たちの人格形成は、私たちの生理や本能や衝動にどう対処するかで決まるという考えに変え、精神分析学を創りだした。精神分析学の人間観は、人間の情動への対処を強調しており、明らかに以前の体液説の考え方と連続性をもっている。

フロイトの説は、確かにいろいろな面でたいへん疑わしい。だが、宗教的信念を神経症的と表現したことからして、彼が考えだした脳のイメージは、人生の意味を考える多くの人にとっては受け容れやすかったようだ——少なくとも、まもなく登場する条件反射を研究した、唯物論的な色合いの強そうな行動主義より、はるかに親しみやすかった。たとえば多くのカトリック教国で、深層心理学は受け容れられたが、行動主義は受け容れられなかった(31)。

*米国の精神科医。パスツールのバクテリア発見にヒントを得て、バクテリアの除去により精神病を治療すると称し、患者の身体から歯や扁桃腺、生殖器などの器官を次々と摘出した。

**十八世紀にオーストリアの医師、フランツ・アントン・メスメル（一七三四—一八一五）が開発した、分利をもたらして体内の動物磁気の流れを正常化するという療法。この療法の理論と有効性は否定されたが、後に催眠療法へとつながり、フロイトにも影響を与えた。

精神病院（アサイラム）における脳

精神病院（アサイラム）の設立を促進しようという動きは、「精神医学とは何か」という問題の核心にふれる大論争を引き起こした。精神病院の起源は、社会的コントロールの手段なのか[32]？　それともほかの施設と変わりない、単なる医療の一部門なのか[33]？　私は、初期の精神病院設立提唱者の人道主義的な願いについては、額面どおりに受け止めたい（第三章参照）。体液学の医療は、分別をなくした人に分別を取り戻させる手段として、栄養のある食物を与え、定期的な運動をさせ、適度な規律を課す環境を要求した。だがそこには、精神病者の管理にからんだ社会的一体性とコントロールの問題がある。そしてこの問題は、まだふさがらない傷口から血を流しつつ、この章の終わりで再び立ち現われるだろう。

　精神病院設立の促進力が何であったにせよ、十九世紀初めに精神病院が開設されると、精神科医（アリエニスト）という新たに出現した医師のグループは、それまでになかった精神的な障害をもつ人々の集団に直面した。精神病院ができる前は、医師であれ誰であれ、人間の心の病気について何か論評しようとしても、十分な数の患者とあらゆるタイプの狂気を見ることができなかったので、論評に耐えうるような見解を提供できなかった。できるのはせいぜい、個々人の特徴やたまたま出くわした症候群を鋭く観察することくらいだった。だがおおぜいの精神病者たちが初めてひとつ所に集められてみると、狂乱状態の人がすべて同じ病気とは限らないことが、否応なく明らかになった。この認識のおかげで、さまざまなマニー（狂気）を分類しようという、厳密に精神医学的な試みが初めて進められた。

　広く影響を与えた最初の分類と切り離せない名前といえば、ジャン゠エティエンヌ・ドミニク・エスキロールである。一七七二年にフランスのトゥールーズに生まれたエスキロールが、パリへ出て医学の道に進んだのは比較的遅かった。フランスの初期の精神科医として最も名高かったフィリップ・ピネルのもとへ行き、長年ピネルとともにサルペトリエール病院で働いた後、パリ郊外にあるシャラントン病院の院長となった。ピネルは精神病者を鎖から解放した人物としての名声が高すぎて、その後の十九世紀における精神科医としての評価はかすんでしまった――弟子のエスキロールも同様だ。だが、精神医学への忍耐強い貢献という点では、エスキロールの功績のほうがまさっていた。

エスキロールはサルペトリエール病院でも、次のシャラントン病院でも、病院というより精神病院として機能するように改革する責任を負った。彼はそこで何百人もの患者たちに接し、本来のマニー（狂気）からモノマニー（monomania,「単一の狂気」）を区別した。一方、ドイツや英国でこの問題と取り組むほかの研究者たちは、部分的狂気（partial insanity）という言葉を考えだした。そんな概念は、それまで誰もまったく考えつかないことだった。だがそれは今や、ほとんど必須とも思われた。精神病院の新しい患者には、その人の信念が固着したある点にふれられるまでは、どこから見てもほぼ正常という人がたくさんいたのである。こういう患者は、完全に異常なのではなく、機能の一部に障害があって、この障害が独特のモノマニーすなわち部分的狂気をもたらすのだと、エスキロールは主張した。[34]

このような考え方の行く手を阻んだのが、西洋文明において支配的な概念のひとつ――魂（soul）だった。魂の伝統的な定義はいずれも、目に見えないという点で一致する。魂こそが人間の理性の中心だと、誰もが思っていた。もし人間が非理性的で正気を失くした行動をとるようになったら、それは魂の一部がおかしくなったからではなく、その人間全体が正気を失くしたからに違いないと考えられた。そのため、狂気に陥った人を見る人たちはその人が全面的に狂乱しているものと見なした。しかも、狂気に陥った人のほとんどはおそらく実際に錯乱し興奮していたので、彼らが目にする狂気の様相はそんな見方を否定するどころか、むしろ裏付けたのである。

こういう背景からすると、臨床医やその他の狂気の問題に関心をもつ人たちにとって、周期性つまり反復性の障害という概念は扱いにくかったことだろう。ある程度正気を取り戻すが、やがてまた再発する魂というのは、ありえなくはないとしても、考えにくい。やはり、一度狂気に陥ればずっと狂気のままであると考えるほうがわかりやすい。症状発現期（エピソード）の合間の一見正常な状態は、正気の回復というより、一時的な意識清明＝無症状期（lucid interval）と解釈されることが多かった。

十八世紀末に向けて、エディンバラのトマス・リード〔スコットランドの哲学者。スコットランド常識学派の創始者〕の能力心理学、スコットランド啓蒙主義哲学、ホイットとカレンの神経生理学がそろって出現したことは、前述のやっかいな問題をいくつか解決するモデルをつくり上げるのに役立った。これらの著述家たちは、魂の統一性を否定することなく、認識・情動・意志などの心的能力を唱えて、その操作概念〔理論的・抽象的な概念を調査・測定するため、具体的な対象に置き換えた概念〕を導入した。心的能力が導入された経緯は、一九六〇年代に神経伝達物質受容体のモデルが導入されたときと似ている。どちらの場合も背景に伝統的勢力からの反感があり、新しい考え方の提唱者たちは、一七八〇年代の心的能力についても一九六〇年代の受容体についてもその実在を論証する代わりに、使い勝手のいい虚構の有用性を説いた。この新しい魂のモデルのおかげで、魂のもつ心的能力のどれかが変調をきたしても、脳あるいは心のほかの部分は無事であると考えることが可能になった。この概念上のブレイクスルーは、すべての精神病患者が同じように見えるわけではないという認識の高まりと結びついて、モノマニーは本格的なマニーとは違うのではないかというエスキロールの提言を支えることになった。

ヒポクラテスの時代以来の文献を見ると、陰うつさ、不安、長期にわたる悲哀感などを特徴とするデリール〔知能・思考と精神全般の病的な偏り〕はメランコリーと呼ばれてきた。……現代ではメランコリーという語がもっと広い意味で使われ、慢性で発熱を伴わなければ、どんな形の部分的錯乱でもメランコリックと形容されることがある。

メランコリーという語が……誤解を招きやすいのは確かである。このため……私は、部分的デリールにとどまっている狂気の形式について、その本質を表現するモノマニーという語を提案した。……モノマニーとは、ある限局され固定された事柄についてのデリールをともなう、心身の感覚の異常な状態を指す。[35]

このモデルによって、たとえば、知的な障害をともなわない情動や気分の機能の障害というものがあるかもしれないと考えられるようになった。エスキロールは知性モノマニー、感情モノマニー、本能モノマニーを提案した。このようなモノマニーのうちのひとつが、リペマニー（lypémanie）だった。リペマニーとは、ギリシャ語で悲しみ、苦痛、嘆きを意味するλύπηςから派生した語で、タソスの女性の記述にも使われており、過度の悲哀に沈みながらも一般的には伝統的狂気の特徴がない状態を指していた。「発熱はなく、悲しみや無気力、憂うつといった情動（パッション）が続く、部分的・慢性的なデリールを特徴とする脳の病気」である。[36] これより数年前に、アメリカの医学者ベンジャミン・ラッシュがこれとほぼ同じ状態を記述し、トリスティマニア（tristimania）と名づけている。二十世紀半ばだったら、この状態は内因性うつ病（デプレッション）と呼ばれていたことだろう。後には単にうつ病（デプレッション）と呼ばれることになる、この内因性うつ病は、メランコリーとは違うものと見なされた。メランコリーは妄想的信念をともなうが、うつ病にはそれがないからだ。メランコリーはマニーの下位区分のひとつだが、リペマニーやうつ病はそうではなかった。

エスキロールはリペマニーに加えて、強迫神経症、書字狂（グラフォマニー）、女子色情症（ニンフォマニー）、窃盗症（クレプトマニー）、渇酒症（ディプソマニー）〔禁酒・節酒時期と、大量飲酒時期をくり返す周期性アルコール症〕、殺人モノマニーなどの意志性モノマニーについて記述し、中には今なおその概念が認められているものもある。エスキロールが残した分類法は、ほとんどすべての目立つ症状をそれ自体新しい疾患と見なす傾向のある、DSM-IVと似ている。強迫性買物障害のような現代の疾患カテゴリーには、明らかに窃盗症や書字狂と一脈通じるものがある。

こういうさまざまな症候群の爆発的急増は、能力心理学の発達と並行して起こった。能力心理学では、最初三種だった能力が四十にも増えたのである。このように想定された能力はフランツ・ガルによる骨相学の発達を促し、骨相学によれば、脳の各部位はさまざまな能力を司る座であった。また、このような各能力の発達ぶりの違いによって、頭蓋骨に種々の隆起や突起が生じると言われた。「科学者や熟練した専門家」であれば、それらに基づいて、その人の能力や性格を評価することができるとされた。

モノマニーあるいは部分的狂気という概念は、フランス、英国、ドイツ、イタリアに根づいた。エスキロールが果たした役割は、このような変化をひとりで推進したというより、このような変化をつかむこととなった一つの公式を提示したことにあった。たとえば、英国のジェイムズ・プリチャードやフォーブズ・ウィンズロウは、いずれも知的障害をともなわない行動障害のように見える疾患を記述した。

一八三三年、プリチャードは背徳症（moral insanity）という概念を打ちだした。[37]「この種の精神異常では、錯覚や間違った確信のために理解力が妨げられることはなく、感覚や愛情、行動能力〔（スコットランド啓蒙主義哲学で）人間の行動を決定する衝動や欲求のような能力（機能）〕の病的な逸脱こそが本質であると記述されてきた」[38]。プリチャードのいう背徳症は一般に、過去五十年以上もの間、精神病質（サイコパシー）という現代の概念の先駆だと考えられてきた。だが、そのような関連性はあるはずがない。今ならパーソナリティ障害と呼ばれるであろう障害をかかえた患者が、精神病院に入ることはなかったのだ。精神病院の医師たちは、連れてこられた狂気の者とならず者をすばやく区別し、ならず者を放免した。ならず者のほうでもまた、精神病院に入れてもらったところで得るものはほとんどなかった。

プリチャードの背徳症には、エスキロールのリペマニーと同じく、知的機能には何ら問題のない行動障害も含まれており、精神病院に入ってくる患者の圧倒的多数である明らかに妄想をもつ人たちと対照をなしていた。それまで、知性に障害があることは狂気の根幹とされてきた。だから精神病院の収容者の中には、機能が著しく損なわれていながら妄想はまったくない患者もいると認識するのには、時間がかかった。この認識は、知的能力とは異なる情動能力や意志能力というものがあるかもしれないという考えに依存し、またさらにその考えを支えもしたのである。

このように、脳の機能と狂気についての認識は変化したにもかかわらず、マニーとメランコリーを関連づけることに関しては、ほとんど変化が見られなかった。英国でもオランダやドイツでも、医師たちは相変わらず、マニーもメランコリーも狂気への道の一段階と見なしていた。[39] たとえばベツレム病院の院長だったジョン・ハスラムは一七九八年に、マニーとメランコリーの共通性を指摘した。「私は、このふたつが正反対の病気だと考えるのには強く反対したい。どちらの病気においても観念の連合が不適切なのであり、両者の相違点といえば、それぞれにともなうさまざまな情動(パッション)だけのように思われる。剖検の結果によれば、脳の状態にメランコリー特有の所見というものはまったく見当たらず、また私がこれまで見てきたかぎりでは、マニーとは違う治療法のほうがよく効いたということもない。……私たちは、ひどい興奮状態のマニーの患者が急に深いメランコリーに陥るのも、逆にひどく陰気で抑うつ的な患者が錯乱状態で暴力的になるのも、日々目にしている」[40]

エディンバラのアレクザンダー・クライトンは、「最終的に激しい錯乱状態になるか、あるいは少なくともその状態がくり返し現われ、マニーの本質的特徴をすべて備えた」メランコリーの症例を記述した。[41] いずれにせよこのような考え方は、エスキロールの部分的狂気という概念の影響下で、いっそう広まっていっただろう。マニーは両極間の揺れというよりも、部分的な狂気から完全な狂気への進行だと見なすほうがわかりやすかったのだ。この問題について、エスキロール自身が一八三五年にこう記している。

すでに述べたとおり、あらゆる種類の狂気はさまざまに組み合わさって、しかも頻繁に交替する可能性がある。またさらに、ひとりの患者がひとつの病気の過程において、時には数種類の狂気を次々と経験することがあると言うべきかもしれない。精神病院のような施設では、そういう狂気のひとつひとつが、同じ病気の細分化された段階のひとつと見なされるかもしれない。このような組み合わせと変化には、ほとんど無限の多様性がある。狂気の変化の一例として珍しくはないが注目すべきは、落胆と悲嘆から平穏と上機嫌へ、時には尋常でない快活さへと変化するものだ。[42]

ふたつの進歩が、この見方を変えることになった。ひとつはある目覚ましい科学的発見である。これは後の世であればDSMをすっかり書き換えるような類のブレイクスルーであり、エスキロールの新しい枠組みに激しく異を唱えた。オーギュスト・ベールは検死解剖の標本を使って、精神病院内で見られる病気のひとつ、麻痺性痴呆は剖検の脳にほかのマニーでは見られない明らかな変化が認められる、独立した病気であることを証明した。[43]この発見の重要性は、麻痺性痴呆つまり第三期梅毒の患者が、あるときは高揚して誇大的に、あるときは抑うつ的で被害的になり、そして末期には痴呆にもなりうるという多極的臨床像を示すとわかったことだ。ベールの発見は障害の臨床的展開を追うことの大切さを示し、いかに目立つものであろうと、症状あるいは症候群を、独立した別個の病気と見なすことに反対する論拠となった。

ベールの発見をきっかけに疾患の本質への理解が深まり、エスキロールのモノマニーという概念に関して、いくつかの問題が生じた。問題を提起したのは、エスキロールの弟子のひとりであるジャン゠ピエール・ファルレだ。[44]第一に、モノマニーの概念は正常と狂気の区別を難しくした。もし手の届かない特定の人に対するきわめて熱烈な固着がモノマニーと見なされるのなら、これと同じようにきわめて熱烈だが正常な愛情とを、どうすれば確実に区別できるのだろう？　第二に、妄想のように顕著な症状がひとつだけあった場合、妄想はほんとうにひとつだけしか存在しないと言えるのか？　第三に、特定の妄想――たとえば秘密警察についてのような――が、まったく違う精神状態のときにさまざまな強度で現われるとしたら、その妄想にはどういう意味があるのだろう？

またその一方、モノマニーの概念のおかげで、今日まで残っている強迫性障害のような新しい障害についての記述が容易になった。モノマニーは過渡的に必要な概念だったのだ。ファルレはそういう観点から、臨床医はさまざまなモノマニーが根を張り繁茂しそうな疾患の土壌に到達する必要があったと主張した。この疾患の土壌には、古典的なマニーにおける行動の拡大とメランコリーにおける行動の縮小が含まれるのかもしれない。こうした風潮の変化が下地となって、一八五〇年代にファルレとジュール・バイヤルジェが新しい疾患――循環精神病（folie circulaire）と二相精神病（folie à double forme）――をそれぞれ別に記述した。これは、双極性障害あるいは躁うつ病の最初の記述である。

ファルレの批判の第二部は、精神医学と法律が関わりを深めていることに向けられた。エスキロールのいう意志性モノマニー、とりわけ殺人モノマニーの概念は、非常に難しい法律的な問題を引き起こした。もし「狂気じみた（mad）」ことをしたという理由だけでその人に精神異常の診断を下したら、法医学的な危機を招いてしまう。患者が著しい狂乱状態の場合には法制度はしかるべく手を打つが、患者が部分的に狂気に陥っているだけの場合は、法を執行すべきだろうか、それとも罪を免除すべきだろうか？　患者を無罪あるいは心神耗弱（責任能力が低下した状態）とする根拠は、その患者の犯行が単なる抵抗しがたい衝動のせいではなく、病気のせいだったとはっきり証明しなければならないと主張した。

狂気と法律

狂気に関する法医学の発展を記すのは本書のテーマからそれるが[45]、十九世紀に起こった重要な転機となる一連の出来事を知っておくのは意味のあることだ。ちょうど、躁うつ病の概念が形成されたのと同じ頃だからだ。人間の本性が変わったのでなければ、単純に人口増加との兼ね合いで考えると、殺人の頻度は十九世紀にはそれ以前より少なくなっていたはずだし、狂気の頻度も精神病者による殺人の頻度も少なかったはずだ。そうだとすれば、古代ローマ時代から十九世紀の民主主義萌芽期に至るまでのどんな社会に対しても、このような事件の裁判や措置をめぐる一連の法規を整えておこうという圧力はあまりなかったはずだ。また個々の事件についてどう見るべきか、あるいは法医学的問題一般についてどう考えるべきか、見解を提示できる専門家の組織はひとつもなかった。

典型的な事件としては、狂気あるいは（急性）デリールの人、または幼い頃からの重度知的障害者による無分別な殺人がある。（急性）デリールはやがて死に至ることが多く、さらなる犯罪行為に及ぶ恐れは重要な問題ではなかった。死に至る可能性がそれほど高くない場合は監獄に収監するが、裁判が行なわれないことも多かった。このような犯罪者はすっかり正気を失っており、法廷で抗弁することもできなかっただろう。多くの社会では、彼らは狂気あるいは知的障害によって十分な罰を受けており、それ以上の罰は不要であるという判決を出した。しかし被告がどれほど異様に見えても、はなはだしく正気を失っている場合でなければ、殺人に対しては死刑判決が下されることが多かった。

当時の法廷は、今日ではあまり見られないような犯罪も扱わねばならなかった。十六世紀と十七世紀に正気かどうかが大きく問われた問題としては、魔術、神への冒瀆、異端などがある。このような告発は、冒瀆や異端は社会的秩序を脅かすという意味で、きわめて政治的なものだった。このくり返し現われるメシアたちは、妄想を抱いていたのかそれとも政治的な意図があったのか？　英国ではピューリタン革命の際、国教会信徒の基準によって異端と判断されたため、チャールズ一世〔（一六〇〇―四九）カトリック信者であるフランス王アンリ四世の娘を王妃に迎えた〕が処刑された。

こうした問題に対処しようと裁判官たちは問題を体系化した。そこからは、精神病院の外で起こっている狂気について、考え方にかなりの発展があったことがうかがえる。たとえば、英国王座裁判所の首席裁判官だったマシュー・ヘイルは、一六七六年の時点で、後にエスキロールとファルレが苦闘した難問の多くを予測していた。しかも、後の多くの精神科医より、はるかに現代的な言葉で語っていたようである。

精神の部分的な狂気というものがあり……人によっては、ほかの事柄に関してはしっかりと理性を働かせるのに、特定の会話やテーマ、その応用については、独特の痴呆（デメンチア）を示す。あるいは、理性を働かせる度合いにむらがある場合もある。しかもこれは多くの人々に見られる状態で、特にメランコリーの患者に著しい。メランコリーの人は過剰な不安や悲しみに問題があるものの、理性がまったく働かないわけではない。となると、この部分的狂気は［極刑に値する］いかなる犯罪であれ、免責する理由にはならないと思われる。なぜなら、［自殺者を含めた］ほとんどの人たちが、このような罪を犯すときには、疑いなくある程度の部分的狂気に冒されているからだ。……完全な狂気と部分的狂気の間に、見えない境界線を引くのはたいへん難しい。……私がこれについて考えついた最良の方法は、こうである。メランコリー気質に悩みながらも、ふつうの十四歳の子ども程度の理解力を十分に持っている人であれば、反逆罪やそのほかの重罪に関しては有罪と見なせるかもしれない。(46)

ヘイルは精神病と生まれつきの知的障害を区別し、精神病は「黒胆汁のような体液の不調」によって起こる可能性があるとして、「時には熱や麻痺といった病気の猛威、時には脳や脳膜、脳のその他の組織の衝撃や損傷が原因となる」(47)と記した。ヘイルはまた、知的障害がアルコールや薬物によって生じる可能性を指摘し、薬を管理していたのが本人か医師かによって、責任の度合いを区別した。

ヘイルの時代には、原則的に狂気の人が犯意を持つことはないとされていた。この原則は間違いなく、錯乱している人にも当てはまる。だが、ヘイルの言葉が暗示しているとおり、見るからに狂気の人らしい人物が殺害意図を持って殺人を犯すというケースが問題になりはじめていた。その結果、そのような狂気の人に対してテストが行なわれ、たとえば十四歳の子どもが持つと思われる以上の善悪識別能力を備えているかどうかを確かめることになった。善悪識別能力が欠如しているのであれば、犯意があったと思われる狂気の人を免責することが、法的に正当化されうるというわけだった。

そうした変化の重要な推進力となったのは、十八世紀に起こった一連の有名な殺人（および殺人未遂）事件だった。被告はさほどひどく狂気に陥っているようには見えなかった。一七二三年、ネッド・アーノルドはオンズロー卿殺害を企てる。幼少時から変わり者だったアーノルドは、浮浪者になっていた。数年前から、自分の人生の不幸はすべてオンズロー卿のせいだと思いこんでいたことが、村人たちによく知られていた。彼は何度か自分の胸を切り裂いて、災いをもたらしている心の中のオンズロー卿を解き放とうとしたと伝えられている。しかし犯行当日には、オンズロー卿への襲撃準備をしている。銃弾を買い、オンズロー卿が通りそうな道を突きとめてから、腹ばいになって待ち伏せできるかを確かめた。

トレイシー裁判官は陪審員に向けて事件の概要を説明する際、こう述べている。「この男は生まれながらの回復不能な重度知的障害者だが、精神異常である可能性もあり、間隔を置いて症状が出る。世間からは精神異常者と見なされている。犯行当日に彼がどんな状態だったかを考慮すべきである。また、弾薬を買ったときの様子、行ったり来たりしているときの様子については多数の証言がある。もしあなた方が、そのとき彼が分別を持ち、理性を働かせることができ、自分が何をするかわかっていたと考えるなら、彼は法の適用除外対象にはならず、ほかの人たちと同じように罰せられる」(48)。陪審員たちはアーノルドを有罪とし、死刑判決が出されたが、オンズロー卿の取りなしでアーノルドは終身刑となった。

なかでも特に重要な裁判となったのは、マシュー・ハドフィールドの裁判だった。ハドフィールドは一八〇〇年五月十五日、英国王ジョージ三世がドルリーレイン劇場のロイヤルボックスに入るところを狙撃したのだ。彼を取り押さえ、問いただしたのは王の弟であるヨーク公で、後に法廷でこう述べている。「ハドフィールドは人生が嫌になった、それでもし自分が国王陛下の命を狙ったら、当然死刑になるだろうと思ったと言った」。ハドフィールドはかつて、フランスとの戦争で負傷したことがあった。そのときの頭の傷は頭蓋骨を突き抜けており、陪審員が脳膜をじかに見られるほどだった。彼が所属していた連隊の将校たちは、ハドフィールドは負傷する前は優秀な兵士だったのに、負傷後は言動が支離滅裂になり、明らかに精神変調の徴候を呈しはじめたと証言した。医師のアレグザンダー・クライトンは被告側の証人として、こう述べた。「彼にごくふつうのことを質問すると、ごくまともな返事が返ってくる。だが、本人の狂気に関連する質問をすると、つじつまの合わない返事が返ってくる。……それはつまり、彼に理不尽な行動をとらせるためには、狂気に関連する考えを意識にのぼらせればよいということになる」

この事件は、ハドフィールドの弁護士アースキンにとってはやっかいだった。依頼人は明らかに善悪の判断がつき、彼の行為は死刑判決につながるからだ。アースキンは次のように主張した。非常に困難な状況下では、「理性はその座を追われることはなくても、狂気がそのとなりに座り、震えている理性を捕らえ、脅しつけてまともでなくしてしまう」。ハドフィールドは、誤った根拠に基づいて判断した。「その誤りは知識や判断力の欠如によるものではなく、本物の狂気につきものの妄想的イメージが、狂気に隷属している理性に押し寄せても、理性のほうは攻撃されていることに気づかず、抵抗できない――そのことによる誤りだ[49]」。アースキンはこう主張した。「ハドフィールドは、自分は殺されるべきだが、自分自身を殺してはならないという妄想を抱いていた」

彼はさらに続けて、次のように述べている。「被告は彼自身のためにも、広く社会のためにも、釈放されるべきではない。なぜならこれは、王座にある国王から門前の乞食に至るまで、いかなる身分のいかなる人にも関わりのある事件だからだ。老若男女を問わずどんな人でも、運悪くこの男が逆上しているときに出会えば、健全な理性の導きを受けていない彼の犠牲になるだろう。それゆえ、社会の安全のために、このきわめて不運な人間にはできるかぎりの慈悲と寛大さをもって適正な処分が下されるべきである」

ハドフィールドは精神病院に入れられたが、狂気を理由に免責を求める弁護は、妄想的状態でない被告の場合でも容認された。いったん容認されると、犯行時に罪を軽減するような寛解型の障害があれば、被告は身柄を拘束されないという意味合いをもつようになった。

十九世紀の有名な事件というと、グラスゴーに住む木材旋盤工の婚外子、ダニエル・マクノートンの事件がある。[50] マクノートンは父親の共同経営者になりたいという希望をもっていたが、父親と不和になると、自分で店を始めた。彼は次第に常軌を逸しはじめ、警察――ロバート・ピール首相によって創設された新機関――から迫害を受けていると思いこむようになった。迫害を逃れようとフランスへ渡ったが、そこでもやはり狙われていると感じた。彼の妄想はピール首相へと向かう。ロンドンへ戻るとピストルを二丁買い、首相官邸に近いホワイトホール通り〔首相官邸のあるダウニング通りは、ホワイトホール通りのすぐそばである〕をうろついた。どうやらピール首相の私設秘書のウィリアム・ドラモンドをピール本人と間違えたらしく、一八四三年一月二十日、彼はドラモンドの後をつけ、背後から撃った。ドラモンドは五日後に死亡した。

マクノートンの公判と無罪判決が論争を呼び、一連の裁判所規則（ルール）へとつながった。以来それらはマクノートン・ルールと呼ばれている。マクノートン・ルールは、部分的狂気の場合にも無罪判決を出すことを認めているものの、非常に厳しい条件を付けている。誰かを殺せと命じる神の声を聞く人は明らかに正気ではない。だがこのルールでは、殺人が国法に触れる場合、誰かを殺せと命じる神の声を聞いたからといって、罪に問われなかったり、刑が減免されたりすることはない。ただし誰かが自分を殺そうとしているという神の声を聞いた場合は、正気であろうとなかろうと、自己防衛は正当防衛だという理由に基づき、殺人容疑への正当な弁明になる。

このルールは、最も重要な疑問については回避していた。もし神の声を聞いたとしたら、その声に従わずにいられる人がいるだろうか、という問題だ。マクノートン裁判の五年前に、米国の精神科医アイザック・レイが主張したところによれば、狂気は一般に心を不安定にする作用があるため、正気を失った人がふつうのしかたで犯意を抱いたとはけっして言えない。精神病患者が無罪になるのは、妄想と告発された行為とにきわめて明確な関連があるときだけという考え方に、レイは反対した。[51] 一八三八年の論文で、こう書いている。

かつて狂気は、現在よりもまれな疾患だった。しかも狂気についての一般的なイメージといえば、精神病院(マッドハウス)に収容された哀れな人たちが、鎖と縞模様の服、それに寒さと不潔さのせいで、白痴のごとく愚鈍になったり、悪魔のごとく荒れ狂ったりする様子から生まれたものだった。理性がそのあるべき姿を完全には失わないまま、何らかのばかげた妄想にしがみつくという微妙な疾患は、本物の狂気とはかなり違うものと見なされたり、あるいは一般人の目にふれることがめったになく、しかもケアが悪いとすぐに悪化したりするため、一般的な狂気の概念にはなじみにくかった。もし〔十七世紀の裁判官だった〕ヘイル卿が今の精神病院でくり広げられる光景をじっくり見る機会があったなら、きっと、後の世代に残す原則として、今とはまったく違う内容のものを残していたことだろう。[52]

マクノートン・ルールの厳しさは、ハドフィールドやマクノートンの裁判において、犯罪者の責任が明らかに軽減されたことに対する一般大衆の怒りをやわらげる手段だったようだ。裁判に対する大衆の懸念や、狂人の裁判において責任能力を問うことが増えていく難しさは、まさにこういう問題を扱った書物が続々と増えていくことにより、いっそう助長された。十九世紀初めのジョン・ハスラムからアイザック・レイを経て世紀末のエミール・クレペリンに至るまで、著名な精神科医(アリエニスト)はみな、司法精神医学の問題について講演したり執筆したりしている。[53]

このような精神科医全員にとっても、また社会にとっても、新しい脳と脳神経は不安のもとだった。議論は、抑えがたい衝動や命令形式の幻聴といったことから、欠陥をもった、あるいは変質性の神経生物学にまで及んだ。「変質（degeneration）」という語は、一八五七年にファルレの教え子のひとり、ベネディクト・モレルによって導入されたものだ。アルコール症や犯罪行為、精神異常につながるような生物学的欠陥が親から子へ伝えられることをいう。この概念は、新しい社会科学や精神医学における主要なテーマとなった[54]。変質は十九世紀半ばに形をなしつつあった精神病の理論的裏付けとなったが、同時に社会問題を生物学的に説明しようとする初めての試みでもあった。

一八七六年に刊行された、当時としては最も信頼できる著書――チェーザレ・ロンブローゾによって書かれたきわめて衝撃的な『犯罪人（*L'uomo deliquente*）』[55]においても、変質は重要なテーマだった。精神病質者（サイコパス）の姿を初めて示したのは、プリチャードの言う背徳症ではなく、この著書だった。精神病質者とは、冷酷で残忍な犯罪者――『羊たちの沈黙』〔米国の作家、トマス・ハリスの小説。一九八八年刊、一九九〇年映画化〕のハンニバル・レクターのように、私たちの想像力や信念をおびやかしつづける人物だ。衝撃的だったのは、このような人たちを矯正する見込みはまったくないという、ロンブローゾの身も蓋もない発言だった。同時にこの主張は、すべての罪びとは救われるとする宗教的な贖罪の概念を損なっただけでなく、教育の力による現世的な救済の希望、それに治療という医学的な希望をもくじいた。

『犯罪人』の初版が出てまもない一八八一年に、米国の首都ワシントンでチャールズ・ジュリアス・ギトーがジェイムズ・ガーフィールド大統領を暗殺した。ギトーは間違いなく正気ではなかったが、彼の狂気はどこまで犯罪に関与したのだろうか？　裁判では、専門家がロンブローゾの著作や犯罪性と遺伝を関連づける最新の知識について証言し、ギトーが自分のしたことに対して責任能力があるとは考えられないという指摘がなされた。しかし責任能力の問題は、生物学と社会秩序が交わる底知れぬ深い場所にある。ギトーはあのようにするほかなかったのだと認めることは、裁判所にとって容認できない唯物主義を意味した。弁護側の錚々たる顔ぶれ、そしてアイザック・レイに代表される、狂気を理由に無罪とする米国の伝統にもかかわらず、ギトーは有罪判決を受けて処刑された[56]。

ロンブローゾは精神病質者を診断できるように、当時の最新科学を追いつづけながら、診断の蓋然性を高める観相学的・行動的な目に見える徴候を集めた。このような主観的徴候は、今日精神科で広く使用されている。だが、患者を見る代わりに新しいやり方で患者の話を聞きだす訓練をフロイトから受けた後進世代の人たちは、「カインの印」（弟アベルを殺したカインが神に追放されるとき、誰もカインを殺すことのないようにとつけられた印）を定量化しようとするロンブローゾの努力を、ガルの骨相学と同様、あやふやなものとしてさげすんだ。ロンブローゾは十九世紀末には有名人で、クレペリンのような精神科医たちにも注目されたが、二十世紀前半になると、表舞台から姿を消した。

しかし、人間が自分の肉体に完全にとけ込もうとするのなら、悪との因果関係は明らかに重大問題だ。生物学的なメカニズムから、まとまりのある社会は生まれうるのだろうか？　精神病質者とは、新しい生物学がもたらした、世俗主義をおびやかす人物であり、宗教的原理主義者にとっては世俗主義が道徳観念欠如（アモラリティ）を生むという象徴である。これらの問題は、いまだに解決されていない。今日、殺人者には犯罪行為に走りやすい遺伝的素地があると申し立てをしても、おそらく有罪になるだろう。そして、その性向は変えることができないという理由で、死刑になるだろう[57]。

ギトーが裁判にかけられたとき、裁判官や医学専門家、それに一般大衆が直面した深いジレンマを知るには、治療薬が誘引する殺人という現代の問題を考えればよい。多くの抗うつ薬は投薬開始直後の時期に焦燥感を増幅させる場合があること、そしてこれが暴力を招く場合があることは、ほとんど疑う余地がない。だが、治療薬誘引性の暴力が関与した可能性のある殺人事件に直面した裁判所が、当惑したこともまた、疑いない。法律は、まだこのような事件を扱えるほど進化していない[58]。もし薬がリスクを増大させる原因になりうるとしたら、薬が間違いなく一因になっている真正の事例と、「治療薬誘引性」が不適切な弁明になっている場合とを区別するための十分な知識を、私たちは持っているだろうか？　しかも、真に治療薬誘引性の事件がどれほど頻繁に起きれば、社会秩序の要請が公正な弁護を求める個人の権利よりも重要だという話になるのだろう？　ヘイルが指摘したとおり、もしある人の中毒症状が担当医師の未熟さのせいだったら、どうなるのだろう？

初期の精神病院を建てた人たちの、人道的・医学的動機がどんなものであったにせよ、精神医学を法律から解放することは不可能だ。精神医学は基本的な点において、人民の人民による政府に関与している。十九世紀の精神科医（アリエニスト）たちが望んだのは、狂気についての新しい科学によって、有罪と無罪を区別する過程がより合理的になることだった。ジャン＝ピエール・ファルレが示唆したように、彼らの希望は、生物学と昔ながらの狂気観との妥協点になるような病気をいくつか発見することにあった。

一八九九年にドイツの精神科医エミール・クレペリンによって躁うつ病と早発性痴呆（dementia praecox）が提唱された際、精神科医と後には一般大衆までもが喜んでこれらを受け容れた。そのことに、前述の希望が大きく作用していたことはほぼ間違いない。治療可能性のある生物学的機能障害をともなう、明らかな精神疾患は、生物学と社会との調和を図るための方法を示してくれた。もしそういう疾患のひとつでも、物質乱用やパーソナリティの問題や無責任な行動に関連するとわかり、かつその疾患を治療することができれば、ロンブローゾのよみがえらせた亡霊を安らかに眠らせることができるかもしれない。

第三章　循環性の狂気

躁うつ病の誕生を七十年後に控えた一八三〇年、当時米国マサチューセッツ州にあるマクリーン病院〔一八一八年に開設され今日まで続く、アメリカで最も歴史の古い精神病院の一つ〕の院長だったルーファス・ワイマンは、次のような症例を記述した。

感情的な状態や機能の疾患においては、ある感情が高揚したり消沈したりするかもしれない。……感情の高揚と消沈は、時として同じ人に交替して現われる。［私の患者のある男性は］七年間もこのような状態の交替が続いているが、知的能力の疾患はない。抑うつ状態のときは非常に口数が少なく――質問にもほとんど答えず――就寝は早く――よく眠り――起床は遅く――食事は規則正しく――服装には無頓着で――散歩も乗馬も教会へ行くのも嫌がり――手紙も書かず――新聞も読まず――どんな人にもどんな事にも興味を示さない。何事に対しても心配したり悩んだりせず――きわめて穏やかで人を不快にさせない。

抑うつ状態が二週間から五週間ほど続いた後、彼はだんだんと活発で陽気になり、そして用事を山ほど抱えこむようになる。まず最初の変化として、笑顔を見せ、質問に答えはじめる。次に、夜遅い時間まで起きているようになり、睡眠時間は短く、朝は以前より早く起きだし――散歩をしたり、要望されれば乗馬をしたりもする。二、三日中には、気楽に話をし、新聞を読み、チェスをするようになる。さらに、いちばん良い服を出してくれと言い――教会へ行ったり、あちこちへ顔を出したり、誰彼となく会いたがったりして

──長い旅の計画を立て──用事をいっぱい抱えこみ──全米各地や英国、フランス、オランダなどに宛てて手紙を書き──陽気になり──ダンスをし──歌をうたい──短気になり──反対されると腹を立て──激しやすく乱暴になり──服を裂き──窓ガラスを割り、悪態をつき、なぐりかかり、蹴飛ばし、噛みつき、付添い人の顔に飲み物をぶっかけ、時には「おまえなんか地獄に落としてやる」と言い放つ。だが即座にひどいことを言ったと気づき、落ち着きを取り戻しつつ親しみをこめて付け加える。「だが、すぐに天国へ連れだしてやるよ」。激情の発作は、程度はさまざまながら一日に何度もくり返される。きっかけはごくささいなことで、悪意はない。

この症例では、消沈から高揚への変化はたいてい急で、瞬時に起こることもある。発作の際はほとんどつねに、知的能力の明らかな疾患はまったく認められない。手紙はよく書けており、旅の計画は思慮深く、仕事についても熟知していることを感じさせる。変化が緩やかな場合、その数週間はたいへん調子がよさそうで、親切で知的で人当たりがよい(1)。

ワイマンの症例は、今ならりっぱな躁うつ病の記述に見える。だが、当時はそう見られていなかった。ワイマンはエスキロールのモノマニーの概念を支持するために、知的障害のまったくない、重大な機能的障害の患者を記述したのだ。

一八三七年には、ジェイムズ・プリチャードが背徳症の記述として、次のように書いている。

しかしながらこの疾患の最もよくある形は、前述のような興奮か、逆にふさぎこんだメランコリー的抑うつかのどちらかを特徴とする。多くの場合、このふたつのうちどちらか一方だけが持続する。だが、このふたつが交替する、つまり一方が他方に取って代わる場合もある。ひとつの病的な状態は長期間続くことも多いが、やがてはっきりした原因もなしに、反対の気分や感情の状態へと移行する。……このような精神的傾向がその人の生来のもので比較的軽微ならば、狂気とは言わない。そして生来の素質と病気の間に境界線を引くことはおそらく不可能だ。だが、感情がある一定のレベルを超えれば、確実に精神的疾患だと言うことができる。またこの病気では、理解力が幻覚によって損なわれることがない。陰気でメランコリックな憂うつ状態はときどき、ある一定期間を経て、対極の、尋常でない興奮状態へ移行する。こういう種類の精神異常は、自制力の欠如、頻繁な興奮、強い感情の異常な表出、軽率で無謀な行為などの様相を示す。……往々にして、こういう疾患の患者は大酒家になる。(2)

ワイマンやプリチャードの記述を読めば、精神科医は躁うつ病が初めて記述される以前から、そういう患者を診ていたことがわかる。その意味で、躁うつ病の最初の発見者が誰かという問題はほとんど意味がない。躁うつ病は、記述されることを求めている障害だったのだ。しかし、誰が最初に躁うつ病を発見したのかという問題は、精神医学界においてとりわけ有名な第一発見者争いを生んだ。ジャン゠ピエール・ファルレとジュール・バイヤルジェがどちらも先人たちの存在を無視して、お互いに自分が先だと言い争った——という事実はつまり、この新しい障害が認識されるためには、説得力のある臨床的所見だけでは不十分で、基本的な概念上の問題が解決されなければならなかったことを意味する。

ファルレやバイヤルジェの貢献は今でこそ賞賛されているものの、彼らが初めて提示した新しい障害像の変遷には、とまどいを感じさせる点が多々ある。ひとつは、後に現在の形の双極性障害や躁うつ病の基礎となる業績をあげたカール・カールバウムやエミール・クレペリンは、どちらもファルレやバイヤルジェの影響をさほど受けていないように見えることだ。もうひとつは、後述するとおり、この新しい疾患の患者は精神病院(アサイラム)には間違いなく存在したのだが、実際にはきわめてまれだったということだ。

ジュール・バイヤルジェは一八一五年生まれで、ジャン゠ピエール・ファルレより二十一歳年下だった。医学教育を受けた後、パリ郊外のシャラントン病院へ移り、エスキロールに師事した。幻覚を初めて詳細に考察したエスキロールと同じように、バイヤルジェも幻覚の研究を進め、一八四二年には科学アカデミー賞を受賞している。一八四〇年にサルペトリエール病院へ赴任したが、ここではファルレも働いていた。数年後にはイヴリ〔パリ南縁に隣接する市〕の精神病院に移る。一八四三年、バイヤルジェは『医学・心理学年報（*Annales Médico-Psychologiques*）』を創刊し、これはフランス精神医学界を代表する専門誌となった。一八五二年にはフランスの精神科医たちにとって初の専門家の学会である、医学・心理学会を創設した。彼はフランス精神医学界において確固たる影響力を持ちつづけ、一八七五年にフランス精神医学会初代会長の地位を与えられたが、高齢を理由に辞退している。(3)

ファルレは一七九四年にマルセイユで生まれた。十七歳のときに医学の勉強を始め、ピネルやエスキロールの影響を受けて精神科医になった。一八三一年からはサルペトリエール病院の医長となる。ファルレの関心は、バイヤルジェとかなり重なっていた。一八三〇年代、進行麻痺の患者の脳を死後解剖したオーギュスト・ベールに続いて、ファルレとバイヤルジェも脳の解剖学を学んだ。ほかの疾患の病変も解剖学的に特定できるのではないかと期待してのことだったが、その後、剖検からはそれ以上画期的な発見が生まれそうにないという結論を出す。一八四〇年代になると、ふたりとも幻覚の研究に焦点を絞った。一八四一年、ファルレはサルペトリエールで臨床講座をはじめるが、それは後にふたりが共通関心事の分野でぶつかったとき、ファルレが第一発見者だと主張するための根拠となった。

最初に表立った動きを見せたのは、バイヤルジェのほうだ。「マニーに関する論文の筆者はみな、マニーからメランコリーへの移行、あるいはその逆はかなり一般的だと考えていた。また、誰もがふたつの異なる障害、ふたつの別々の発症が、事実上ひとりの患者に交替で現われるものと思っていた。これこそ、私が論破しようとしている考え方なのである。実はこれがふたつではなく単一の疾患なのだということ、ふたつと考えられている病気が単一の病気のふたつの局面なのだということを証明しよう」[4]

バイヤルジェが自分の考えを最初に発表したのは、一八五四年一月三十日、パリの医学アカデミーの会議においてだった。アカデミーは閉鎖的な学会で、当時はバイヤルジェやファルレを含め、おそらく八十名ほどの選出された会員をかかえていた。[5] バイヤルジェの講演は、ほぼ直後に『アカデミー会報（*the Bulletin de l'Académie*）』に掲載された。[6] 数か月後には『医学・心理学年報』に載り、[7] その主旨は一八五四年二月三日の『週刊医学・外科学誌（*Gazette hebdomadaire*）』にまとめられている。[8]

> メランコリーとマニーほど、互いにきわだった違いと著しいコントラストを示すものはない。メランコリーの患者は弱く、優柔不断である。不活発で無言症のような毎日を送る。思考は遅く、混乱している。一方、マニーの患者は自信にあふれ、エネルギーと大胆さに満ちている。このうえなく活発に動き回り、際限もなくしゃべる。それゆえこの正反対のふたつの状態は、理論的には、互いに無関係で、かなりかけ離れたものと思われることだろう。しかし観察により明らかになったところでは、そうではない。実際は多くの症例で、メランコリーはマニーに続いて出現し、その逆も然りだ――まるで、このふたつの疾患の間に秘められた絆があるかのように。このような奇妙な変換が、これまでにもしばしば報告されている。[9]

バイヤルジェは、ピネルやエスキロールやギランが似たような変換に言及していることにふれた後、この件に関してはまだ研究が足りないように思うと述べている。

ある程度の数の観察をまとめて比較した結果、同一の患者に交互に出現する興奮と抑うつを、ふたつの異なる疾患として別々に考えるのは不可能な症例がかなりたくさんあるとわかってきた。実のところ、この交互の出現は偶然によるものではない。私は、ふたつの状態の持続期間と強度には関連性があることを確かめることができた。それは疑いなく、ひとつの病気のふたつの段階にほかならない。そう考えると、このような病気は正しくはメランコリーに属するものでもマニーに属するものでもなく、興奮状態と抑うつ状態というふたつの段階の規則的な出現を特徴とする、特殊な精神異常ということになる。

さらにバイヤルジェはいくつかの症例をあげて、「二相精神病（folie à double forme）」の主要な特徴を説明している。最初の症例は二十八歳の女性X嬢で、十七歳のときからマニーを数回発症していた。そして二十二歳になってからは、最初の十五日間は重度のメランコリーになり、その後の十五日間はマニーになるという状態をほぼ絶え間なくくり返していた。次の発症を起こすまで、数日あるいはせいぜい二、三か月の短い間欠期はあったかもしれない。

二番目はエスキロールから聞いた男性の症例で、この患者についてバイヤルジェは、十日から十二日続くマニーの発症後、沈うつな時期が続くと記述している。たいていは移行期がなく、眠っている間に移行することもしばしばだった。この症例がX嬢と違うのは、発症の持続期間がわずかに短いという点だけである。

三番目はやはりエスキロールが診た女性の症例で、二十八歳のときに一度メランコリーの症状発現（エピソード）を体験したが、その後は何事もなかった。ところが三十六歳になってから何度もエピソードを生じるようになり、最初はメランコリーで始まってそれが六週間続く。やがて全般的な興奮、不眠、焦燥がそれに取って代わり、二か月続いた後、平常に戻る。その後の八か月は調子よく過ごせる。発症は、毎年同じ時期に同じような症状でくり返される。

四番目の症例はX氏で、二十年間興奮と抑うつを交互にくり返していた。メランコリー状態が数か月続いたかと思うと、やがてだんだん活気を取り戻してゆき、正常な状態になるごく短い休止期を経て、行動が活発さを増し、ついにはすさまじい興奮状態に達する。「患者はかなり高齢だが、ときどき持続勃起症〔性的刺激・性的興奮と無関係に疼痛を伴う勃起が続く状態〕を発症し、みだらな激情に駆られて庭を走り回ることさえある」。このような時期は三か月ほど続き、次第にまた「気難しい状態」へ戻っていく。

これらの症例は、もっと一般的なグループとは異なっている。一般的な例とは六か月の抑うつ期と六か月の過活動期をくり返すもので、典型的なのは二十四歳の女性M嬢の症例だ。彼女は二十歳のときにメランコリーのエピソードから始まった。メランコリーは決まって五月に発症し、十月まで続く。回復したように見える時期を経て、やがて興奮したマニーの状態に移行する。この講演がなされた時点で、M嬢はこのサイクルを四回くり返していた。

バイヤルジェが最後に記述したのは、二十五歳の男性の症例だった。彼は三年連続して、秋になると興奮して誇大的になり、春になると落ち着きを取り戻し、夏の間は抑うつ状態に陥る。

このような症例を論評する際に、バイヤルジェは持続期間がはるかに短いほかの症例についてもふれている。ある患者の記録によれば、その人はメランコリーの徴候を示した後にマニーの徴候を示したが、それは二日ごとに交替したという。また、持続期間が六日から八日ほどの患者たちもいた。エピソードの期間が短ければ短いほど、マニー期とメランコリー期の長さがぴったり一致していた、とバイヤルジェは主張した。発現期間の短い患者の中には規則正しく、メランコリーになると病床につき、マニーになると起きだすという人もいた。メランコリー期あるいはマニー期が五か月も六か月も続いてから移行期に入るという場合には、こういう一致がさほど明確にならないようだ、とバイヤルジェは示唆している。そのような場合、移行ははるかにゆっくりと進み、感知できないことも多い。

バイヤルジェにとって重大問題のひとつは——これが新しい疾患を確立する際に概念上の難題となったのだが——マニーやメランコリーの発現期の合間に心の平衡状態を取り戻した患者グループの中にあった。その人たちは、妄想の徴候がなくなったのだ。バイヤルジェは、後から考えると次の症状発現の徴候がすでにあったのに、患者を家に戻すという結果的に間違った臨床判断を何度もしてしまったことを記述している。

バイヤルジェが、再発の前に明らかに状態の良好な間欠期を一か月以上もつ患者について説明する必要を感じたという事実は、事の本質を理解する手がかりとなる。長期にわたって正常な状態が続く間欠期というものが提起した理論上の問題は、次のような反論を招く余地があった——もし患者たちがそれほど長い間調子が良いのなら、単一の病気におけるふたつの病相というよりも、交互に現われるふたつの異なる疾患と考えたほうが合理的ではないのか？　「こういう場合は、ほんとうの意味の間欠期と言えないのではないか？　症状の現われない期間がこんなに長いのなら、ひとつの病気ではなく、ふたつの病気と考えたほうがよいのではないか？」というわけだ。

バイヤルジェにとってこの問題は、狂気とは何かという核心的な疑問を提起した。彼はこの時点で、「知力障害」と「知力障害意識の欠如」とを区別しており、狂気を構成するのは奇異な信念や固執している信念の存在ではなく、むしろその信念が妄想だという意識の欠如だと主張する。さらにこれに基づき、何週間か見かけ上は妄想や幻覚がない患者でも、やはり狂気の状態にあるだろうこと、少なくとも発病前の精神状態に戻ってはいないだろうことを主張する。

バイヤルジェは自分の患者の例をあげている。彼はその女性患者を退院させたのだが、まだわずかに孤立しやすく寡黙な傾向が残っており、それは彼女らしくないことだった。しかしいくら正常な状態ではないと言っても、やはりとても礼儀正しく勤勉であらゆる面で分別ありげに見えた。だが、退院後すぐに再発したという事実から、彼女の心の平衡がまだ完全には回復していなかったと考えられた。それについては、患者の様子が少しでも変だと思ったら知らせてほしいと、臨床医の誰かが家族に頼んでおけばよかったかもしれない――バイヤルジェはそう述べている。

さらなる問題は、病気の最初や最後、それに途中で見られる焦燥的な過活動にあった。明らかに活動の盛んな時期が何度もめぐってくるのだ。バイヤルジェの主張によれば、障害そのものの発現周期が規則的なのに比べ、焦燥状態は不規則的に現われるという。

臨床像を検討した後で、バイヤルジェは四つの異なったグループに分類している。メランコリーを一度だけ発症し、その後マニーの発症によって終わりになる、あるいはその逆のグループ。二年、四年、六年といった間欠期をおいて十回も発症をくり返すグループ。一定間隔で間欠期があるグループ。間欠期なしにメランコリーとマニーが交替で発症するグループ。「通常数年間続くこの疾患は、長い鎖になぞらえることができよう。それぞれの発症が鎖の環ひとつに当たる」。バイヤルジェは次のように結論付ける。

モノマニー、メランコリー、マニーのほかに、特殊なタイプの狂気が存在する。ふたつの規則的に現われる周期を特徴とし、ひとつは抑うつ期、もうひとつは興奮期である。このタイプの狂気は単発的発症という形で起こるか、断続的に再発するか、中断なしに連続して発症するかである。発症の持続期間は、二日から一年までさまざまだ。発症が短ければ、一方の周期から他方の周期への移行が明確な形で、通常は睡眠中に起こる。一方、発症が長ければ、移行はゆっくりと徐々に起こる。後者の場合、最初の周期の終わり頃に患者は回復期に入ったように見える。だが健康状態の回復が不十分だと、十五日後、最長でも六週間後にはもうひとつの周期が始まってしまう。

一八五四年二月十四日、バイヤルジェの発表の二週間後に、ファルレが同じくアカデミーで発表を行なった。[10]

前回の会合において、尊敬すべき同僚のバイヤルジェ博士が新しいタイプの狂気――「二相精神病」に関する論文を発表してくださいました。皆さん、このタイプの狂気は、私にとっては新しいものではないと申し上げねばなりません。私はこの病気にずっと前から気づいておりました。十年以上前から、サルペトリエールにおける講義で、この病気について報告してきたのです。たくさんの似たような症例がサルペトリエールの研究者たちによって提示されており、臨床セミナーで討議もされています。私たちは、命名までしました。なぜなら、私たちの見解によればこれはほかの精神病の変種ではなく、独立した精神病の本来の形だからです。私たちは「循環精神病」と呼んでいます。この病気にかかった患者さんは気の毒に、一生の間、抑うつと興奮とを果てしなくくり返すことになるのです。その周期は短いのがふつうですが、長い症例もあります。

ファルレは次に、サルペトリエールで数年来行なわれていた、連続講義の記録から引用した。バイヤルジェの発表の数日前に刊行されていたものである。[11]

マニーからメランコリーへの移行およびその逆のケースは、これまでずっと単なる偶発的なことと考えられてきた。マニーとメランコリーをほぼ規則的に交替しつづけるタイプの患者がいるという事実には、十分な注意が払われてこなかった。だがこの事実は、独立した精神障害の概念を打ち立てる基礎とするのにかなり重要だと私たちには思われた。私たちはその病気を「循環精神病」と呼ぶ。なぜかというと、この患者たちは病気を同じように何度もくり返すからだ――絶え間なく、不可避的に。中断するのはごく短い理性の小康期だけである。しかし注目すべきは、継続的に交替して「循環精神病」を形成するこのふたつの状態が、ふつうの意味でのメランコリーやマニーではないということだ。このふたつの状態の基本的特徴は、極端なところがないことのようだ。まず第一に、本物のマニーとは違って思考に支離滅裂さがない。単にマニー的な高揚、つまり絶えず動いていたい欲求をともなう精神活動亢進と著しくまとまりを欠いた行動が見られるだけである。

ファルレの発表は、バイヤルジェのとはずいぶん違っていた。症例はひとつもあげず、むしろマニーとうつの特徴を述べた。彼の主張によれば、このようなマニーとうつは、本格的なマニーやメランコリーほど重いものではないが、このふたつが結びつくともっとたちの悪い障害――「完治した例がひとつも観察されていない、長期にわたって改善した例すらない」障害になってしまうという。彼は、「循環精神病」をマニーとは区別した。

ふつうのマニーでも、たまに、程度や持続期間はさまざまながらメランコリーの状態が見られる。たとえば、マニーの患者は時どき感情を爆発させる前に、程度の差はあれ長期の抑うつ状態を示すことがある。あるいは完全に回復しきる前に、落ちこみが来ることもありうる――これはおそらく、神経疲労のためだろう。……しかし、「循環精神病」と呼ばれるには、抑うつと興奮が長期にわたって交互に現われなければならない。通常は一生の間、きわめて規則正しく、つねに同じ順序で現われ、正気に戻る間欠期をはさむが、症状の発現期間の長さに比べると短いのがふつうだ。……

私たちの考えでは、これは独立した精神病の本来の形である。なぜなら、これを構成する一群の身体症状と精神症状は、明確に決まった順序で交互に現われるそれぞれの病相においてつねに同じであり、ひとたび症状が確認されると、それに続く病気の展開は予測できるからだ。実をいうとこれは、マニーやメランコリーよりも本格的な部類の病気なのだ。個別の基本的症状——錯乱や悲哀感、焦燥の度合い——に基づくのではなく、明確で予測可能な不変の順序で起こる特定の三つの状態の結びつきに基づいているのだから。

バイヤルジェと同じように、ファルレも平穏な平静期（the lucid interval）の扱いに苦労した。

この時期になると、患者たちは終わりを迎えつつあるそれまでの状態とはまったく対照的な様相を示すので、比較的分別がありそうに見える。中には、ときたま生じていた思考の障害も見られなくなるほど、十分に自制できる患者もいる。興奮病相の狂気じみた考えが残っていても隠してしまうことが多く、その一方で抑うつ病相の始まりを告げるような考えを表わす。真の状態を見極めるためには、何が現われているかではなく、何が欠けているかを見つけなくてはならない。そうすると、患者が正常な状態であればこうだろうと予想されるのとは違って、ほとんど何も言わず、どんな活動もあまりしないとわかる。このようなネガティヴな発見は、患者が平穏な間欠期なのかどうかを考える際に、かなり役立つのである。……思考が元どおりに回復したかのように思われる例外的な患者がいても、その状態はごく短い間しか続かない——たとえ病相の長い循環精神病の場合でもそうなのだ。

これは、頻繁に見られるタイプの精神病なのだろうか？　従来このような患者はほとんど注目されていなかったこと、病棟でも少数の患者しか見られないことを考えると、特に多い病気だとは思えない。しかし、実際の発生頻度を正確に把握するのを妨げる要因がたくさんある。

ファルレの挙げる要因のひとつは、精神病院に送られてくることのけっしてない比較的軽症な患者の存在だ。

しかも、このタイプの精神病は……本物のマニー——正確に言えば、部分的狂気——に見られるような激しい症状を通常は示さない。それゆえ、患者は当然ながら社会の中にとどまっていることが多くなる。私たちはそのことを、直接観察して確信している。実際、私たちが診察を頼まれた患者のなかには、長年この障害にかかりながら、子どもを入院させなくてはならないという危機感を親に持たせなかった例が少なからずある。

患者の親たちは、子どもの状態を他人の目から隠すのは簡単だと思っている。親類の者たちが親と同じように、患者が精神異常だということに気づけないからだ。患者が興奮してまるで酩酊状態のようになったときは、「楽しいとき」を過ごしているのだと言われる。親は子どもが元気いっぱいなのを喜び、誰もがその解釈に同調する。患者の気分が変わって、乱暴になったり意地悪くなったりすると、機嫌が悪い、様子が変だ、落ち着きがない、扱いにくいと言われる。だが、そういう状態は時折で、しかもさほど長くは続かないため、誰も精神異常とは言わないのだ。

ファルレの指摘によれば、この障害には大きな遺伝的要素があるらしく、女性は男性より三倍も多いという。また、これはひとつの疾患であり、たとえ予後が良くなくても、おのずとたどる自然経過があると知っておくのはいろいろな意味でいいことだともいう。つまり、臨床医は治療的介入をした場合に影響があったかどうか、判断しやすくなるだろう。さらに、犯罪事件の被告である患者を診ることになった場合、患者はその後どうなるかについて、専門家としての意見を法廷で述べることができるだろう。それによって抵抗しがたい衝動の問題を回避することもできるし、患者の行動の多くは確かに疾患が原因で、本人が制御できていたわけではないと論証することもできるだろう。

バイヤルジェはこの講演に対し、激しい言葉で応酬した[12]。そして残りの生涯をかけて、自分こそが第一発見者だと主張した。一方ファルレは、この件にふたたびふれることはほとんどなかった[13]。一八九四年、ある式典の際に、このふたりの胸像がともにサルペトリエールの入口に設置された。フランス精神医学界はずっと、どちらを第一発見者と認めるかで揺れていた。長い間バイヤルジェに好意的な意見が大勢を占めていたが、後にはファルレが優勢になった。

だが、こんな争いに意味があるのだろうか? 第一発見者争いの激しさは、問題の大きさに比べて度が過ぎる。躁うつ病は遅かれ早かれ臨床的レーダーに引っかかってきただろう。それを考えると、ふたりの貢献は特別に優れたものだったろうか? 米国のルーファス・ワイマンの臨床記述〔本章冒頭にある記述〕のほうが、現代人の目にはよほど説得力に富む。実のところ、ふたりともおそらくはまったく新しい病気として確立する必要性から、両極間の規則正しい循環を強調したのだ。さらには、患者が一方の状態から反対の状態へ変わる時期を予見できると力説したが、その予見のしかたは今考えると明らかに間違っているようだ。

この病気はまた、ふたりも認めているとおり、まれだった。基本的に治らない障害だったにしては、実際の患者数がふたりあわせてもひと握りしかいないのはおかしい。ファルレは講演の際に四例をあげたが、バイヤルジェはそれ以上の例を知らなかったようだ――ふたりとも、それぞれ大きな精神病院という症例の宝庫があったのに。

ファルレとバイヤルジェ、どちらの発表も後に躁うつ病が占めることになるニッチを手に入れることができなかった。以後何十年もの間、フランスの精神医学界ではおびただしい用語が飛び交うことになる。たとえば一八五六年にビヨーが使った「二病相精神病[14]（folie à double phase）」やほかの人たちが使った「交替精神病（folie alterne）」などだ。その概念はパリでさえ長らく確立されなかったが、一八八〇年代半ばにアカデミーがこの問題に関する投稿を募集し、「二相精神病（folie à double forme）」というタイトルでこの問題について発表したアントワーヌ・リッティ[15]に最優秀賞が与えられたころ、ようやく状況の変化が見えた。

パリで起きたことは、ドイツにはほとんど影響しなかった。エミール・クレペリンが一八九九年に躁うつ病という新しい概念を唱えたとき、バイヤルジェもファルレも引用しなかった。それにはきちんとした理由があって、クレペリンは躁うつ病が規則的で予測可能な周期をもつものとは考えていなかったからだ。実際、クレペリンの考えた障害は循環とはまったく無関係だったろう。奇しくもまたふたりの研究者が同時期に双極性障害という新しい障害の記述をし、パリで一世紀前に起きたことがふたたび意味を持つようになるのは、一九六六年になってからのことだった。

とはいうものの、別な意味での連続性はある。ファルレ、バイヤルジェ、クレペリンを結びつける重要な特徴は、障害の経過に新たな重点を置いたことだった。この観点は、おそらくほかの何よりも、パリの一八五〇年代という大転換期に注目する理由になる。その意味で、特にファルレはパリの伝統的なものから離れ、将来来るべきものを予告したと言える。

カール・カールバウムと循環気質（シクロチミア）

十九世紀初頭から、ドイツの精神医学界では啓蒙主義への反応として、ロマン主義運動が優勢になっていた。ロマン主義の人たちは病んでいる魂の座に強い関心をいだき、どんな形の狂気であれ共通の根源は情念の異常にあると考えた。一八六〇年までに、ヴィルヘルム・グリージンガーはもうひとつの学派、すなわち生物学的精神医学派の中心人物となっていた。グリージンガーは英国のトマス・レイコックによく似ている。レイコックは、一八四〇年代の時点でかなり多くの脳機能が反射に基づいているであろうこと、すべての精神病は脳病であろうことを仮定していた。グリージンガーはこれに加え、脳の病気は基本的にひとつしかないとはっきり述べている。一般にうつ状態（メランコリック）、躁状態（マニック）、痴呆状態という経過をたどる麻痺性痴呆（GPI）を例にとり、患者はさまざまな段階を通過するものの病気そのものはひとつだと、グリージンガーは主張した。グリージンガーもロマン主義者たちも、患者の臨床的観察はさほど重視しなかった。そういったことを背景にして、一八六〇年代にはカール・カールバウムが本書の物語に登場するのである。

五十年以上もの間、西洋の精神医学の創始者はエミール・クレペリンだと考えられてきた。DSM－IIIの作成はネオ・クレペリン主義*台頭の表われと言われているが、ネオ・クレペリン主義とは精神医学界が精神分析としばし戯れた後で、患者を詳細に観察する臨床の基本に立ち返ろうとした動きを指す。だが、現在の精神医学はおそらくネオ・カールバウム主義だ。なぜネオ・クレペリン主義が流行りだしたかというと、その主な理由はカールバウムについて誰も何も知らなかったからだ。

カールバウムはいろいろな点で興味深い人物だが、そのひとつが彼についてはわからないことだらけだということだ。一八二八年十二月二十八日プロイセン王国に生まれ、教育を受けてその後も研究を続けられるほど裕福な家庭で育ったが、保守的なプロテスタントの国にあって、彼はリベラル派カトリック〔ローマカトリック教会の教義・戒律・教会の管理といった特定の問題には反対するが、その教義の本体・礼拝形態などは受け入れる人〕[16]だった。当時はそういうことが大学のエリートたちへの仲間入りを拒絶される十分な理由になると考えられていた時代である。そこでカールバウムは、ドレスデンにほど近いゲルリッツの療養所へ移った。てんかん患者のための施設を買い取って、精神病患者の施設に変えたのだ。そこへ、エーヴァルト・ヘッカーが加わった。ヘッカーもやはり同じように政治的理由から出世を阻まれた人で[17]、後にカールバウムはこの人の妹と五十歳で結婚している。

カールバウムとヘッカーは協力して最新流行の改革を行ない、患者をもっと自由にしたり拘束具を取り去ったりした。しかし、自分の担当患者について話し合うときには流行を追うのでなく、新しいやり方で症例を記述した。その中心となったのが、患者の長期的経過を検討することだ。このアプローチが臨床的概念すなわち臨床症候群を形成する、というのがカールバウムの主張だった[18]。この考え方はファルレが一八五四年に提唱したものより、ずっと完成度が高かった。

カールバウムがこの考えをアカデミーの討論会で初めて発表したとき、手ひどく冷笑されたため、この自説に基づいた新しい症候群――破瓜病(ヘベフレニー)(hebephrenia)――の公表を延期してしまった。このとき浴びせられた冷笑のせいで、カールバウムはまれにみる発表下手と思われたふしがある。そう考えれば、その後彼が無名のままであったことも説明がつく。しかし、カールバウムの後の研究を見ると、受け入れられない理由はほかにもあったことがわかる。彼の考えを理解するためには、読者あるいは聴衆が「ある種の哲学的公理……つまり、魂の統一性という公理の支配から解放される必要がある。最重要な真理でさえ、狭い解釈や過度な一般化が行われるならば、科学の進歩にとって実質的な障害になりうる。……魂の統一性という概念は、精神の一現象にすぎない自己意識の統一性から生じたものであり、……悲惨な影響を及ぼした[19]」

このような使命感に満ちた宣言は、ロマン主義精神医学と一般大衆の感情と、どちらの中心的信条とも衝突し、前章で述べたような心の身体化にともなうあらゆる困難をはらんでいた。これは、単にある種の常軌を逸した人物が部分的な狂気となりうるかという問題ではない。もしカールバウムの発表を聴いている人たちに「自己はどこにあるのか」と尋ねたら、たいていの人は魂にあると言っただろう。もしカールバウムがそのとき、魂は刻々と違うものになっているかもしれないと主張したら、あるいは自己と魂は別物かもしれないと主張したら、それは自己にとってどんな意味をもっただろう? 十八世紀にこの問題を追究したロックやヒュー

＊ネオ・クレペリン主義――それまでの精神分析学や力動精神医学が前提としていた、正常と異常をひと続きのものと考える「ディメンジョナル」な診断に対し、これを排し、健常者と病者との間に明確な境界があるものとし、またそれぞれの精神疾患(障害)は別個の精神病理に基づいた確固とした輪郭をもつものであると捉え、それらを操作的診断基準を用いて明らかにしようとする「カテゴリー型」の分類・診断を推し進めるアプローチ。一九八〇年のDSM-IIIに具体化され、生物学的精神医学の根拠となった方法。G・クラーマンの命名による。

ムの試みは一連のパラドックスをもたらしたが、それは今日に至るまで未解決のままである。

カールバウムに関する情報の多くは、ヘッカーからの又聞きになる。生来の内気さゆえか、自説に対する非好意的な反応ゆえか、それとも学歴不足と見られたゆえか、カールバウムはめったに発表を行なわず、論文も十六編しか書いていない。破瓜病について、また後に循環気質についての彼の考えを説明するのは、ヘッカーの役目になった。

破瓜病（ヘベフレニー）、緊張病（カタトニー）、気分変調（ディスチミー）、循環気質（シクロチミア）に関する彼の見解や臨床症候群の研究法がクレペリン主義の鋳型になったという事実がなければ、カールバウムについての情報の少なさは、単に専門の歴史学者の興味を引いただけで終わったことだろう。これに関してちょっとおもしろいことを付け加えるなら、カールバウムはクレペリンの回想録の中心的人物であり、緊張病と破瓜病こそはクレペリンが最重要視した疾患なのだ。また、クレペリンも最初のころはカールバウムのもとで修行するつもりでいたのだが、それはキャリアを積む上でまずいと忠告されたこともわかっている。

ヘッカーはその後の一八七一年に、破瓜病に関する第一作を出版し、「破瓜病」という用語を精神医学文献の中で初めて使った。この用語は、以後一世紀にわたって重要な位置を占めることになる。[20]主に若い人を襲うこの疾患は、著しくまとまりのない行動を特徴とした。患者はたいてい愚かしく浅はかで、どう見ても計画的に行動することができない。それどころか、医師の行動を真似して、言葉やしぐさをそのまま反復しかねない。妄想や幻覚は、人によってあったりなかったりする。この病気は予後が非常に悪い。このように記述された症候群は、後にクレペリンが提唱した早発性痴呆（デメンチア・プレコックス）の最重要な構成要素となった。

一八七四年に、カールバウムはまた別の症候群――緊張病（カタトニー）について記述した。[21]この症候群は、早発性痴呆と双極性障害、どちらの展開にとっても重要な鍵となった。緊張病は、精神医学の中でもきわめて奇異な病気のひとつである。これを最初に記述したのは当時から千七百年さかのぼったガレノスで、強硬症（カタレプシー）（catalepsy）と名づけていた。軽症型なら、患者は単に昏迷状態を呈するだけかもしれない。重症型の場合は、寝たままあるいは立ったまま動かずに、奇妙な姿勢——ときには一見身体的にありえないような姿勢を何時間も何日間もとりつづけることがある。尿や便も垂れ流しで、ほかの人との接触を拒む。カールバウムはこの疾患を運動精神病——脳の運動領野を冒す狂気だと考え、過活動と低活動というふたつの状態について概説している。こういう状態はたいてい挿話性（episodic）であり、低活動状態は平均して一年以上続くが、過活動状態は六か月以内に消失する可能性が高かった。場合によってはこういう状態が周期的に現われることもあった。

緊張病の患者の多くは自然に回復したが、慢性化する患者もいた。一九六〇年代までは、ほとんどの精神科医がこの慢性化するタイプの患者を診た経験があり、そういう患者は無言でよそよそしいまま、時には何十年も入院していたものだった。しかし一九〇〇年以降はクレペリンの影響を受けて、この症候群は緊張型統合失調症（catatonic schizophrenia）と呼ばれるようになった。そして患者が回復できなくても、この疾患はそういうものだからとさほど驚かれなかった——それがカールバウムの記述した疾患とは違うものだと理解されないかぎりは。緊張病は見るからに奇怪かつ異様な病状を呈するが、一九六〇年代までにはどうやら消滅したらしく、今日の臨床医はこの病気の患者をひとりも診たことがないかもしれない。消滅した理由は一般的に、抗精神病薬を用いた早期治療が効果的だったからとされている。しかし抗精神病薬開発には、さらなる研究のために動物に緊張病状態を引き起こす薬剤が選び出されるというスクリーニングテストが含まれている。[22] 抗精神病薬が緊張病の消滅につながったと考える根拠は、まったくない。

クレペリンが緊張病のほとんどを統合失調症に含めたのに対し、ドイツのもうひとつの学派——カール・ウェルニッケに始まり、その後カール・クライストやカール・レオンハルトが擁護して闘った学派——は、緊張病に後の双極性障害の原型を見出し、これは新しい概念、すなわち類循環精神病（cycloid psychosis）〔一六二ページ参照〕という概念を必要とする病気の好例だと考えた。一九六六年に双極性障害を誕生させたのは、この流れを汲む人々である（第五章参照）。

精神病の分野では、カールバウムもまたパラノイアと名づけた病気について記述した。パラノイアの人は、昔からよく知られた狂気のイメージとはかなり違って、完全に正常に見えるかもしれない。さまざまな問題について論理的に考えたり議論したりできるが、それは感じやすい問題にふれられるまでの話だ。そこで、面接者は気づくだろう。ある特定の問題になると、その人は激情にのみこまれてしまい、論理的思考ができなくなってしまうということに。かつてパラノイアという語は狂気すなわちマニーと同義だったが、カールバウムの手で、人間の生の脆弱なところに現われる部分的狂気へと変えられてしまった。

一八八二年、カールバウムは循環性狂気というものを背景として、ふたつの感情障害——気分循環症（シクロチミア）と気分変調症（ディスチミア）を打ちだした。循環性狂気は重症疾患で、躁病的エピソードとうつ病的エピソードのどちらが生じても、患者はいかにも精神病患者らしい様相を呈して、入院することになる。[23] カールバウムは、この疾患は精神医学界ですでに広く認められており、再発時の症状が一定しているのが特徴であるという点についてもおおむね意見が一致していると言えよう、と述べた。しかし、この疾患が広く認められていると主張したものの、彼はファルレにもバイヤルジェにもまったく言及していない。

一方、シクロチミアは純然たる気分障害であり、知的な障害はごくわずかで、入院は通常不要だった。この病気の患者は、活力過剰から活力不足へ——つまり気分高揚（ヒペルチミア）からうつへの循環、今日であれば双極II型障害（bipolar II）と呼ばれる状態をくり返した。ディスチミアは、ヒポクラテスがタソスの女性の記述に使った言葉で、同じように知的機能の損なわれない純粋な抑うつ状態を指していた。シクロチミアとディスチミアは「精神の部分的障害であり、原発性の気分障害である。もう一方の循環性狂気は精神の完全な障害をともない、……結局は廃人となる」。シクロチミアの患者は回復するが、循環性狂気の患者は回復しない、とされた。

ヘッカーはシクロチミアに関するカールバウムの研究を記述する際に、[24] シクロチミアは地域社会の中にとどまり、精神病院へ入る必要のない人々に比較的よく見られるのではないかと述べている。このように社会の中にいる患者たちの大きな特徴のひとつは、ほかの医師や親族、あるいは患者本人もたいてい、異常だと認識しないことだった。興奮状態でも、その人の正常な状態に戻ったのだと誰もが考えることが多かったようだ。カールバウムは、周期性のうつのほとんどは、シクロチミアの症例である可能性が高いと示唆した。

　クレペリンの精神医学教科書〔『精神医学提要』初版一八八三年〕の第五版が刊行された一八九六年は、ちょうどヘッカーがカールバウムのシクロチミアに関する考えを概説した年である。ヘッカーはクレペリンの教科書を読み、その新しい見方が自分たちの立場を裏付けるものだと見抜いた。彼はまた、コペンハーゲン大学のカール・ランゲによる研究論文（モノグラフ）[25]のドイツ語訳についても興奮した調子で言及した――ランゲはこの中で、精神病院に入院したことのない患者の周期性のうつについて、古典的なメランコリーとは区別して記述している。ヘッカーは、同じような気分障害を社会の中で「ごく頻繁に」目にすると主張した。そしてさらに踏みこんで、ランゲが記述したのはおそらくシクロチミアのうつ病相（depressive phase）だろうと述べた。次章で見るとおり、ランゲは、この障害はリチウムを用いた治療に好反応を示すということも主張した。

　ヘッカーは続けてこうも述べている。シクロチミアはうつ病相でさえ、患者の主訴が身体症状で神経衰弱症と診断されるため、シクロチミアとは認識されない可能性がある、と。また同じ論文の中で、現在で言う内因性うつ病と双極性うつ病についての古典的記述をしている。――これらの疾患の患者には、活動低下に由来する精神運動制止と、以前は興味と喜びを感じていた物事への無関心が見られる。過去にうつのエピソードから回復した経験があったとしても、回復するという希望を抱いていないのがふつうで、そのため自殺する危険がある。「このような状態を観察していると、機械油がすっかり切れて、歯車はどうにか動くものの痛そうにこすれあっている状態を連想せずにいられない」[26]

　カールバウムは、シクロチミアの発揚した病相を気分高揚（ヒペルチミア）と呼び、気分だけが冒される障害というそれまでにない概念を強調した。クレペリンは後に、このような状態を軽躁病（hyponamia）と呼んだが、この用語は一八八〇年代にエマヌエル・エルンスト・メンデルによって広められた[27]。この病相についてカールバウムとヘッカーが記述したところによれば、患者は朗らかで、健康なときより豊かな才能を示すこともままあるという。ふだんはさほど音楽好きでもない患者が、かなり上手に歌をうたったり楽器を奏でたりするかもしれない。詩才を発揮したり、ふだんより洗練された装いをしたりすることも多い。ヘッカーは、多幸的な病相が訪れるごとに婚約し、それに続くうつ病相には婚約を解消してしまった患者について記述している。しかし、このような特徴は非常に捉えにくい可能性がある。ごく一部の患者のみが――たとえば「衝動買い」をする、金遣いが荒くなる、やたらにはしゃいで悪戯したがる、妙な行動に走るなど、誰の目にも明らかな病気と思われる様相を示す。

うつ病相と発揚病相を記述した後、ヘッカーはさらに、シクロチミアの患者の多くは「道徳的欠陥」があり、虚言癖につながったり、中毒になったり、悪い仲間とつきあったりすると述べている。このような高頻度の物質乱用や、今ならパーソナリティ障害として記述されるかもしれない特徴の観察は、後の研究によって実証されてきた。現在、双極性障害と物質乱用との関連は広く認められており、多くの医師が双極性障害の過程と一部のパーソナリティ障害の発生を関連付けるであろう。それについては、後述する。

カールバウムとヘッカーにとって、シクロチミアのうつ病相とメランコリーを区別しうることは重要だった。彼らの主張によれば、シクロチミアの患者には妄想的思考が一切ない。典型的なメランコリー患者ならば不眠症状が出やすいが、うつ病相のシクロチミア患者には多くの場合、その症状は出ない。また、シクロチミアはメランコリーより若いうちに発病するが、メランコリーの発病は初老期になってからだ。

ヘッカーは、シクロチミアのうつ病相期に積極的治療をすることに反対した。「そのような方法をとっても、興奮病相の悪化を招くだけ」だからという。彼は「治療の主目的は、躁的な高揚をできるかぎり抑えることにあるはずだ[28]」と考えていた。そしてそのために、うつ病相のエピソードを生かしてこの病気の特性を患者に説明し、自己を統制する努力を促すことを提言した。そうすることで、発揚病相が始まったときに、患者自身がそれとわかり、できるだけ早期にそれを抑えようとするかもしれない、と。

エミール・クレペリンと躁うつ病

エミール・クレペリンは一八五六年、ドイツ北部に生まれた[29]。フロイトの生誕と同じ年、ファルレとバイヤルジェの有名な論争の二年後である。クレペリンはヴュルツブルクで医学を学んだ後、ライプツィヒへ移り、最初の心理学者として広く認められていたヴィルヘルム・ヴントの同僚となった。ヴントの研究は、レイコックやグリージンガーが仮説として提示した脳反射に関するものだった。反射連合によって文字どおり脳反射の場所を突きとめるため、彼が研究したのはひとつの言葉が別の言葉を導きだすのに要する時間だった。この研究に対してクレペリンが貢献したのは、そのプロセスに薬物がどう影響するかの調査だった。彼はこの分野を言い表わすために、「薬物心理学[30]」という語をつくりだした。

その後クレペリンは、医師としてエストニアのドルパットにある精神病院へ赴いた。五年後にはハイデルベルクへ。そこで十二年過ごしてからミュンヘンへ移る。一八八三年、まだライプツィヒにいたときに、彼は精神医学の教科書を執筆しはじめた。結婚のための資金が必要だったのだ[31]。ドルパットとハイデルベルクにいた頃、クレペリンの興味は、診察した患者たちがたどった臨床経過へと移った。「私がすぐに気づいたのは、疾患の始まりに見られる異常は、その疾患特有の最終状態へ至る経過――たとえば麻痺（梅毒）がさまざまな形を経て最終状態に至る経過――に比べれば、明らかに重要ではないということだ[32]」。この見解は、彼の教科書が版を重ねるにつれていっそう大きな意味をもつことになった。一八九九年刊行の第六版ではこれが主要なテーマとなり、躁うつ病と早発性痴呆とを識別するための重要な基準として用いられている。[33]

クレペリンは、以前抱いていた心理学的研究への興味を捨て去ることはけっしてなかった。抑制〔制止〕や脱抑制など、疾患過程に関与するかもしれない脳の基本的なメカニズムから目を離さなかった。だが一八九〇年代半ば頃までには、脳神話を軽蔑するようになっている。クレペリンは疾患の経過に注目したことにより、ウィーンの、より神経学的指向の強いテオドール・マイネルトやブレスラウ〔現ポーランド領の都市。ポーランド名ヴロツワフ〕のカール・ウェルニッケ〔第五章参照〕、後に出現する、フロイトとつながりのある力動心理学者たちとははっきりと違う道を歩むことになった。一八九五年、フロイトとヨーゼフ・ブロイアーが『ヒステリー研究〔*Studien über Hysterie*〕』を出版し、これによって新時代の幕を開けた。しかしこの著作がクレペリンに与えた影響はごくわずかだった。彼が扱っていた患者のグループは、フロイトの患者たちとはまるで違っていたからだ。

クレペリンの一八九九年版教科書は「躁うつ病」を登場させたが、この本のドラマチックなところはそれよりも、むしろ早発性痴呆──後の統合失調症の登場にあった。一八九六年の第五版ではまだ破瓜風（ヘベフレニー）、緊張病（カタトニー）、妄想型精神病を区別していたが、一八九九年版では疾患経過という新基準に照らして、破瓜病や緊張病、それにさまざまな妄想型精神病を早発性痴呆に含めている。この新しい疾患は、進行性痴呆が特徴だった。クレペリンによる疾患経過の概念は、その当時カールバウムも支持したものとして用いられたが、今日なお一般的に用いられている。たとえばアルツハイマー型認知症とクロイツフェルト・ヤコブ病は初期臨床所見が同じかもしれないが、クロイツフェルト・ヤコブ病は急速に悪化する。この違いは、ふたつの疾患がそれぞれ異なる病理過程で進行するという仮定を裏付ける。

「躁うつ病」は一八九九年版の教科書において、独自に展開した疾患というよりむしろ、早発性痴呆の引き立て役として概念化されていた。クレペリンは自分の新しい体系における疾患経過の重要性を示すため、臨床的に観察できる認知機能低下につながらない対照的な疾患をもちだす必要があったのだ。躁うつ病がそのような対照を提供し、その定義上ほとんど当然の帰結として、患者は必ず回復するとされた。

このカテゴリーを作成するにあたり、クレペリンはカールバウムの循環性狂気とシクロチミア、そしてディスチミアを採り入れた。「長年の間に私は、記述された臨床像はすべて、ひとつの病理過程の現われにすぎないとますます確信するようになっていた。……これまで別個に存在していたさまざまな臨床像の間に、明確な境界線を見つけるのはまったく不可能だ[34]」

ただ単に興奮と昏迷が交替するというだけでは、分類基準にはなりえなかった。このパターンは、早発性痴呆や麻痺性痴呆にも見られるからだ。しかし、周期性、循環性、および単純性躁病は、すべて同じ寛解の経過を示しさえすればひとつの疾患の表われと見なしうるかもしれない。クレペリンは、多種多様な臨床所見の中に、異なる感情障害として区別するのに十分な規則性を見つけるのは不可能だと主張した。彼の主張によれば、ある期間高揚または抑うつが続くどころではなく、たった一日のうちに躁状態とうつ状態をくり返す患者や、激越（過活動の）うつ、抑制された躁（躁的昏迷）、好訴性躁などの混合型の臨床像を示す患者が多いという。また患者によっては、日によって躁状態・うつ状態が切り替わるという意味での混合状態を示すこともありうる、とも記述している。こういう患者はひとつの状態から反対の状態へ急速に行ったり来たりをくり返すために、ある行動に関しては脱抑制的だが、別の行動に関しては抑制（制止）的になることもある。

これ以前に、クレペリンの同僚のひとり、ヴィルヘルム・ヴァイガントが、この混合状態という概念を最初に記述していた[35]。ヴァイガントは、脳には感情、連合、行動というそれぞれに独立した機能があり、これらの各機能は――上向きにも下向きにも――別個に変化すると主張した。こういう変化は、たとえば気分を高揚させつつ行動は抑制するという可能性も生んだ。このモデルから予測される状態は、現実の臨床状況にもある程度あてはまりそうだ。何の根拠もないまま別物と考えられていた数多くの障害を、躁うつ病のカテゴリーにまとめるようにクレペリンを導いたのは、このヴァイガントの研究だったかもしれない。

たとえば産後精神病あるいは産褥精神病は、躁うつ混合状態に含められた。ある種の産褥精神病は早発性痴呆の慢性例になる可能性もあるが、大部分は躁うつ病の症例と考えられる、とクレペリンは主張した。彼は、急性錯乱性精神病という見出しのもとに、産褥精神病の顕著な特徴についてきわめて説得力のある記述をしたにもかかわらず[36]、このような見解に達した。産褥精神病は多くの場合、臨床的には古典的な躁うつ病や統合失調症よりも、ステロイド精神病〔副腎皮質ステロイドの使用により誘発される薬剤性精神病状態〕に似ており、独立した疾患である可能性が高いことが明らかだ。しかしこの疾患は寛解することから、〔クレペリンの体系では〕躁うつ病に分類された。

カールバウムの緊張病（カタトニー）がたどった運命は、たいへん興味深い。クレペリンは緊張病様の特徴がある程度の頻度で躁うつ病に見られると気づいていた。彼はそれを、躁うつ病によって生じる混合状態の結果として押し通したようだ。クレペリンにとって、時折見られる長期的な緊張病の症例は、気分障害で見られる一時的な症状より重視すべきことだったので、緊張病は早発性痴呆に含められた[37]。産褥精神病の場合と同じように、緊張病が独立した障害となる可能性は、早発性痴呆や躁うつ病の概念が確立するとともにほぼ消えた。

産褥精神病と緊張病の例は、クレペリンの方法の限界を暗示している。クレペリンは最初ハイデルベルクに、その後ミュンヘンにも診療所を開いたが、どちらでも診る患者を比較的選んでいた。地元の精神病院で患者たちの追跡調査も確かに行なったが、精神病院を退院した後二度と再入院しなかった患者について、体系的な追跡調査を行なうことはできなかった。それゆえ、はっきりした一過性のエピソードが一回だけ現われる数多くの精神病は、全症例の追跡調査に基づいた分類法ならばもっと重視されたかもしれないが、クレペリンの分類法において重視されることはまずなさそうだった。

ひとつのキーとなる障害――退行期メランコリー（involutional melancholia）――を例にとると、クレペリンの思考が過度に硬直化し、疾患経過こそが何ものにもまさる診断基準だと考えるようになった経緯がわかるだろう。古典的なうつ病とも言える退行期メランコリーは五十歳以降に発病し、患者は通常、不眠、食欲不振、気分の日内変動、そして被害妄想、虚無妄想〔自分も世界も空虚で存在しないと思う妄想〕、罪業妄想〔自分の過去の行為について取りかえしのつかない罪深いことを行なったと考え、自責感をもつ妄想〕といった、顕著な臨床像を示す。一八九九年の時点でクレペリンは、こういう患者たちが回復するのはほかの気分障害の患者たちの場合より、ずっと難しそうだと考えていた。退行期メランコリーは明らかに気分障害であり、躁うつ病に加えられるはずだったが、躁うつ病の治療にうまく反応しなかったため、早発性痴呆と一緒にしたほうがよさそうに思われた。クレペリンはどちらにも決めかね、退行期メランコリーを独立した疾患のままにしておいたが、教科書の第八版を出すに際して、ようやく躁うつ病のグループに含めた[38]。この事実からわかるのは、クレペリンの分類法はごく単純な基準——患者が回復したかどうかに基づいているということだ。同じ時代のカール・ウェルニッケのような人に言わせると、この分類法はあまりにも単純すぎた。

躁うつ病という概念に対する反応は、どの国でも鈍かった。英語圏でクレペリンの研究が議論されるとしたら、それは早発性痴呆についてだった。躁うつ病はほぼ黙殺された。本章の終わりまでには、なぜそうなったのかがもう少しはっきりするだろう。

米国ではアドルフ・マイヤーが、クレペリンの臨床経過に対する新しい姿勢を、精神医学界が待ち望んでいた画期的なものとして当初は歓迎した[39]。しかし、後に米国精神医学界の中心人物となるマイヤーは、一九一〇年から一九二〇年の間に考えを変え、クレペリンを批判するようになった——あまりにも神経学寄りで、患者の障害はその人のライフストーリーという文脈で生じるものであることを考慮していない、と。治りようがない病気だと患者を切り捨てるのでは、良い医療と言えないと考えたのだ。マイヤーはむしろ、妄想型、破瓜型、緊張型、および単純型の四タイプの活動錯誤性反応〔マイヤーは統合失調症に parergasia（従来は意志と実際の行為が食いちがうことを示す用語）の語をあてた〕（parergastic reactions）や躁うつ病的な感情錯誤性反応（thymergastic reactions）について語るのを好んだ[40]。一九五〇年にオイゲン・ブロイラーの統合失調症に関する研究の英訳が刊行されたのを受け、活動錯誤性反応と早発性痴呆の診断例は、統合失調症に含められた。統合失調症のほうがずっと広い概念であり、これを拡張すればさまざまな奇妙な行動を対象に含めることができた。そして、多くの芸術家たちを初期の統合失調症と見なすのが流行した――ちょうど現在、芸術家たちを躁うつ病と見なす風潮があるのと同じように。統合失調症が登場して初めて、躁うつ病は独自の展開をすることが可能になったのである。

英国では、クレペリンの考え方に対する反応は、賛否両論だった。初期の批判の声はダブリンの医師、コノリー・ノーマンから上がった。ノーマンは、何もかもひっくるめすぎだと早発性痴呆を認めなかった。[41] ちなみに彼は、患者を病院に長期入院させる施設化（institutionalization）は変質〔五八ページを参照〕や痴呆について間違った印象を与え、臨床像を混乱させる危険性があると最初に訴えたひとりだった。

以後、英国の精神医学の会議ではいつもクレペリンが話題になったが、それはすべて早発性痴呆の妥当性に関してだった。痴呆という言葉を嫌う人もいれば、早発性という言葉を嫌う人もいた。躁うつ病はめったに話題にならなかった。[42] クレペリンの研究の英訳は、第一次大戦後まで普及しなかったのだ。

クレペリンに対する反応は、おそらく戦争が色濃く影響していただろう。戦時中はドイツの何もかもが反感を買ったので、クレペリンもそのあおりを受けた。その痕跡の一部が、マイケル・シェパードの著作に見られる。シェパードは本書でも後に重要な人物として登場するが、一九九五年にもなって、クレペリンは想像力に欠けるドイツの国粋主義者であり、彼の考えは後にナチスの優生学を助長することになったと主張した。[43] 米国の精神医学界がフロイトという偶像を追放した後で、クレペリンをその代わりに据えようとするのは、シェパードにとってとても信じ難いことだったのだ。

フランス人もまた、クレペリンを受け容れようとしなかった。特に問題になったのは、やはり早発性痴呆だった。すべての精神病性障害は、クレペリンが早発性痴呆を説明するために提唱した、変質という共通の臨床経過をたどるという考えを、フランス人は受け容れたがらなかった。[44] フランスでは、そのように早発性痴呆は曲がりなりにも検討されたのに対し、躁うつ病のほうは循環精神病（folie circulaire）にまったくたちうちできなかった。だが、最大の抵抗はほかならぬドイツから生じた。それについては、第五章に述べるとおりである。いささか想像力に欠けるとされたエミール・クレペリンではあるが、結局のところ、躁うつ病についていえばうまい命名をしたものだ。名称には、概念と同じように、生き残りに有利な効果である生存価（survival value）というものがある。名称のよしあしは、今日でいうブランド効果に大きく影響するのだ。この観点からすると、早発性痴呆はいかにもお粗末な命名だが、躁うつ病は誰でも好きな内容を盛りこめるという意味で、うまい命名だった。

しかし、なぜ躁うつ病（manic-depressive illness）なのだろう？ なぜマニー・メランコリー病（manic-melancholic disease）ではないのか――クレペリンが目の当たりにしたうつ病はほとんどすべて、重症度からしても臨床的特徴からしても、メランコリーと言えるものだったのに？ その答えは、クレペリンのもうひとつのおかしな癖にある――彼は新しもの好きだったのだ。メランコリーは、古めかしい言葉だ。それに対してうつ病（depression）は、当時だんだんと使われだした言葉だった。うつ病に関する最初の重要な論文は、一八八六年のカール・ランゲのものだ。早発性痴呆（dementia praecox）も字面こそ古風なラテン語だが、概念自体は比較的新しいものだった。

今、躁うつ病あるいは双極性障害の古典的な症例をイメージしてみてほしいと言われたら、ほとんどの医師はすぐさまイメージできるだろう――パーキンソン病のイメージを思い浮かべるのと同じくらいにたやすく。ということはつまり、躁うつ病をめぐって飛び交っていた概念の中心には、まったく異なるさまざまな概念を下支えした純粋型あるいは理念型があるように思われる。その周囲に飛び交う概念は、「ある疾患を構成しているものは何か」についての競合する見解を述べている。その疾患は主として、何らかの理念型によって決まるのだろうか、臨床経過はその疾患の基本的特徴なのだろうか、それとも治療効果によって決まるのだろうか？ 本章ではファルレ以降のさまざまな体系化した論を解説したが、そのいずれもある時点で、障害の真実の姿に迫らないかぎり、どの治療がほんとうに有効なのかを確かめることはできないと主張している。本書の残りの部分において重要な論点のひとつとなるのが、この逆だ――もし感情障害のひとつがある治療薬で改善するとしたら、それはひとつの独立した障害を発見したと考えてもいいのだろうか？

もしある治療薬が効くのなら、それはファルレ、バイヤルジェ、カールバウム、クレペリンのうち、誰が最も的を射ていたのかを知る手がかりになるだろうか？　だが、次章でリチウムの果たした役割について述べる前に、大学教授たちによって提唱されたこれらの考え方の中で、精神病院の医療という現実世界に影響を与えたものがあったかどうかを見てみよう。フランス人とドイツ人は、お互いの考え方を拒んだ。もしほかの国々の精神病院の医師たちが、フランスとドイツのどちらの考え方も用いず、それどころか学者の提唱した考え方を検討もしたがらなかったとしたら、上述のような議論は何ひとつ、患者の直接的な体験にたいした影響を及ぼすことはなかったはずだ。

過去を見る窓

エミール・クレペリンはヨーロッパやアジアを広く旅した。しかし彼は英国びいきではなく、英国は一度訪れたときに二か所を回っただけだった。方々を旅したにもかかわらず、彼の自伝はこれ以上退屈な本はないというくらい退屈だ。珍しく熱のこもった記述といえば、ロンドンを描写した箇所である。「私は［ロンドンが］すっかり嫌になった――どこまでも同じような家並が続くこの街の暮らしぶりも、美しい建物や眺望がないことも、当惑するほど人が多いことも、よどんだ空気も、大味でまずい料理も、わびしい日曜日も」。ほかにもう一か所だけ訪れた先は、北ウェールズだった。「ロンドンという騒がしく霧深い街を離れ、チェスター〔英国イングランド北西部チェシャー州の州都。ウェールズとの境に近い城郭都市〕という古風な街へ着いて気分がよかった。私たちはここから北ウェールズを通り、ほとんど徒歩でランディドノ〔ウェールズ北西部の町、アイリッシュ海に臨む保養地〕とベトゥスイコイド〔ウェールズ北西部にある、風光明媚で有名な村〕へと四日間の旅をした。……そして、雨の中をスノードン山〔ウェールズの最高峰〕に登った[45]」。ロンドンではベドラム精神病院〔英国にある世界最古の精神病院〕を訪れたものの、残念ながら北ウェールズのデンビーの精神病院は訪れなかったらしい。

一八四八年に北ウェールズに開設された精神病院（正式名称・北ウェールズ病院）は、カリフォルニアからエストニアまで含めた西洋世界における、十九世紀の精神病院としてごく一般的なものだった。設立された理由がよそと同じなら、収容した患者もよそとまったく同じ、歴史的にたどった道筋も、そういう施設の盛衰についての一般的かつ学術的な考えと重なる。

北ウェールズに精神病院ができる前は、地元の教会が寄付金を集め、家庭で知的障害者や精神障害者の世話をする家族を支援した。二十一世紀の視点からすると、これはコミュニティ・ケアのお手本のように見えるかもしれない。しかし、十九世紀に精神病者の悲惨な状態を心配した人たちにとって衝撃的だったのは、このコミュニティ・ケアシステムが時としてひどい虐待を発生させかねないこと、そしてこのシステムのせいで患者たちは皆おしなべて、進歩した医療を受ける機会が奪われていたことだった。一方、医療化推進派の人たちにとって、施設化が良いことずくめではないなどとは疑ってもいなかったのである。

一八〇〇年頃、英国の経済は変化しつつあった。工業化と新しい形の土地所有によって、かつての農民層が分解され、労働者階級が形成されつつあった。それまで農民層はお互いの世話をしあうために、地元の教会を通じて結びついていた。また、家族が心を病んだ場合、世話をする身内か預け先の施設かに金を渡して、経済的支援を行なったのも地元の教会だった。

労働市場が形成されていくにつれ、一時解雇されても生計を立てるために帰るべき農場がない労働者に対して、貧民救済の対策を考える必要が出てきた。貧民救済の新しいシステムによって、貧窮者のための救貧院（workhouse）が建設され、教区を再編して救貧区連合をつくった。この救貧区連合は行政上の単位で、救貧院建設を支援できるくらい十分に大きいものだった。

一八二八年のマッドハウス法（Madhouse Act）は、精神異常者、特に危険な精神異常者のリストを毎年提出することを教区に義務付けた。一八三四年の救貧法（Poor Law, 改正救貧法）は、そのような精神病患者は救貧院で食事をあてがうよりも、マッドハウスつまり精神病院（アサイラム）に収容することを推奨した。フランスでは一八三八年に、エスキロール起草の同じような法律〔一八三八年法〕により、全国に精神病院の建設が義務付けられた。

一八四二年にロンドン精神障害委員会が全国規模で精神病者を調査したとき、当時精神病院建設のために主導的な活動をしていた医師のひとり、サミュエル・ヒッチが北ウェールズを調べに来た。彼の報告によると、北ウェールズの精神病者は六百六十四名、そのうち貧困精神病者十九名はイングランドの精神病院に、三十二名は救貧院に入っており、三百三名は身内と同居、三百十名は他人に預けられていた。ウェールズの精神病者のうち、精神病院でケアを受けているのはわずか六・五％というのが彼の見積もりだった——それに対し、イングランドでは四十二％だったのだが。

この点についてウェールズとアイルランドの違いを見ると、意義深い。アイルランドでは、イングランド人が遠慮なく内政干渉して社会的問題に対処し、アイルランドを社会的対策のテストケースにした[46]。その結果、一八〇一年に誕生したグレートブリテンおよびアイルランド連合王国における最初期に最大級の精神病院が、アイルランド、特にダブリンに多く建てられた。一方、ウェールズは新興の英国経済市場の（末端ながら）一部であり、精神病院のような社会的対策は現地に根づいたものにしなければならなかった。それには、問題意識を高めて変化を促してくれる一群の改革者が必要だった。

改革者たちの戦略は、従来のシステムがうまくいかなかったケースを探しだしてそれを吹聴することだった。たとえば、メアリー・ジョーンズの例もそのひとつにあげられる。この女性は、デンビーに近い家の屋根裏部屋で、精神障害委員会により発見された。彼女は十五年以上も閉じこめられて不潔な藁の寝床で暮らしており、部屋には家業の羊毛処理用に溜めた尿の臭いがたちこめ、息が詰まりそうだった。彼女の「胸骨は本来の位置よりも五、六インチ突き出していた。下半身の皮膚はすりむけ、下肢は後ろに曲がり、膝関節が固まったまま動かせなかった。……極度にやせ衰えており、脈は微弱で速く、顔立ちはいまだに魅力的だったが痛ましいほど不安げで、あきらめきったような表情を浮かべていた」[47]

一八四四年七月、アシュリー卿〔英国の政治家、社会改良運動家〕は議会においてメアリー・ジョーンズの例を紹介した。そして全州にひとつずつ精神病院設置を義務付ける法案を提出したときにも、再び紹介している。アシュリー卿はこう述べた。「これは必要な法律なのだ。メアリー・ジョーンズを診察した医師は、もし彼女がもっと早く発見されていたら、治る可能性があったと証言したのだから」と。このような例は、同じ人間の仲間をひどい扱いから救うために、精神病院を設置しようとする人たちや、人道的な保護を行なえば正気を失った人々が回復するかもしれないと信じる人たちの主張にはずみをつけた。

メアリー・ジョーンズは屋根裏部屋に閉じこめられたが、徘徊する精神病者なら手枷や足枷をかけられたかもしれない。だが、地域社会は精神病院に入れるのは費用がかかるからといって渋ることがままあった。北ウェールズでは、この地に住む患者がもし入院するとしたら、入院先はイングランドの精神病院だった。看護者や医師が話す言葉は、ウェールズ人の患者にとっては耳慣れない言語だ。これでは制度的に無理がある。改善する方法は、北ウェールズのデンビーに精神病院を建設することだった。

デンビーが選ばれたのは、全ウェールズの政治的・制度的な発展を左右する地理的な理由からだ。ウェールズは五分の四が丘や山という起伏の多い土地である。そのため、人口の九十％が北部・西部・南部の海沿いの細長い地域に集中せざるをえない[48]。北部では、いちばん高いスノードン山のほかにも多くの山々が連なり、海沿いの土地はごくごく細い[49]。精神病院の建設地に選ばれたデンビーは、イタリアのトスカナ地方中部の町のように丘の上にあり、中世のころから見事な城で知られていた。デンビーならば、北ウェールズのどこに住む人にとっても、まずまず利用しやすい場所だった。

着工は一八四四年、ファルレとバイヤルジェの論争が始まる十年前だった。以後展開された物語は、どこの精神病院建設にもありそうなものだった。一八四八年の開設から十年もたたないうちに、百二十床あればまずは十分なはずという見積もりが、とんでもなく甘いものだったとわかった。精神病院は、開設当初から満床状態だったのである。一八六〇年には早くも、新しい建物を増築することが討議された。一八六二年――カールバウムが個々の疾病概念を確立する上で、臨床経過が重要であるという見解を記していたころ――までに、二百床の増床が認可された。その工事は一八六六年に完成したが、一八六八年までにまた満床になってしまった。

その後の何十年かの間にも新館が増設され、あふれた患者たちはそこに収容された。そしてデンビーの精神病院は、欧米のほかの精神病院が大きくなっていったのとまったく同じように、肥大化していった。年末病院調査によれば、入院患者数は年々増えつづけ、最初の百人から一九一四年には千人、ピークは一九四八年の千五百人となった。一九四八年といえば、リチウムなどたくさんの比較的新しい身体的治療法が発見されて脱施設化〔deinstitutionalization 精神病院などから、患者を退院・社会復帰させる施策〕のプロセスが始まる、その一年前である。

デンビーの北ウェールズ病院は、躁うつ病などのよそでは見られない精神疾患を目にするまたとない機会を与えた。社会科学者や歴史学者が古い精神病院を調べると言えば、それは田園地方に建てられた施設のことだったが、二十世紀には施設のほぼすべてが都市の中に飲みこまれていた。ひとつの民族集団からなる比較的小さな農村共同体社会をずっと相手にしていた精神病院だったが、人口増加にともない、かつての農村共同体の何倍にもふくれあがった多民族の都市共同体と向き合うことになった。

その一方で、こんな現象も見られた。一九〇〇年ごろはデンビーの入院件数の四分の三がジョーンズ、ロバーツ、プリチャード、ウィリアムズ、エヴァンズ、パリーといった典型的なウェールズ系の姓をもつ患者だった。二〇〇〇年になってもなお、入院件数の三分の二以上はウェールズ系の姓の持ち主だった。しかも入院患者総数は、二〇〇〇年の時点でも一九〇〇年とほとんどまったく変わらない。変化したのは、一八九〇年代には子どもの患者数がもっと多く、六十五歳以上の患者は少なかったのに、現在は比率が逆転したことだ。ただしこの変化は、躁うつ病と統合失調症に関してはそれほど重要な意味を持たなかった。これらの疾患は一般に、十五歳から五十五歳までの年齢で発症するのだが、この年齢層の入院患者は一九〇〇年の時点で、二〇〇〇年の人数とほぼ同じで、千人を超えることはなかった。

世界中のよその地域では、地理的条件と富裕化のおかげで、病院を自由に選べる人が増えていった。だが北西ウェールズはいつまでも貧しく、また山々とアイリッシュ海に挟まれているために、精神病者はデンビーの病院へ行くほかなかった。よその地域では人々が病院を選ぶことができたので、一八〇〇年から一九五〇年までの欧米全域にわたる公立・私立の精神病院に入院した患者たちが、その精神病院のある地域で生じた精神疾患を、どの程度反映しているかを知ることは非常に難しい。だが北ウェールズでは、そういう問題は起こらなかった。

北西ウェールズは都市化されなかった。百五十年前、この地域はきわめて貧しく、今なお英国の最貧地域のひとつである。百五十年前には個人診療所というものが事実上ひとつもなく、今でもごくわずかしかない。今日では交通の便がよくなり、国内のどこかよその地を訪れるうちに病気になることがあるかもしれない。しかし国民保健サービスの規制により、重症の精神病患者はたいてい治療のために出発点へ戻される。

その結果として精神病院に集まった記録は、三つの問題を浮き彫りにした。ひとつはクレペリンの退行期メランコリー〔八六ページ参照〕の問題だ——クレペリンがこれを躁うつ病に含めたのは正しかったのだろうか、それとも間違っていたのだろうか？　ふたつ目は、躁うつ病という新しい病気はいったいどのくらい多いのかという問題だ。三つ目は、デンビーのような精神病院ではいつからこの新しい病気の診断例が見られたのかという問題。この問題を考えるにあたっては、デンビーの精神病院が進取の気性に富んでいたことに留意する必要がある。英国で最初期に病理学研究所を開いたり、一九三〇年代後半に電気けいれん療法などの療法が用いられるようになると、異例の早さで採用したりしたのだから。もし躁うつ病が概念としての牽引力を少しでも備えていたのなら、デンビーの精神病院が比較的早期に採り入れたであろうことは十分に考えられる。第五章では、クレペリンが躁うつ病に含めた産褥精神病が北ウェールズでどう扱われたかを見てみよう。最後に、第七章で躁うつ病の発症年齢について、精神病院の記録から考えてみよう。

退行期メランコリーの問題に話を戻すと、重症うつ病あるいはメランコリーで、五百六十八人の患者が六百五十八回入院した――これは全入院件数の十七％に当たる。そのうち、五十七％が女性だった。この病気による入院発生率は年間十万人あたり五・七件になるが、一方、今日では重症うつ病による入院発生率が十万人あたり八件である。

重症うつ病で入院した五百六十八人を年齢別グループに分け、入院期間の長さと回復率を調べてみると、三十代で入院した患者は回復率が七十六％で、入院期間の中央値は二百二十四日だった。四十代で入院した患者は回復率が七十二％、入院期間の中央値が二百八十五日。五十代あるいは六十代以降に同じような疾患を発症した古典的な退行期メランコリーの患者たちの回復率は、五十代発症では六十五％で、六十代以降発症では五十六％、入院期間はそれぞれ二百六十一日と二百三日だった。全体として見れば、三十代か四十代で入院した患者は、五十代や六十代で入院した患者よりも回復の可能性が一・二倍高かった。この結果は、ふたつの障害が別々のものだというイメージに合わない。

若年齢集団と高年齢集団の主な違いは、入院中の死亡率増加だった。入院中の死亡率は、二十代の患者では十％だが、六十代の患者になると四十四％に上がった。だがこの結果は、治りにくく治療が長期にわたった末の死亡例ではなく、病気の初期の死亡例から導きだされたものが多かった。このデータは、クレペリンが高年齢患者の回復率の計算を間違え、その結果不適切にも、退行期メランコリーをほかの躁うつ病と切り離したこ

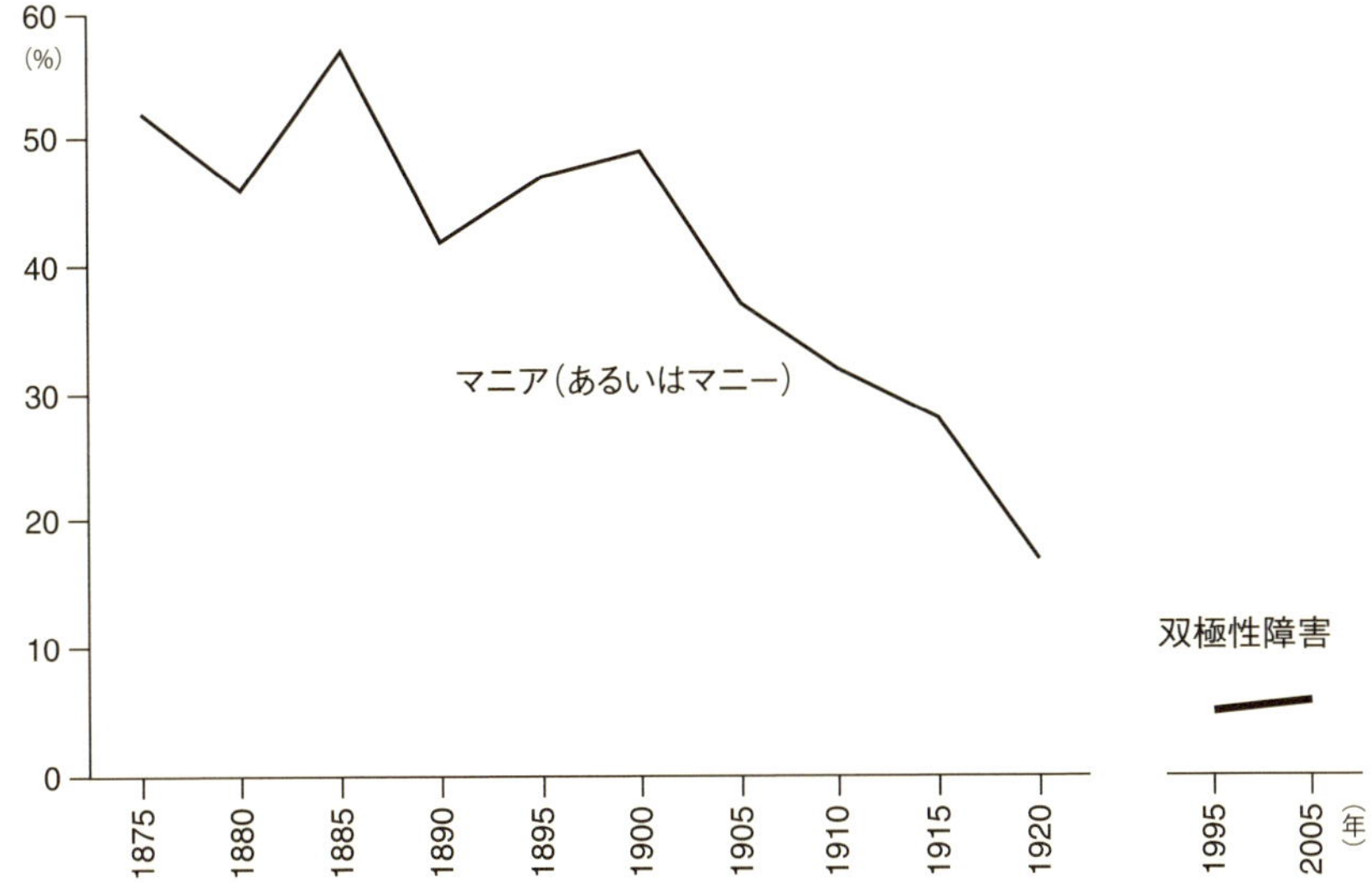

図3-1　1875年から2005年の間に、北ウェールズ精神病院へ入院した全患者数に占めるマニア（あるいはマニー）患者の割合

とを強く示唆する。

だが、私たちが注目すべきポイントは、マニアあるいはマニー（mania）の診断例の割合と、クレペリンの躁うつ病という概念が英国の臨床現場にどのような影響を与えたかだ。記録を読んだ誰もがいちばん驚くのは、かつてはマニーとされた患者が非常に多かったらしいということ。一九〇〇年近くになっても、自殺傾向のある患者、呆け症状のある患者、今なら統合失調症と呼ばれるであろう患者が多数、マニー患者というラベルを貼られていた。一八八五年には診断された症例の五十五％以上が、マニーだった（図3－1参照）。この病気が百年前には今よりずっとありふれていたのか、そうでなければマニーという語が今とはまったく違う使われ方をしていたかのどちらかだろう。一九〇〇年頃から、診断にマニーという語が使われる例は減りはじめる。そしてどんどん減りつづけた結果、現在は五％以下である。

精神病院に入院した全患者の三十五％というもうひとつの大きなグループは、メランコリーと診断された患者たちだった。過去にさかのぼってみても、メランコリー患者が重度のうつ病性障害だったと思われるケースはごくまれ——十%だ。当時メランコリーと診断された患者のほとんどは、今なら統合失調症、場合によっては老年性認知症とさえ診断されるだろう。

診断に関していえば、デンビーの記録の臨床像は一九〇〇年代初め頃から変わりはじめる。たとえば、自宅で何年も世話を受けた後、一八九一年に四十五歳で入院してきたWTという患者がいる。実業家だったこの男性は、かなりの時間を費やしてウェールズとアルゼンチンを行ったり来たりしていた。十七年前に初めて起こした心身衰弱（ブレークダウン）は自宅療養で治ったが、それはカトリックの女性と婚約したことから生じたか、それとも黄熱病の発生のため非常警戒警報が出されたことがきっかけになったかのどちらかではないかと家族は考えていた。患者は回復したものの、完全に元どおりにはならなかった。その後も仕事を続けたが、四十代初めのときに家族が精神病院に入院させ、二十三年後にそこで亡くなった。

入院時は、ほかの多くの患者に比べ、ほとんど正常に見えた——焦燥あるいは過活動という意味でのマニーではけっしてなかった。数日後、誇大的で妄想的信念と思われるものがはっきり見られるようになった。このような高揚期は、やがて無口でほとんど緊張病（カタトニー）に近い状態に替わり、うつ病エピソードの周期に入った。その後は過活動、そして無症状の時期へと続いた。一九〇四年、入院して十三年後の記録によれば、その当時彼の病気は循環精神病と見られていたことがわかる。詳細な記述が山ほどあるにもかかわらず、実のところWTは精神病院の記録から診断するのがきわめて難しい患者である。しかし循環精神病だと言われたのは、北西ウェールズの患者としてはこれが初めてだ。

一九〇六年、英国で開かれた精神障害の分類に関する全国会議において、新しい診断システムが導入された。[50]このシステムは、一次性痴呆（デメンチア）（primary dementia）という新しい障害——クレペリンの早発性痴呆（dementia praecox）に相当する病気を提示していた。

この会議が開かれる前から、北ウェールズの記録には、早発性痴呆という診断の記載がすでにあった。たとえば、一九〇五年十月十六日に入院してきた十七歳の少女、ベッシー・ヒューズは破瓜病（ヘベフレニー）と緊張病の特徴を備えていたため、早発性痴呆のよい例だと記録された。ただし、この患者は九か月後には退院できるようになったのだが。この記録からわかるのは、それ以前なら、ベッシーのような患者は昏迷をともなうメランコリーと診断されていたであろうということだ。早発性痴呆という言葉は北ウェールズでどんどん使われるようになったが、一次性痴呆（デメンチア）のほうはどうしてもそれに及ばなかった。早発性痴呆がはっきりと統合失調症に置き換えられるのは、一九四九年のことである。

早発性痴呆という概念が受け容れられた速やかさと、躁うつ病が診断名として普及するのろさとは、このうえなく鮮やかな対比をなしていた。全国会議で導入された新しい分類法はマニーとメランコリーをさらに分けて、それぞれに新性、慢性、反復性を設け、また「交替精神病（alternating insanity）」という言葉を採り入れていた。しかし、これらの言葉はどれも定着しなかった。何よりもマニーと診断される頻度が減ったが、それは早発性痴呆という診断名が使われることが増えたからだった。

この新しい分類は、ＲＯという患者の診断にほとんど影響を与えなかった。一九〇八年に入院して一九〇九年に退院したＲＯは、北西ウェールズで「躁病性うつ病（maniacal depressive insanity）」——新しい分類のリストには載っていなかった病気——と診断された最初の患者である。実をいうとこの奇妙な診断名は、精神病院の記録を見るかぎり、この男性患者の記述としては躁うつ病という診断名よりも妥当だった。なぜかというと彼はただ一度発症しただけで、激越うつ病〔激しい不安焦燥と興奮を示し、しばしば妄想的になるタイプのうつ病〕の特徴を示したものの、気分の交替はまったく見られなかったからだ。

ＲＯは例外だった。一般に、入院時にマニーまたはメランコリーだった患者は、その後も変わらずマニーまたはメランコリーであり、交替精神病や躁うつ病と診断されることはなかった——一九二〇年九月に三十歳の船員、ＲＰが誇大妄想と暴力行為で入院してくるまでは。ＲＰは一年あまりの入院期間中、定期的に激越状態になった。退院時の診断は、躁うつ病だった。彼は二年後に再入院し、その後の十五年間のほとんどを病院で過ごすうちに、病状が進んで「循環精神病（folie circulaire）」と診断されるようになった。一九三一年には「はっきり識別できる躁うつの病相があり、約一か月を完全な周期として躁とうつが交替する」と記述されている。

しかし、一九二四年に入院してきた三人の女性患者が躁うつ病と診断されるまで、この病名が常用されることはなかった。三人のうちのひとりはAAといい、一九二四年に始まる記録によれば六十歳の女性で、過去二回の入院歴があった。そのときの入院理由は退行期メランコリー、あるいは今なら精神病性うつ病と診断されるであろう病気だった――マニーを思わせる記述はどこにも見られない。同じように一九二四年に入院して躁うつ病と診断されたERは、以前産後精神病を発症していた。三人目のWHという患者は、一九二四年の入院が十回目に当たり、このとき躁うつ病と診断された。この女性の場合、現在の躁うつ病の理念型にずっと近くなっている。一九〇〇年五月以来九回に及ぶ入院では、主にマニーと診断されており、躁うつ病という診断に至ることはなかった。

過去の記録に記された症例を現代の目で見ると、躁うつ病を統合失調症などほかの病気と区別することはそれほど難しくない。重要な指標のひとつとなるのが、「痴呆（デメンチア）（dementia）」という語の使用である。統合失調症の患者たちは、入院時には精神的に病んでいることがはっきりわかるものの、少し前まで心的能力を保っていたのである。しかし入院後は年がたつにつれ、記録に「すっかり愚鈍になった、完全に痴呆化した」あるいは「廃人同様である」といった表現が使われる回数が増えていく。躁うつ病の患者たちはこれと対照的に、回復して退院し、再入院のときには「前回の入院時の経過とまったく同じ」と記述されることが多かった。北ウェールズ精神病院の記録の大きな利点を挙げるなら、それは一世紀近くにわたる記録を保管していた病棟事務員がふたりしかおらず〔したがって記録の状態にばらつきがない〕、また病院の医師たちも安定した顔ぶれだったので、二、三十年あるいはそれ以上継続して入院している患者がいつも同じ医師にかかれたようだ。

一八七五年から一九二四年の間の、北西ウェールズの入院件数三千八百七十二人を詳しく調べてみると、双極性障害の患者を見つけだすのは難しいことが判明する。この期間に初めて入院した双極性障害患者は、たったの百二十七人だった。これは、年間人口百万人に対し十件という計算になる。この割合は過去五十年来変わっておらず、今日でもなお当てはまる。[51] クレペリンの躁うつ群の患者のうち八十%以上はほかの気分障害患者が占めるので、もしクレペリンが双極性障害患者をほかの気分障害患者とひとくくりにしていなかったら、双極性障害患者はほとんど目に付かなかっただろう。

この観点からすれば、パリにおける診断上の第一発見者争いは見当違いに見える。「循環精神病」などの病名は、一九〇〇年以前のデンビーの精神病院のような臨床現場で使われることはまったくなかった。あったとしても、患者があまりにも少ないので、やはり大きな問題にはならなかっただろう。

北ウェールズ病院の双極性障害患者のうち、六十%は女性だったが、一方クレペリンの報告によると六十六%だった。初回入院時の平均年齢は三十二歳、最も若い入院患者は十七歳だった。何回目であるかを問わず、エピソード一回当たりの平均入院期間は六か月。ほぼ全員の患者が回復して退院したが、ごく一部の患者だけは不安定な状態が続いたために退院が延びた。このグループの患者は百二十七人で、入院回数は延べ三百四十五回、平均してひとり当たり十年間に四回入院していた。

現在、北ウェールズを担当する地域総合病院の病棟(ユニット)では、双極性障害で入院する女性患者の割合がわずかに増えている。初回入院の平均年齢は三十一歳だ。入院期間の平均は一か月。だが、十年間で六・五回入院している。つまり精神病院の時代には、ある任意の日に訪れたとすると、平均して四人の双極性障害患者を見出すはずだが、現在ではこの六十床の病棟を訪れれば、六人の双極性障害患者を見出すことだろう。双極性障害と診断される率は、現在米国の同等規模の病棟では、これよりもずっと高いと思われる。その理由については、第六章および第七章で明らかになるだろう。

今と昔でいちばん違うところのひとつは、病気の表出のしかただ。十九世紀には、入院件数の八十％以上がマニーだった。今日、入院件数の五十％以上はうつ病である。それぞれの病いの表出のしかたが変化しているのか、それとも治療がそうした病いの表出のしかたに影響を与えているのか、それとも私たちが以前なら入院につながることはなかったであろううつ病のエピソードを気にするようになったのか。以後の章においては、精神医学的疾患の織りなすこのドラマに対して、治療薬が及ぼした影響を見てみよう。

躁うつという概念に対する学会の反応の鈍さ、臨床現場への浸透の遅さについて、今ではたくさんの理由が考えられる。躁うつ病という概念は複雑なものだった。一方ではふつうならば一緒にしない疾患を含み、他方では少なくとも最初は、最もよくあるうつ病性障害のひとつ——退行期メランコリーを除外していたからだ。クレペリンの「躁うつ病」患者の大部分は、その障害の名から想像されるのとはまるで違う状態を示していた。今日の目で見れば、クレペリンが考えていた障害はほぼ間違いなく、躁うつ病よりもむしろ重症の感情障害と呼ぶのがふさわしいものだったのだろう。精神科医（アリエニスト）たちのほとんどが、狂気とは理性的能力の障害をともなうものだと考えていた二十世紀への変わり目に、クレペリンはマニー-メランコリー病ではなく躁うつ病という疾患名を選び、それによって意識していたかどうかは別として、ひとつの比較的明瞭な気分障害の概念を是認することになったのだ。

最終的な結論としては、以下のように考えられる。躁うつ病患者の「理念型」は現在ならば説得力をもつように思われるが、二十世紀初めの臨床医たちにとってはそうではなかったらしい。そして皮肉なことに、「理念型」はクレペリンが考えていたものではなかったようである。

第四章　狂気の石

精神疾患を大きく気分障害と統合失調症のふたつに分けるという方法は、今なお精神疾患分類の基本となっている。これは、この分類法の創始者であるクレペリン自身が後年、躁うつ病と統合失調症の両方の特徴がはっきり現われる患者たちの例を提示したのちもかわらない。[1] この分け方は、薬物の分類にも表われている。クロルプロマジンおよびその誘導体は当初、神経遮断薬（neuroleptics）あるいは鎮静薬（トランキライザー）と見られていたし、イプロニアジドは精神賦活薬と見られていたのだが、現在これらの薬はすべて、抗精神病薬か抗うつ薬のどちらかになっている――抗精神病薬といわれる薬は気分障害やせん妄、不安障害の治療にも使えること、そして抗うつ薬の多くは気分障害よりも不安状態にはるかに効果的ではないかという有力な証拠があがっているにもかかわらずである。

唯一、この伝統的な分類体系からはみだしたままだった薬が、リチウムだ。リチウムは、抗うつ薬でも抗精神病薬でも鎮静薬でもない。以後明らかになるとおり、リチウムはそれをとりまく精神医学と精神薬理学（という水）の流れを乱す石のような役割をしたのである。向精神薬でありながら製薬会社で生まれたわけではなく、気分障害の市場に参入したい企業の多くにとっては、非常にやっかいなものだった。リチウムを治療に使うことで、臨床試験は大きな刺激を受けて発展したが、この臨床試験はリチウムのニッチを明確にできなかった。薬の開発が多国籍の共同事業となった時代にあって、リチウム剤の開発は、ひとりの男の粘り強さと激しい論戦の結果であるという点で際立っている。

リチウム剤の使用が最終的にもたらしたものは、躁うつ病を双極性障害へと変容させることだった。リチウムは双極性障害の台頭を促しつつ、米国の精神医学界にいわゆるネオ・クレペリン主義への転回を起こすのにひと役買ったが、この転回は本来、反クレペリン主義だったと言えるだろう。ＤＳＭ－Ⅲを誕生させたのは、この動きだった。リチウム剤はまた、精神医学から人間味を奪ったとして多くの人々を嘆かせた生物学的還元主義の、最前線にあった。しかし、それよりも認知度は低いが、リチウムが臨床試験に与えた刺激とはむしろ、情報還元主義を招くのに、より大きな役割を果たしたことだと言えよう。これは、生物学への転回などよりもはるかに大きな影響を臨床ケアに及ぼしたのである。

リチウムの歴史――黎明期

一八五〇年以前なら、医師は診断の際に患者の身体――腫れや変色部分などを見た。身体の中で何が起きているのかを調べようとすると、身体から出るもの――尿や便、血液などを見るしかなかった。一般的なイメージとしては、医師が尿の入ったフラスコを光にかざして、尿酸塩と総称される細かい結晶や沈殿物に目を凝らしている姿だろう。

尿酸塩の生産は痛風やリウマチ性疾患で増加するように見え、尿酸素質という概念が生まれた。人によっては尿酸を形成しやすい傾向があり、この過剰に生産された尿酸が病気を起こすと考えられたのである。痛風の患者に関して言えば、この仮説は基本的に正しい。

一八三〇年代前後、尿素や尿酸には、今では理解しがたいもののどこか神秘的なイメージがあった。一八二八年にフリードリヒ・ヴェーラーが尿素を合成したが、化学実験室内で有機分子がつくりだされたのはこれが初めてだった。それは有機物と無機物、生物と機械の間にある溝を埋めるかのように思われた。この実験室での一歩は、生気論——人間の生命には特別で独自な何かがあり、それは唯物論的な科学研究ではけっして捉えることができないとする考え方——の終焉を告げるものとされてきた(2)。

そんなわけで、尿酸素質についての研究は十九世紀半ばにおける最先端科学だった。さらにリチウム剤という新しく発見された化合物が尿酸塩を溶かすとわかり、血中の過剰な尿酸がさまざまな病気の原因となるという「尿酸説」は、治療への道を開いてくれるように思われた。

リチウムは、スウェーデン沖合の岩石から発見されたペタル石より分離された。当時スウェーデンで最も有名な化学者だったイェンス・ヤコブ・ベルセリウスの研究室にいたヨアン・オーガスト・アルフェドソンは、一八一七年にペタル石から未知の物質を分離し、それがアルカリ金属であることを発見した。ベルセリウスはこれが石から採れたことにちなみ、ギリシャ語で石を意味するリトス（lithos）からリチウム（lithium）という名前を考えだした(3)。

この発見はリチウム水の事業を生みだした。アルカリ性物質が痛風やリウマチ性疾患の治療に有効であることから、五十年以上もの間、温泉水は多くの人々に好まれた——たいていはアルカリ性だからだ。ヨーロッパ各地の大きな温泉場が温泉水を調べてみると、ベルセリウスが言ったとおり、リチウムが含まれているとすぐにわかった。含まれていなかった場合には、この新発見のアルカリ性物質を足した。これと同じような理由で、一九二九年になっても新発売の清涼飲料やビールにはリチウムが添加されていた。清涼飲料のセブンアップは、一九二九年にリチウム含有飲料として誕生している(4)〔一九五〇年に成分が変更され、リチウムは除かれている〕。リチウム塩は二十世紀末までずっと、リウマチや痛風の治療に使われつづけた。

リチウムは、塩化物のようなほかの塩と結合させて塩化リチウムをつくり、食塩の代用品にすることもできた。臭素と結合させるのは、十九世紀後半に一般医療や精神医学的治療の分野に登場した臭化物（ブロム）系鎮静薬水成分よりもさらに濃縮された形で薬物療法の主流に加わったのである。
(bromide sedatives) をつくるときによく使われる手法となった。リチウムはこのような化合物となって、温泉

一八四三年には英国の外科医、アレクザンダー・ユアが、炭酸リチウムが尿中の結石を溶かすことができると報告した。[5] 腎結石の治療法を見つけることは、当時の医学の最重要課題のひとつだった。[6] 今で言えば、おそらく完全な人工膝関節をつくることに匹敵するような課題だったろう。思い切った手法がいろいろと試された。ユアは患者の膀胱に炭酸リチウムを注入してみたが、何週間にもわたってくり返し注入しても腎結石を溶かすことはできず (たぶん結石が大きすぎたのだろう)、その患者は死亡した。[7]

一八五九年、アルフレッド・ギャロッドは、リチウムは痛風だけでなくさまざまな関連疾患にも有効である可能性を示唆した。[8] ギャロッドによると、リチウムは尿酸と結合して尿酸リチウムになるが、水溶性が高いので、血流にのって流れ、尿として体外に排出されるだろうということだった。ギャロッドはこれを手がかりに、リチウムを治療薬として初めて経口投与した。

ギャロッドはリチウムに利尿作用があることに気づいたが、それは体液学派と近代医学派のどちらの興味も引いた。体液学派的手法は、生体が自ら治癒しようとするメカニズムを真似ようとするので、利尿作用をもつものは何であれ広く使おうとした。しかしリチウムはその一方で、きわめて優れたパラケルスス主義的医薬品でもあった。純粋な単一の元素だったのだから。

ギャロッドは痛風の治療にリチウムを使っているときに、患者たちがしばしば漠然とした精神的健康感を示すことを報告した。一九六〇年代にも、てんかんの患者をさまざまな抗けいれん薬で治療している最中に、似たようなことが起きて医師たちの注目を集めている (第六章参照)。後に登場してくるこのような薬の多くに精神作用効果が発見されたのだが、ちょうどそのときと同じように、リチウムには痛風をやわらげる効果のほかに、もっと全般的な効果があるのかもしれないという認識が生まれた。ただしこの時点では、そのメリットと

いってもはっきりと具体的な精神作用効果をもたらすというより、なんとなく元気にする程度のことだと考えられていた。

医療は変化し、より機械論的になっていったが、痛風についての支配的な概念は体液説のままだった。体内の体液のアンバランスから生じる病気だと見られていたのだ。したがって、この障害は特定の関節に出現することもあるけれど、同じ障害が身体のほかの部位にも現われて機能を損ない、「痛風性」の片頭痛や下痢、坐骨神経痛、不機嫌、てんかんを起こす可能性もあると考えられた。これに基づけば、リチウムは痛風だけでなく全身の体液バランスを改善し、病気を予防する可能性を秘めているとも考えられた。

ギャロッドは次のように述べている。「リチウム塩が、急性・慢性を問わず痛風性炎症の治療に有効である可能性は、当然考えられる。さらに、発作の合間に投与すれば、血液を好ましい状態に保ってこういう炎症作用の再発を予防することができるかもしれない」[9]。彼は、リチウムの主な効用は「慢性痛風患者の発作を起こさせないことだ。……また、予防的治療の一環として投与するのも有効である」[10]と考えていた。このような体液説的な見解は、不機嫌で怒りっぽいという痛風の臨床像と重なるが、これは発作の前にはっきりと悪化することが多い。パリ大学医学部教授のアルマン・トルソーは一八五〇年代に、この臨床像を月経前症候群のそれになぞらえた[11]。トルソーの弟子のひとりであるアントワーヌ・ジルブランは、尿酸素質は神経系を冒し、神経発作、めまい、心気症、マニー、錯乱を引き起こすと主張した[12]。

このような前駆的神経症候群は、てんかん発作の前に怒りっぽくなると言う前駆症状とも関連づけられた。一八六〇年代、ジャン゠ピエール・ファルレは弟子のベネディクト・モレルとともに、「仮性てんかん」すなわちてんかんを起こしやすい素質が「興奮と抑うつの周期的発現、理由のない怒りの爆発、易刺激性、攻撃的エピソードの健忘、心的能力の漸進的低下[13]」を招く可能性があると主張した。これは、一九八〇年代に躁うつ病の物語の中で再び登場する考え方である。

臭化物もやはりてんかんの治療に使われ、一八七〇年代には精神病院の内外で、臭化リチウムがてんかん性障害に用いられるようになっていった。米国では、サイラス・ウィア・ミッチェルによって臭化リチウムの使用が広められた[14]。リチウムをてんかんの治療に使うと、患者はたいてい気分がよくなり、それ以外にもパーソナリティの特徴が改善するように見えた。精神病院に導入された、このリチウム含有化合物という治療薬とその「精神的」作用は、後にバルプロ酸やカルバマゼピンの「気分を安定させる（mood-stabilizing）」という特性の発見を先取りしている。そしてこういう薬と同様に、リチウムはよりいっそう明らかな神経的（ナーヴァス）な問題をもつ患者たちに使われるようになっていった。

ニューヨークでもパリでも、精神科医（アリエニスト）をはじめ神経的障害を診る医師たちは、このような化合物を治療に使いはじめた。これを受け、南北戦争時の陸軍軍医総監であり、一八六八年以降はニューヨークにあるベルヴュー病院の神経・精神疾患学の教授となったウィリアム・ハモンドが、一八七一年にリチウムは神経症的問題に有効な鎮静薬だと報告している[15]。ハモンドは活動的治療者で、後に、多くの同僚たちができるだけ早く入院させることがよりよい方針だと反対するなか、精神病の初期の患者は地域社会のなかで早期治療すべきと提唱するほどだった[16]。

一八八六年頃には、フィラデルフィアのジョン・オールドによって臭化リチウムの幅広い神経症的訴えへの使用が提唱され、実に神経の問題の再発を防ぐために予防的にリチウム剤を用いることまでが提唱されている[17]。オールドは自説を裏付けるために、一八八六年の米国医師会の第一回年次総会において、ウィリアム・ペッパーが述べた見解を引用した。「神経系は、こういう障害すべての根底にあって真の原因になっている可能性がある[18]」。また、ジョン・ドレイパーが同じ総会で述べた、次のような意見も引き合いにだしている。「我々はこれまで、痛風は尿酸が関節に沈着するということにこだわりすぎていたのだ。……結局のところ、それはこの病気の付帯現象にすぎない[19]」

英国では、アレクザンダー・ヘイグが尿酸素質という考え方をさらに展開させた。彼は一八八四年以降の一連の論文において、主に痛風やリウマチ性疾患に焦点を置きつつも、尿酸値の高さと、痛風のような身体的障害をともなうような抑うつ状態とをはっきり関連づけてみせたのだ。そして血中尿酸値を下げれば、精神は高揚するだろうと示唆した——当時、「気分（mood）」という語はほとんど使われることがなかったのだろう。[20]痛風とリウマチは昔から周期性の病気だった。症状が突然再燃しては、またある程度おさまっていくのである。リチウムはそのころすでに痛風の予防薬として定着していたため、周期性の神経的問題にもリチウムを使うという考えは、それほど驚くべきことではなかった。

　リチウムを気分障害の予防的治療に使うようになるに当たり、重要な役割を果たした人物はカール・ゲオルグ・ランゲだった。一八三四年生まれのランゲはコペンハーゲン大学医学部に学び、一八五九年に卒業した。デンマーク初の神経学者となり、コペンハーゲン大学で解剖学と病理学の教授に任命された。たくさんのすばらしい発見を成し遂げたが、デンマーク人であったために、その業績はほとんど歴史に刻まれることがなかった。英国の神経学者、ヒューリングズ・ジャクソンと同時期に失語症を記述したのだが、世に知られてはいない。また、脊髄癆（ろう）の原因となる脊髄の梅毒性破壊を解剖学的に特定したが、これも見過ごされている。パヴロフよりも二十年早く条件反射を研究したが、その功績は認められていない。[21]うつ病（デプレッション）を最初に記述したのも彼であるが、このことはまったく知られていない。

　ランゲがその名を知られているのは、主に『情動について——精神生理学的研究』という著作のためである。一八八五年に書かれたこの本は広く翻訳され、米国ボストンの心理学者であるウィリアム・ジェイムズとともに、情動のジェイムズ＝ランゲ説の提唱者として彼を有名にした。この説の眼目は、当時の正統派の考え方とは対照的に、たとえば恐ろしい状況にあるときに心拍数が上がるなど、身体的変化が先に起こるのであり、そのような結果を後から解釈したものを、一般に情動と呼んでいるのだとした点にある。この説はほとんどの人にとって直感に反するもので、不快に思う人も多かった。だが、精神的変化が計測不可能なのに対し、計測可能な生理的変化に焦点を当てるというメリットがあった。

ランゲはおおぜいの神経疾患患者を治療する過程において、うつ病とリチウムを研究した。患者の多くは、機能あるいは精神の全般的落ちこみを呈するようだ、とランゲは記している。一八八六年の論文では、新しい障害——周期性うつ病（デプレッション）の概念について説明した。[22] デプレッション（うつ）という語が医学的疾患名として使われたのは、これが初めてだった。ランゲは、デプレッションという一般用語を日常的な用法と区別するために、周期性という語を使う必要があると思ったのかもしれない。この論文において彼が描きだしたのは、内因性うつ病すなわち生気性うつ病の古典的な臨床像である。彼はこう言った——この病気はメランコリーではない、なぜならメランコリーには妄想や幻覚などの精神病的特徴が付きものであるからだ、と。デンマークの精神科医の多くは、メランコリーは必ずしも妄想や幻覚をともなわないし、またランゲが記述した症例は妄想をともなわないメランコリーにすぎないと言って、彼に反対した。[23]

ランゲも批判派も、どちらも正しかった。この時期の北ウェールズ精神病院のメランコリーによる入院患者を見ると、三分の二は明らかな精神病的特徴を備えていた。残る三分の一のうち、多くは昏迷が強すぎて、妄想があるかどうかを医師が確かめられなかった。したがって、メランコリーの典型例は確かに妄想をともなうが、例外もあり、ランゲが観察したものはこれらの非妄想性の症例と関連性があると主張するに十分だった。精神医学界は、妄想や幻覚をともなわない精神疾患というものが存在する可能性を、徐々に認めつつあった。だが、ランゲがこの可能性を初めて示唆したのはうつ病の患者に関してであり、またうつ（デプレッション）という言葉を使ったことは、クレペリンがマニー‐メランコリー病よりも躁うつ病という語を好んだことに大きな影響を与えたかもしれない。

ランゲは、この新しい精神疾患を見出す方向に偏っていた可能性もある。彼には、今なら気分障害と呼ばれるであろう親族が何人もいたからだ。しかしまた、自分が診ているのはひとつの独立した病気ではなく、複数の神経学的障害が同時に起きているのだという考えももっていた。このような抑うつ状態の患者は尿沈渣があるように見えたため、ランゲは患者が尿酸塩を過剰につくりだしているのではないかと考えた。そしてこの発見がリチウムの使用への道を開いたのだった。彼は、一八八一年に「うつ病」に対するリチウムの有効性を初めて報告している。

　一八八六年に発表した周期性うつ病の病相と治療法に関する研究論文（モノグラフ）において、ランゲは、炭酸リチウムを患者に投与したと報告した。炭酸リチウムが臨床症状の再発に対し、予防的に作用することを期待したのである。反復性単極性うつ病（recurrent unipolar depressions）に対しても同様の使い方でリチウムを用いることは、後に一九六〇年代のリチウム論争における重要な争点となる。

　カール・ランゲの弟、フレデリク（フリッツ）はデンマークのミゼルファートにある州立精神病院院長だった。カール主導のもと、フリッツはうつ病的特徴のある患者数百人に対し、リチウムを現在のような処方量で投与した。一八九四年にはその結果を報告し、治療開始後二、三週間以内には効果が現われたと説明した[24]。

　しかし、ランゲの発見とあらゆる分野のリチウム療法はまもなく影をひそめていった。凋落の理由は、リチウムにはランゲ兄弟が主張したような効果はないと証明されたからではなく、尿酸素質という考え方に人気がなくなったからだ。

　十九世紀末の医学は、恐竜時代の終わりに似ている。それまで優勢だった生命体、つまりここでいう体液説モデルとその道連れである尿酸素質などが突然絶滅し、その空白に新しいグループがなだれこんできたのだ。新しい医学体系の中で競争に勝つための主な原動力となったのは、特異性（specificity）だった。一八八〇年代以降に登場するコッホやエールリヒの細菌学は、さまざまな感染症を見分けて魔法の弾丸で特異的に狙い撃ちして消滅させることを重視した。またそれと同時期に、麻酔の発達によって手術の範囲が大きく広がり、故障の起きた人間機械をさまざまな形で特異的に補修できるようになった。古い時代は埋もれてゆき、それとともに、ほぼ間違いなく有効ではあったものの理論的基盤が古くなった治療法も忘れ去られた。リチウムもそのひとつだった。

リチウムは精神医学界から姿を消し、ほかの医学分野でも次第に人気を失っていった。一九四〇年代後半になると、食塩が高血圧症の原因になりうるという研究結果を受けて、リチウムを食塩の代用品として使うのが流行した。リチウムのこういう使い方は心臓の問題につながるとされ、一九四九年に米国食品医薬品局（FDA）によって禁止された。

カール・ランゲが亡くなったのは一九〇〇年、弟のフリッツが亡くなったのは一九〇七年だった。それから約四十年後、デンマークの別の精神科医ハンス・ヤコブ・スコウは、ランゲ兄弟が提唱したうつ病の治療法を批判した。この治療法にはリチウムの投与だけでなく、患者を運動させることも含まれていた。スコウの主張によれば、この治療法は尿酸を身体から除去するのに運動が有効だという、ランゲ兄弟の信念から生まれたものだった。しかし尿酸素質というものが信用されなくなったからには、臨床医たちは、うつ病の治療には隔離してベッドに臥床させておいたほうがよいことを理解すべきだ、というのだ[25]。スコウは、州立精神病院の院長だっただけでなく、神経サナトリウムをもっており、そこでは休息療法（rest treatments）[26]が基本だった。リチウムが一九五〇年代に再登場した後、ハンス・スコウの息子であるモーエンス・スコウは、リチウムを何度かうつ病の患者たちに試験投与してみたが、明らかな有効性を示すことはできなかった。

新しい医学

十九世紀末のジフテリア抗毒素のような治療法は、コッホやエールリヒが起こした革命の成功を確かなものとした。だが、このような新しい医学のほんとうの絶頂期は、一九三〇年代のスルホンアミド〔サルファ剤。すなわち感染症治療薬〕の発見や、一九四〇年代のペニシリンをはじめとする抗生物質の大量生産とともに始まった。これらのブレイクスルーは利尿薬や抗高血圧薬や最初の血糖降下薬の誕生へとつながり、さらにさまざまなステロイド薬が商業ベース規模で量産されることにもつながった。それまでにも医薬品はあったけれども、病気を撲滅したり、命を救ったり、ライフスタイルを変える可能性をもたらしたりするものはほとんどなかった。新しい治療法は、何千年にもわたって人類を苦しめてきた病禍から、世の人々を解放してくれるものとして手放しで歓迎された。人間の魂を操作するという新しい可能性を指摘する人は、ほとんどいなかった。

ひとつの新しい医学が生まれたのである。健康文化は一変した。精神医学界では、一九八〇年の『精神障害の診断・統計マニュアル』第三版（DSM－Ⅲ）に通じるような一連の変化が始まった。そしてこれらのブレイクスルーを生んだ化学薬品会社は医薬品部門を立ち上げ、収益性があがるとともに親会社から独立させたが、それらはやがて地球上で最も儲かる企業になっていった。

新しい薬の多くは、十九世紀後半に発見された合成染料から生まれた。またその多くはヒスタミンに作用する薬だった。ヒスタミンはホルモンの一種で、そのストレス反応における役割が二十世紀中期に研究の的となった。この研究はフェノチアジン系のメチレンブルーや、イミノジベンジル系のサマーブルーの調査につながった。メチレンブルーからは抗精神病薬が生まれ、サマーブルーからは抗うつ薬が生まれた。

フランスの製薬会社、ローヌ・プーラン社はフェノチアジン環の抗ヒスタミン特性を発見した。一九五〇年十二月にはポール・シャルパンティエが、さまざまな神経内分泌系に対するフェノチアジンの安定効果を最大化しようとする過程で、クロルプロマジンを合成した。[27] クロルプロマジンは初め、外科手術の補助に使えそうだと考えられたのだが、顕著な活動の不活性を生じたため、精神障害の治療に使われることはほぼ必定となった。

新しい鎮静薬を試すべき対象はもちろん、病院内でたびたび騒ぎを起こす躁状態やせん妄状態の患者だった。一九五二年、アンリ・ラボリの提案により、パリのヴァル＝ド＝グラース陸軍病院でクロルプロマジンが最初に投与されたのも、まさにそんな患者のひとりだった。数週間後には隣接するサン＝タンヌ病院で、ジャン・ドレイの患者三十八人に対し、独自にこの新薬が投与された。[28] クロルプロマジンの効果は、目を見張るほどだった。ラボリとドレイは後に、クロルプロマジンの精神作用効果の臨床的発見はどちらが先かで言い争った。その争いの激しさは、九十八年前にファルレとバイヤルジェが争ったときにまさるとも劣らない。おそらくはこの争いのために、ふたりともノーベル賞を逃すことになったのだろう。

クロルプロマジンは、躁状態やせん妄状態、そしてフランス人が「急性錯乱（bouffée délirante）」と呼ぶ、今なら短期反応精神病と言われるであろう急性の精神病状態に、劇的な効果を現わした。[29] それに比べて、統合失調症やうつ病に対する効果は、そこまで明白ではなかった。[30] クロルプロマジンとその後継薬は単なる鎮静薬ではないことが明らかになってくると、ドレイと同僚たちはそのような新しい顕著な特徴を「神経遮断薬（neuroleptic）」――中脳の錐体外路系に作用する薬――という概念に要約した。こういう薬を抗精神病薬と呼ぶ理由はなく、これらはけっして抗統合失調症薬ではなかったのである。

対照的に米国では、せん妄状態は精神病的と見なされ、躁うつ状態やあらゆる急性および一過性の精神病はすべて統合失調症と診断された。このため、「統合失調症的」状態がクロルプロマジンに反応を示し、クロルプロマジンは抗精神病薬あるいは抗統合失調症薬と呼ばれることになった。実をいうとこの驚異の新薬は、後方の閉鎖病棟に入院している精神病患者とはかけはなれた、不安状態の患者にも外来診療で広く使われたのだが、それでもこの呼び名は定着していった。

新薬は、あらゆる点で古い鎮静剤より優れていた。入院直後に投与された患者は何週間か後には好転することもあったし、きわめて治療困難な患者の中にも「目覚め現象」を生じて退院に近づく人たちがいた。しかも精神疾患を変容させた十年の締めくくりとして、フェノチアジン環を少し変化させることにより、最初の抗うつ薬が誕生した。

新たなクロルプロマジンを求めて、スイスのバーゼルに本拠地を置くガイギー社は、できるだけ近いレプリカをサマーブルーからつくりだした──それがイミプラミンである。[31] この薬はなぜか、焦燥性あるいは精神病性の障害には効果がなかったが、その副作用はうつ病に効く可能性を秘めていた。一九五五年にローランド・クーンは、メランコリーで入院中の患者──ほかに効果がありそうな治療法といえば電気けいれん療法だけと思われる患者──四十人に対し、イミプラミン投与を開始した。最初の患者の反応から、クーンはイミプラミンが画期的な薬であることを確信した。

イミプラミンからはすぐにアミトリプチリンが生まれ、さらにはセロトニンやノルエピネフリンやドパミンが神経伝達物質であることの発見につながった。一九六〇年代後半頃に、アルヴィド・カールソンは選択的セロトニン再取りこみ阻害薬が、臨床的にも行動を分析する研究手段としても有用だと提案した。[32]

一九六〇年代の終わりまでずっと、これらの取りあげられ方は、抗生物質やその他の新薬がもたらした変化や治療法と同列だった。このような新しい治療薬は、たとえもとの分子からつくりだされるのではなくても、たくさんある抗精神病薬の後継品の中から必ず生まれてきただろう。一九五五年から一九七〇年にかけて、製薬会社は抗精神病薬の後継品を市場に氾濫させたのだから。一九六〇年代半ばに初めて出た一連の論文に注目した人はいなかったようだ──これらは、新たな慢性患者について言及するなかで、満潮の向精神薬の波のなかから再び精神病の岩が頭をのぞかせる兆しを示唆していたのだが。また、当初から少数の懐疑的なヨーロッパ人たちが、抗うつ薬の使用は気分障害の再発率増加につながるのではないかと危惧していたものの、予防的治療すなわち気分安定薬が必要だという考えは、けっして当時の趨勢だったわけではない。

精神医療におけるリチウムの近代的用法の起源は、クロルプロマジンがほぼ論理的といっていい方法で工学的につくられたのとは対照的に、寓話的な性質を帯びている。それはひっそりと目立たない場所を舞台に孤立した研究者たちが登場し、とんでもない皮肉がちりばめられ、近代医学の最高にすばらしいブレイクスルーとさえ対決してくつがえしてしまう、そんな物語だ。

物語は、ジョン・ケイドから始まる。彼が生まれたのは一九一二年一月十八日、オーストラリアのホーシャムというメルボルンの北にある小さな町だった。医学を学んだ後、一九三六年に精神医学の道へ進む。第二次世界大戦中に軍隊へ入ったが、日本軍に捕らえられ、三年半の間捕虜生活を送った。この間に彼は、おそらく捕虜仲間に精神障害が発生するのを見て、精神障害とその人が置かれている身体的状況には生理学的な関連性があると確信した[33]。

終戦後、ケイドはそのような身体的データの詳細を突き止めることに興味を持った。一九四六年にメルボルン近郊のバンドゥーラ病院で臨床診療を再開し、モルモットを使って研究を始めた。行なわれた実験の中で最も重要だったのは、躁病患者、うつ病患者、統合失調症患者、そして正常な対照群の尿をモルモットの腹部に注射するというものだった。この注射はたびたびモルモットを死亡させたが、特に躁病患者の尿を注射したときに多かった。ケイドは毒性を発生させる推定原因として、尿素を特定した。尿素を注射すると、非常によく似た死を引き起こしたのだ。しかし患者の尿中の尿素値は致死値よりずっと低かった。ケイドは、尿素の毒性作用を増強させる別の物質が尿中にあるに違いないと考えた。そういう増強物質の候補のひとつが、尿酸だった。だが、尿酸を調べるためには水溶性の尿酸塩をつくりだす方法を見つける必要があり、その最善の方法が尿酸とリチウムを結合させて、尿酸リチウムをつくるというものだった。

尿酸リチウムは尿の毒性を強めるものと思っていたのに、尿酸リチウムを含む尿は未処理の尿よりも毒性が低いらしいとわかって、ケイドは驚いた。これが尿酸リチウムに由来するのか、それともリチウムに由来するのかを確かめるため、彼は尿酸リチウムを炭酸リチウムに切り替えた。炭酸リチウムは尿に溶かして投与すると、やはり保護効果があるように思われた。この一連の出来事は次のステップへとつながり、今度は尿抜きで炭酸リチウムを投与し、リチウムが単独でどんな作用をするのかを調べることになった。

約二時間の潜伏期間の後、モルモットは完全に意識はあるものの、極度に不活発で刺激に対して鈍感になり、一、二時間ほどたつとまた通常通りに臆病で活発になった。モルモットを使って実験したことのある人なら、この動物が生まれつきどれほど驚愕反応を起こしやすいか知っている。だからこそ実験者はいっそうびっくりしたのだ。モルモットに炭酸リチウム溶液を注射すると、仰向けにされてもいつものように大急ぎでもとの姿勢に戻ろうとせず、そのままおとなしくこちらを見ているのだから。[34]

今考えると、この実験におけるリチウムの投与量からして、ケイドはリチウムの精神作用効果を発見したわけではけっしてなく、モルモットに与えたリチウムの毒性が作用した可能性もある。しかしケイドは精神作用効果を発見したと思って、リチウムを自ら試してみたところ、特に問題となる作用も現われなかった。しかもリチウムはほかの医療分野において、すでに百年近くも使われていたことを知り、ケイドは患者たちを対象とした臨床試験に取りかかった。

『オーストラリア医学ジャーナル』の論文において、ケイドは十人の患者たちについて詳細を報告している。そのうち三人は慢性の躁病であり、六人は挿話性(エピソディック)の躁病、残るひとりは統合失調感情障害と記述されていた。

この論文が発表されてから六十年近くの間に、リチウムと双極性障害の物語がどれほど広まったかについては、ケイドが意識していたかどうかはともかく、患者を描写する言葉の巧みさによるところが大きかったと言えよう。

ケイドはリチウムがそのすべての躁病患者に、五年間も病んでいた患者にさえ、投与後数日以内で劇的な効果を現わしたと報告した。この効果は治療を中断すると消えたが、リチウム投与を再開すると復活した。記述された症例のうち五つは、患者が退院し、仕事に復帰し、二度と入院することはなさそうに思われるところで終わっている。統合失調感情障害の患者の場合、感情症状は改善したが、妄想と幻覚は残った。それ以前にも六人の統合失調症患者にリチウムを投与したことがあったが、おとなしくなっただけで、病気の基本的特徴に本質的な変化はなかった。三人のうつ病患者の場合は、はっきりした反応が見られなかった。ケイドは、リチウムには特異的な抗躁作用があり、また躁病は「体内のリチウムイオン不足」が原因であるとさえ言いだした。最初にリチウムを投与された躁病患者は、ＷＢという名前だった。

小柄でしなびたような五十一歳の男性で、五年間、慢性の躁的興奮状態にあった。彼は愛想がよく落ち着きなく、不潔で破壊的、いたずら好きでおせっかいだった。奥の閉鎖病棟にずっと入院しており、目に余る嫌がらせをしては喜んでいたが、一生こんな調子なのだろうと思われた。……投与後五日目を迎える頃には、明らかに以前より落ち着いてこざっぱりした感じになり、脱抑制や注意散漫さが緩和された。それ以降も症状は着実に改善し、三週間もたつと、それまで知らなかった回復期病棟の意外な心地よさを楽しんでいた。病気がずいぶんと長引き、慢性期閉鎖病棟に入れられていたため、最初はごくふつうの環境と動き回れる自由が奇妙に感じられたようだった。[35]

六か月後、以前と同じような躁状態になった彼を再入院させたとき、私は心底やるせない失望感を味わった。

しかし、彼はこれほど長い間調子が良かったので自信過剰になり、薬の服用を渋りだして、とうとう約六週間前に服用をやめてしまったのだと彼の兄弟から聞き、少し慰められた。薬を飲まなくなってから、彼はだんだんと苛々し不安定になっていった。直ちに炭酸リチウムの服用を勧めたところ、二週間でまた正常に戻った。一か月後には完全に良くなって、いつでも退院して仕事に復帰できると記録された。[36]

ＷＢはその後、躁病のエピソードを発現した。それは、リチウムの毒性作用が現われて投与が中断されたときで、その後再開されたときには好反応を示した。しかし、一九四九年に報告しようもなかったのは、ＷＢがその数年後にリチウム中毒で亡くなったことだ。ほかにも多くの患者が、食欲不振、運動失調、不安感、うつ症状など、リチウムの中毒作用を示した。この毒性作用はたいへん頭の痛い問題だったので、ケイドはある時点で、リチウム投与をあきらめた。そしてその後は熱心なリチウム支持者になるどころか、たくさんの鉱物(ミネラル)を試してみて、ストロンチウムは健康な対照群にもさまざまな精神疾患の患者たちにも、抗不安作用が認められたと主張した。[37]

一九四九年の論文においては、リチウムのこういうやっかいな合併症はまだ問題にされていなかった。一方、その効果は死から甦ったラザロにもたとえられ、慢性患者にも好反応が見られたことと、投薬をやめると効果は消えるが投薬を再開すると効果がまた現われたことから、説得力があった。ケイドはまた、リチウムをほぼ特異的な治療効果を持つものと位置づけることに成功した。ただしこの論文のタイトルは「精神病性興奮の治療におけるリチウム塩」であり、特異性をうかがわせるものではまったくなかった。

こういうはなばなしい証拠にもかかわらず、リチウムについての受けとめ方は、オーストラリア国内でさえまちまちだった。ケイドの最初の論文では、心毒性〔心臓に影響を及ぼす毒性〕が問題になるかもしれないことは、四十年前——一九〇九年から認識されていたと記している。ＦＤＡが、リチウムは心毒性を有する可能性があるとして禁止したことは広く知られていた。一九五〇年には、ロバーツ博士なる人物が『オーストラリア医学ジャーナル』において、リチウム使用による致死性を報告している[38]。治療開始八日目に、患者はけいれんしはじめ、てんかん重積状態になり、心血管虚脱で死亡した。これが、精神医療においてリチウム使用と関連して報告されている最初の死亡例である。

ロバーツの報告に対して、オーストラリアのヴィクトリア州にあるサンベリー精神病院で五十人以上の患者をリチウムで治療した経験をもつヴァル・アシュバーナーから反論があった。リチウムを投与された患者の一部は軽度の中毒症状を示したが、いずれも問題にはならなかったという[39]。アシュバーナーは、一九四九年にケイドが初めて彼の発見を発表した会議に、おおぜいの同僚たちとともに出席していた。自分の病院へ戻って薬局へ行くと、そこに炭酸リチウムが大量にストックされていることがわかった。リウマチ性疾患などの病気に継続使用されていたのである。

毒性の問題は、安全量を定めて治療効果をモニタリングする必要があることを明らかにした。偶然ながら、この問題を解決しようとする初めての動きが、近郊のメルボルンで起こった。ちょうどベックマン社が、土壌試料のナトリウムやカリウムの濃度を分析する、新型の炎光分析器をつくりだしたところだった。メルボルン大学生理学部のヴィクター・ウィンは、これと同じ技法を使って血液や組織のカリウムやナトリウムの濃度をモニタリングできるのではないかと考えついた——現在、一般的臨床の主流となっている方法である。ウィンは自費購入した機械を使い、その結果を一九五〇年に同僚たちと連名で初めて発表した[40]。

同じ学部のメンバーに、ナチスから逃れたドイツ人亡命者のベルト・トラウトナーがいた。トラウトナーはウィンの研究とリチウムの問題点を知っていたので、精神科研修医のチャーリー・ノアクを説き伏せ、治療と血中リチウム濃度のモニタリングに応じてくれる患者を募集することにした。彼らは百人の患者を治療して、リチウムは確かに躁状態に特異的な効果があったと報告し、初めて一連の安全なリチウム血中濃度指標を提唱した——ただし、実際には血液モニタリングの結果は、報告された被験者のいずれについてもまったく差がなかったのだが[41]。この論文の重要性はおそらく、それまでよりずっと多くの患者の例を示した点と、大学の学部と結びついていた点にあり、治療をモニタリングする方法を提示したことの意味は、たとえあったとしても副次的なものにすぎない。しかし後のリチウム使用者がオーストラリアにおける使用報告を参照する際、たびたび引用されたのはこの論文だ。

　これとは対照的にウェスタン・オーストラリア州では、グレシンガーが百四人の症例を報告し、うち七例は慢性躁病で、反復性躁病十四例、古典的統合失調症三十九例、破瓜病（ヘベフレニー）十二例、てんかん性障害六例、その他さまざまな状態二十六例だった。グレシンガーの研究結果ではほかの研究例とは違って、診断名にかかわらず四十五％の患者がよく反応し、さらに二十八％の患者はある程度の反応を示した。二十七％はまったく反応せず、そのうち十一％は中毒の問題を起こした[42]。グレシンガーの論文はまた、時流に逆らって、リチウム濃度をモニタリングする高度な方法は不要であると示唆した——リチウム中毒に関連すると思われる死者二名を報告しているにもかかわらずである。

　しかしこの頃には、クロルプロマジンとその後続薬品はオーストラリアに上陸し、それまでにあった薬をすべて一掃しかけていた。トラウトナーと同僚たちはリチウムに関する論文をもう一編だけ、治療的効果よりもその性質を測ることに焦点を当てて発表した[43]。この論文は、一九七〇年にケイドがリチウム発見の概要を記した一章を除けば、事実上リチウムに関するオーストラリアで最後の出版物だった[44]。ひとつの薬物には、発見者がふたりいる可能性がある——何らかの新しい目的のために初めてその薬物を使用した人と、その薬物には何らかの注目すべき新しい価値があることを世に知らしめた人だ。ケイドは前者の意味では発見者だったろうが、リチウムを有名にした人ではなかった。

『オーストラリア医学ジャーナル』での発表は、一九四九年当時の精神医学界を興奮させたとは思われず、ケイドの研究が英語圏に与えた影響は、ほとんど見出すことができない。英国マックルズフィールドのパークサイド病院に勤めていたラッセル・マードック・ヤングは、明らかにケイドの論文に基づいて、一九五〇年にリチウムを使いはじめた。そして後に――論文で発表したわけではないが――こう述べている。自分の経験では、クロルプロマジンが基本的な病状を本質的には何も変えることなく患者を静かにさせるのに対し、リチウムはまるでスイッチを切ったかのように、二、三日で躁病の症状を消すことができた、と。[45] あのオーストラリアの論文を読んでリチウムを試してみた臨床医がほかにどのくらいいるのか、把握するのは難しい。

一九五四年の初めに『英国精神医学ジャーナル』の編集者エリオット・スレイターは、躁病に対するリチウムの有効性を二重盲検法によって証明したと主張する投稿論文を読んだが、さほど興味を引かれないからと却下している。英国において初めて発表されたのは、一九五六年のことだった。[46]

米国では、問題はさらに大きかった。ケイドの論文は、FDAがリチウムを禁止した七か月後に発表された。後の研究ではリチウム摂取よりもそれにともなう減塩努力のほうが心臓障害を引き起こしたらしいと示唆されたにもかかわらず、[47] 規制はすでに断行されていた。また、一九五〇年代前半には精神分析派の支配が新たに優勢となり、彼らが神経的（ナーヴァス）な障害に対する生物学的治療全般に価値をおかなかったという事実とあいまって、リチウムは米国で二度と取りあげられることはなさそうに思われた。米国初のリチウム関連論文は一九六〇年になって発表された。[48] 著者はオーストラリア人のサム・ガーションで、かつてケイドともトラウトナーとも働いたことのある人物だった。その後八年間は、一編の論文も発表されていない。

リチウムにいちばん関心を寄せたのは、フランスだった。一九五一年にデスピノワとロメフが、リチウムは慢性躁病の三症例には有効だったが、焦燥的な統合失調症の一症例と錯乱状態の二症例、昏迷の四症例にはそれほど有効ではなかったと報告した。[49]レス゠ブリオンとグランベールは、躁病にはほとんど効果がなかったと報告している。[50]一九五二年には、その年に初めてクロルプロマジンを使ったひとりであるデュシャン嬢が、リチウムは統合失調症ではなく躁病に効果があったと報告した。[51]これらの観察結果は、いずれもケイドの論文に言及している。

一九五三年には、デュクとモーレルが三十の症例について報告した。[51]このふたりは、リチウムに惹かれた理由は電気ショック療法やインスリン昏睡療法のような深睡眠療法に比べて、専門スタッフや設備が不要なぶん、使いやすかったからだと述べている。炭酸リチウム二グラムを投与すると、ほとんどの症例で二十四時間以内に、激越のきわめて著しい症例でも三～五日以内に顕著な鎮静効果が見られた。その第一例は、劇的だった。七十歳の躁うつ病患者で、二十年以上の間入退院をくり返していたアントニオ・Mは電気ショックや深睡眠では効果がなく、躁病発作を起こす頻度が増しつつあったのだが、リチウムの効果はほとんどひと晩で現われた。第二例はジョゼフィーヌ・Rという二十二歳の産褥精神病を患う女性で、やはりリチウムだけに反応を示した。ほかの医師たちとは対照的に、デュクとモーレルは躁病以外の状態に効果を認め、躁病には必ずしも有効ではないとした。

興味深いことに、この研究者たちはこんな報告もしている――リチウム投与後に脳波（ＥＥＧ）をとると、ちょうどけいれんの際と同じような脳波の徐波化が見られ、リチウムの効果を典型的な電気けいれん療法のそれに例えたくなる、と。第六章で述べるように、このような初期の観察結果は、気分安定薬がどのように作用するのかに関する最新の説と符合する。だがデュクとモーレルが指摘したとおり、こういうＥＥＧの変化はほぼ間違いなく、治療的作用機序についてのヒントを示すというより、リチウムの毒性作用を反映しているのだ。

現代の研究者たちのほうが、識別力は劣っているように思われる。

一九五四年にはカルベールとポシャールが、激越状態のアヘン中毒患者一名、三十歳の循環性精神病患者一名、躁病患者二名、統合失調症患者二名、電気ショックや鎮静薬や新登場のクロルプロマジンなどその他の治療法は効かなかった短期反応性精神病患者一名に、リチウムが劇的な効果を現わしたと報告した(53)。デュクとモーレルの場合と同様、リチウムに対する反応は比較的非特異的に思われた。

このような結果や、ほかの研究から得られた同じくらい混乱を呼びそうな結果を踏まえて、一九五四年頃にはリチウムが躁病に特異的であるかどうかが中心的な問題となった。テュリエ、フォラン、ベゴワンの三人は、躁病二十五症例、統合失調症十症例、それにてんかん二十一症例、慢性妄想状態七症例、昏迷五症例について報告した(54)。彼らは、躁病患者や統合失調症患者にはクエン酸リチウムか炭酸リチウムを使い、てんかん患者には臭化リチウムを使った――ケイドがかつて、てんかんに使われていた臭化リチウムがのちに放棄されたのは尚早だったかもしれない、と記述したのに基づいたのである。その結果、リチウムは古典的躁病に対しては効果があり、非定型躁病に対してはさほどでもなく、統合失調症には効果がなかった。

この結果は特異的に見えたが、その一方でてんかんについて示されたことは、特異的にはほど遠かった。この研究でリチウムを投与したのは発作を抑えるためではなく、てんかんにともなってよく見られるパーソナリティの問題を治療するためだった。報告によると、好結果が二例、部分的効果が七例、無効が八例。これを受けて、彼らはさらに六名のてんかん患者を治療するに当たり、臭化リチウムから炭酸リチウムへ切り替えた。すると、一例は著しい改善が見られ、二例は好結果、三例ははっきりした効果がなかった。ここで重要なのは、彼らが有効だったと報告しているのは、今ならパーソナリティ障害と考えられる症例についてだということである。

それとは対照的にほかの研究者たちからは、躁病には目覚ましい好結果があるが、ほかの状態にはごくわずかな効果しかないという報告が続いた。[55]マッサンは一九五五年に発表した博士論文において、「クエン酸リチウムは事実上、躁病に対する最良の治療法のようだ」と示唆した。[56]ほかの論文は多くが短期の治療過程を報告していたのに対し、マッサンは「治療を中断すると急な再発を招くことが多いため、治療を長期継続することが重要」と強調した。[57]

こういった研究活動にもかかわらず、また一九五〇年代半ば頃にはフランス語のリチウム関連の論文は、他国からの論文すべてを合わせたよりも数が多かったという事実にもかかわらず、プリシェは『プレス・メディカル（*La presse médicale*）』誌のリチウム使用に関する論評において、ケイドの論文はフランスにはほとんど影響を与えなかったと述べた。[58]それによれば、リチウムはうつ病に対して禁忌であり、躁病に対しても電気けいれん療法（ＥＣＴ）の代わりにはなりそうにない、やっかいな治療薬だった。ＥＣＴによって回復が長引いた場合には多少効果があるかもしれないが、それでも綿密なモニタリングをしないと、死を招く危険性がある、と。

だが真の問題は、リチウムがクロルプロマジンとぶつかることだった。これはただ単にふたつの薬の競合というだけではなかった。リチウムの特許はどの企業にも取りようがなかったが、フェノチアジンはクロルプロマジンなど一連の特許取得が可能な分子を生みだした。それゆえ、リチウムの使用を企業のプロモーションが後押しするべくもなかった。リチウムへの関心は、フランスではすっかり失われてしまった。

一九五九年、カナダのモントリオールにあるアラン記念研究所において、ユーウェン・キャメロンはスタッフを同行した回診の際に、躁病患者にリチウム治療をすることを提案し、この問題について英国で発表されたひとつの論文を引き合いに出した。そこで専門臨床研修医（シニアレジデント）のエドワード・キングストンがリチウムの安全性を調べたところ、患者がナトリウム欠乏にならないかぎりはおそらく安全だろうということがわかった。それでもキングストンは心配だった。リチウムの危険性はよく知られていたからだ。キングストンと同僚たちは十七人の患者を四か月以上にわたって治療したが、躁病患者のほとんどは治療に反応した。その症例報告を『米国精神医学ジャーナル』誌に投稿したところ、貴殿の論文は弊誌の読者の興味を引かないでしょうという返答が来た。もしこれが採用されていれば、躁病患者へのリチウム使用に関する論文としては、北米で最初の発表になっていただろう。しかしそうはならず、この論文は『総合精神医学（*Comprehensive Psychiatry*）』という米国精神病理学会が創刊したばかりの雑誌（キャメロンが編集委員をしていた）に掲載された[59]。その年のうちにキングストンは奨学金を得て、ロンドンのモーズリー病院へ行ったのだが、そこでは炭酸リチウムを使用する可能性すら検討されていなかった。

リチウムの立場が危うかったことは、当時の精神薬理学会の大会プログラムにおける位置を見ればわかる。クロルプロマジンの発見後、実質的には大手企業の後押しで、初の精神薬理学組織がいくつか創設された[60]。一九五〇年代後半から一九六〇年代初めにかけてできたこういう新しい組織の学会総会では、抗精神病薬や抗うつ薬の出現に続く、精神医学の新時代の幕開けを祝ったのだった。

このような組織の第一号は国際神経精神薬理学会（CINP: the Collegium Internationale Neuropsycho-pharmacologium）で、一九五八年に設立総会が開催された。世界中の精神医学界および新興の神経科学界の錚々たる顔ぶれがいっせいに、この総会に出席するためにローマへと集まった。プログラムは精神疾患の生化学的・神経生理学的側面や、新しい抗精神病薬、抗うつ薬、精神安定薬(トランキライザー)の効果の重要性にも及んでいた。細かい文字で印刷された合計七百二十ページもの講演要旨集(プロシーディングス)の中で、リチウムに関するものはたったの四ページ――デンマークのモーエンス・スコウの論文だけだった[61]。

スコウはこの論文において、それまでに百五十七人の患者にリチウムを投与し、その八十%が好反応を示したと記している。この好反応は躁病に特異的と思われた。スコウはリチウムには毒性問題があるかもしれないと言いつつ、おそらくそれはリチウム摂取のせいではなく、ナトリウム摂取減少のせいだろうと強調した。その時点では、スコウと同僚たちが診た患者たちは、四年間問題なく治療を続けていると述べている。

ＣＩＮＰの第二回総会は、一九六〇年七月にスイスのバーゼルで開かれた。このときもまた、世界中の生物学的精神医学界および精神薬理学会のあらゆる重鎮たちが出席した。この会議の講演要旨集は五百二十ページになったが、その中でリチウムにふれたものはひとつもなかった。

一九六二年九月にドイツのミュンヘンで開かれたＣＩＮＰの第三回総会では、講演要旨集が合計六百ページになった。リチウムに割かれたのは一ページだけ——最終ページだった。そこでスコウはこう述べている。


今朝の討論会は、そのタイトルや発表された論文からして、一九六二年が精神薬理学の時代の誕生から十周年に当たる、という間違った歴史的神話を創りだしてしまいそうに思われる。しかしこれは、真実でもなければフェアでもない。なぜなら、一九四九年にオーストラリア人のケイドが、躁うつ病の躁病相の治療にリチウム塩が有効であることを発見したからだ。

これまで何年間もこの薬が不当に無視されてきたのには、いろいろな理由があるのだろう。ひとつには、リチウムの適応範囲がかなり狭いこと——つまり典型的躁病、特に慢性躁病の治療用に限られていることだ。しかし医薬品の特異性が高いからといって、評価を落とすべきではない。もうひとつ、リチウムは特定の極端な状態においては腎障害を起こす可能性がある。……だが、リチウムが無視されてきた最大の理由は、端的に言えば、リチウム塩はごく安価なので商業的関心を生まないからだ。そのためこの薬は、儲かる薬にはつきものとなる宣伝を、完全に欠くことになってしまった。

リチウムはあからさまに、数多くある一般的な薬物検討過程（サーヴェイ）からはずされていた。ほかの治療法が効かない患者グループにおいて、治療上の価値があることは証明済みだというのに。これはおそらく単なる無知のせいだろうが、そう指摘するのは失礼というものだろう。それよりも私は、リチウムがこういう〔精神薬理学の〕理論的スキームからはずされた理由は、精神医療で使われるほかのどんな薬とも化学的にはまったく無関係だからだと思いたい。だから私は、秋元（波留夫）博士が先ほどおっしゃったことに全面的に賛成する。理論的スキームや学術用語は、たとえどんなに見事で論理的に納得のいくものであったとしても、私たちの思考を支配したり観察力を鈍らせたりすることがあってはならない。簡便だから、あるいは体系化したいからといって、あまりにカテゴリー化された薬の分類に固執することは、真実をゆがめ、科学的進歩を阻むという重大なリスクを冒すことになる。[62]

こういったことはすべて、変わろうとしていた。言語を問わず、化学、生理学、治療学、あらゆる文献のうちで、リチウムに関連するものをあげてみると、一八九九年までには二十八編あった。以後、論文生産のペースは一九四九年までに、年間四編にまで上がった。一九五〇年代の間は、毒性に関する問題や生理的濃度をモニタリングしようとする取り組みに刺激され、年間二十編になった。一九六〇年代になると年間三十編にもなり、一九六六年には年間百編、リチウムが気分安定薬の特性に関する論争に巻きこまれた一九六八年～六九年には、とうとう年間二百編というピークに達することになる。[63]

モーエンス・スコウとリチウムの発見

モーエンス・スコウは一九一八年十一月二十四日にコペンハーゲンで、ハンス・ヤコブ・スコウの息子として生まれた。スコウは一九三七年からコペンハーゲン大学で医学を学ぶ。医学への興味をかきたてたのは、父親の影響と、成長過程において家族が経営するサナトリウムで苦しむ患者たちを見た経験だった。一九三九年に初めてＥＣＴの有効性が報告されたとき、彼は父親にこう言われたことを覚えている――これはいかにも躁病にもうつ病にも効く治療法となりそうだ、さらには精神障害の基盤の解明につながるかもしれない、と。[64]

スコウはコペンハーゲン大学を一九四四年に卒業した後、ロスキレにある聖ハンス病院で臨床化学という新しい分野の研究を始めた。その後は、ノルウェーのディケマルク病院へ移る。ここは、ロルフ・イェッシングが周期性緊張病（periodic catatonia）などさまざまな形の緊張病を記述して有名になった病院だった。イェッシングの研究は、患者がなぜ昏迷と極端な過活動の両極を周期的にくり返すのか、生理学的あるいは生化学的に説明がつくはずだと示唆していた。[65]

イェッシングの周期性緊張病についての研究は、その後精神医学におけるふたつの研究プロジェクトに、大いに貢献した。そのひとつは概日リズムの研究で、一九七〇年代から八〇年代にかけて発展し、季節性感情障害という概念に世間の注目を集めた。もうひとつは一九六〇年代の研究計画で、神経精神医学的障害を先天性の代謝異常に近いものと見なしており、その治療法には補充すべき不足した化学物質、または排出すべき過剰な化学物質を探しだすことも含まれていた。[66]

この取り組みで最大の成功をおさめたのは、脳の障害という、より広範な領域においてであった。たとえば現在ならば出生時にすぐ発見して治療できるようになったフェニルケトン尿症の症例研究や、パーキンソン病患者では脳内ドパミンが低下すると証明し、レボドパの補充療法が劇的効果を生むのを示したことなどだ。これにとてもよく似た考え方が、一九六五年に提唱された有名なうつ病のカテコールアミン仮説の下支えとなっている[67]（第五章参照）。分光光度計やクロマトグラフなど、第二次大戦後に利用可能になったたくさんの新しい機器を用いて、欧米の研究者たちは神経的（ナーヴァス）な障害の患者の体液を分析しはじめた。

スコウはイェッシングとともに研究した後、米国のニューヨークで一時期、コロンビア大学精神医学研究所でハインリヒ・ウェルシュとともに働いた。ウェルシュと英国出身のデレク・リヒターは、神経化学という新興分野の優れた先駆者だった。[68] ウェルシュとスコウのつながりは、後にコロンビア大学で行なわれたリチウムに関する米国の研究を支えることになった。

だがスコウにとって最も影響が大きかったのは、エリック・ストレームグレンだった。ストレームグレンは、スコウが研修を終える頃、デンマークのオーフスに近いリスコフの精神病院の院長をしていた。スコウがノルウェーやコペンハーゲン、やがてはニューヨークでも研究できるように手はずを整えたのも、ストレームグレンだった。ストレームグレンは、世界的に有名だったのだ。コペンハーゲン大学の精神医学の教授職が空いたときには、その地位を提供されたものの、辞退している。リスコフにとどまり、研究所を設立することを選んだのだった。そこでは小児精神医学から老年精神医学まで、神経病理学、社会精神医学、遺伝学、精神療法を含め、精神医学のあらゆる領域に強い部門を備えることを目指していた。この見識の広さにこそスコウは惹かれ、生涯ここにとどまることになった。

後にストレームグレンは事がどう展開したかについて問われ、こう答えた。「もちろん……無意識にデンマークに昔からあるリチウム療法の知識が働いて、リチウムに関するどんな新情報にも敏感になっていたのかもしれない。しかし意識の上では、オーストラリアからの第一報を読み、ここには間違いなく重大な事柄が含まれていると確信したように思う。……化学的にはごくシンプルなリチウム塩が、精神疾患の治療に有効だとすれば、それはきわめて興味深いことだ。特に、リチウム塩がただひとつの疾患に有効なのであれば、その疾患について多くのことがわかるはずだ——さまざまな障害に用いられるがどれに対しても明確な選択性がない、複雑な合成薬「クロルプロマジン」の治療的効果に関するたくさんの情報よりも、ずっと多くのことが[69]」

ストレームグレンがケイドの論文のことをスコウに伝えると、彼はリチウムの効果を評価するために対照試験を計画した。スコウの対照法を使うことに対する関心がどこからきていたのかを、はっきりさせるのは難しい。対照法は当時注目の手法だった、と彼は述べている[70]。だが実際には、二重盲検試験はまだほとんど報告されていなかったのだ。スコウが影響を受けたものとして挙げた中には、緊張病状態の患者を治療しようとするイェッシングの試みもあった。緊張病状態にあると、状態像は比較的変化しないので、治療開始後のどんな変化も治療効果の証拠と見なすことができる。慢性躁病は緊張病のような不変の病状を示すわけではなかったが、スコウは、この慢性グループにリチウムと偽薬（プラセボ）を交互投与して治療効果を調べようと提案した。もう少し挿話的（エピソディック）な古典的躁うつ病の経過をたどる患者の治療とは対照的に、ただリチウムを継続投与しただけだった。慢性患者の場合には、治療効果の評価に関与する臨床医であるエリック・ストレームグレンもニールス・ユエル＝ニールセンもホルガー・ヴォルビュも、そして患者も看護職員も、患者が服用しているのはリチウムなのかプラセボなのか知らなかった。

　スコウの評価方法の斬新さに、看護職員たちはびっくりした。何人かの看護師は、暴力的な躁病患者にプラセボが投与されるかもしれないと思うと不満だったらしく、プラセボを見つけようと錠剤を粉砕して味見をした。だが、スコウはリチウムとプラセボを、見かけも味も同じくしておいた。

　この研究が始まったのは一九五二年、スコウの父親が亡くなった数か月後だった。結果が出たのは一九五三年。患者の疾患の経過の記録を読むと、慢性躁病患者はリチウムで改善し、プラセボに切り替えると悪化するようだった。一方、リチウムを継続投与されていた反復性障害の患者は、持続的に改善した。

　リチウム治療を受けた患者のうち、躁病とうつ病を急速に反復していたある患者は、高揚も落ちこみも示さなかった。この反応に基づき、うつ状態の人たちにリチウムを試してみることになったのだが、はっきりした効果は見られなかった。そのためスコウと同僚たちは、リチウムはうつ病には効かなかったという理由で、早々に投与を打ち切った。この結果は一切発表されなかった。

　この患者の場合、リチウムは抗うつ薬というより事実上の予防薬として働いていたかもしれないという別の解釈を、スコウは考えつかなかった。後にリチウムを使った研究者たちは同じような経験をして、うつ病エピソードがないのは予防効果があった可能性を示していると結論づけた。そんな研究者のひとりが英国出身のG・P・（トビー）・ハーティガン、そしてもうひとりがデンマーク出身のポウル・バストロップだった。このふたりはともにスコウに手紙を書き送り、その後スコウの訪問を受けている。

一九五七年にバストロップは、ヴォアディングボー病院でリチウムの臨床試験を開始した。彼は五十六人の患者に投与し、リチウムは躁病に有効だという結論を出した[71]。そして臨床試験の一環として、すでに退院していた患者の追跡調査を行なった。その患者たちは、リチウム服用を止めるように言われていた。だが躁うつ病の患者のうち、八人はバストロップのアドヴァイスを聞かずにリチウム服用を続け、ふたりは躁うつ病の身内にリチウム剤を渡しさえしていた。服用を続けた理由は、リチウム剤を飲みつづけると再発が防げるからということだった。

バストロップは指示に従わなかった患者たちに対し、複雑な気持ちになった。この段階ではリチウムはまだ未知数であり、はっきりわかっている数少ないことのひとつが、リチウムは身体的合併症を起こす可能性があるということだった。とはいえ、バストロップはその観察結果に興味を引かれ、これらの患者たちがリチウムを服用していた三年間をもう一度振り返ってみた。そしてその三年間のエピソード出現率と、それ以前の出現率を比べてみた。どうやら、三年間の新たな出現率は、それ以前よりも減少しているようだった[72]。

それと同時期に、トビー・ハーティガンも二十人の患者グループにリチウムを投与していた。患者たちのうち、慢性的あるいは間欠的な躁病エピソードをともなうものが九人、躁病とうつ病が交互に現われるものが四人、そして残る七人は反復性のうつ病エピソードがあった。興味深い発見は、この最後のグループから生まれている。ハーティガンはそれを次のように表現した。「私は頻繁に反復するうつ病の患者七人のグループに、リチウムを投与する試験をしていた。うつ病症候群がこの薬で改善すると示唆した文献はほとんどなく、急性のうつ病エピソードの期間中には確かに推奨できない。しかし私は、これらの患者たちがそれ以上抑うつ症状を呈することのないように、リチウムを予防薬として使っていたが、五人の患者について非常に有望な結果が得られた。ただし正直なところ、これまでの追跡調査は十分に説得力があると言えるほど長期的なものではない」[73]

一九六〇年にハーティガンが論文の草稿をスコウに送ったところ、その結果を発表するように勧められた。スコウは重ねて一九六一年十一月と一九六二年二月にも、ハーティガン宛てに手紙を出している。一九六二年九月にハーティガンへ送った手紙では、こう書いた――『英国精神医学ジャーナル』の編集者であるエリオット・スレイターならこのような観察結果についての論文に興味を持つだろう、一九五四年にはリチウムに関する私の最初の論文を査読することにも興味を持たなかったが、今ではリチウムの有効性を確信しているから、と。[74]だが、バストロップもハーティガンも大学の研究者ではなく、論文を発表するのに手間取ったので、ふたりの論文がようやく日の目を見たのはそれぞれ一九六三年と一九六四年だった。

その頃にはもう、スコウの考え方はがらりと変わっていた。一九六二年のCINPの会議において、スコウは東京大学の精神科教授だった秋元波留夫の講演を聞いた。秋元は、イミプラミンは躁病とうつ病の両方に効く可能性があると主張したのだった。その結果スコウは、リチウムもイミプラミンも気分正常化薬（mood normalizers）なのかもしれないと考えはじめた。これが一九六三年の『英国精神医学ジャーナル』における論文発表につながり、スコウはそこで、リチウムは「気分正常化薬（normothymotic = "mood normalizer"）」なのかもしれないと唱えている。[75]晩年になってスコウは、この論文は熱狂的過ぎたといって否定した。

こういう新たな臨床的手がかりに加え、スコウに影響を及ぼしたことがもうひとつあった。スコウには兄弟がいて、二十歳のときからくり返しうつ病を発症しており、そのたびに仕事ができなくなっていたのだ。「症状は通常数か月続き、やがて消失するものの、毎年毎年何度も必ずくり返すのです。そして十四年後［一九六〇年代半ば］、彼はリチウムを用いた維持療法を受けはじめました。それ以来、うつ病の再発は一度もしていません。病気をコントロールするためにまだ薬を飲みつづける必要はありますが、機能的には治癒しています。このような変化が本人や妻子にとってどれほどの意味を持ったか、私たち身内の者にとってどれほど奇跡のように思われたか、おわかりでしょう」[76]

バストロップとスコウは、六年半前にリチウムを処方したハイリスクの躁うつ病患者たちを調べはじめた。この研究は一九六七年に『総合精神医学アーカイヴ（*Archives of General Psychiatry*）』誌で発表され[77]、リチウム服用後のエピソード出現率が服用前よりもずっと低下したこと、病院に入院して費やされた時間の合計もやはり大幅に減少したことを報告している。この論文と、リチウムは古典的な双極性の躁うつ病だけでなく反復性で単極性の病気にも予防効果があることを指摘したハーティガンとバストロップの論文は、爆発を引き起こした。起爆装置が仕掛けられていたのは、一九六六年にドイツのゲッティンゲンで開かれた学会だった。そこには、スコウとマイケル・シェパードが出席していた。

リチウム戦争

マイケル・シェパードは、一九二二年に英国ウェールズのスウォンジーに生まれた[78]。医学教育を受けた後、精神医学研究所へ移ったが、そこはオーブリー・ルイスのもと、精神医学研究において世界の中心的存在となりつつあった。一九五〇年代前半、レセルピンやクロルプロマジンがしだいに利用されはじめ、製薬会社の担当者が精神病院を訪れるようになっていた頃、シェパードはルイスを引きこんで、どうすればこれらの薬がほんとうに効いているかがわかるのか、という問題に取り組んだ[79]。

さまざまな薬物が結核に効くという主張がなされては、後に根拠がないと判明する――そんなことがくり返されるのを受けて、一九四七年にオースティン・ブラッドフォード・ヒルと同僚たちは英国の医学研究会議を代表して、結核患者に対するストレプトマイシンの臨床試験を行なっていた。これは一般に、医療における最初の無作為化比較試験（RCT: randomized controlled trial）と言われている――ただし、プラセボ対照ではなかったが。これ以後、比較試験という概念が形成されていった。このような試験を精神医療において真っ先に採用したひとりが、リンフォード・リーズだった。リーズはカーディフにあるホイットチャーチ病院の常駐医療管理者として何百人もの患者に接していたが、一九四〇年代後半から新しい治療法がほんとうに提唱者が言うほど有効なのかを確かめる、初めての臨床試験をいくつか行なった――たとえば統合失調症治療薬としてのデオキシコルチゾンや電気麻酔療法（electronarcosis）などについては、当時大げさな主張がなされていたのだ。リーズの臨床試験によって、それらはさほど有効ではないことが明らかになった。これはまさに臨床試験が目指していたことの見事な実証だった。臨床試験は、治療法が有効であることを示すために計画（デザイン）されたものではない。その狙いは、成果のあがらない治療的介入を特定し、時流にストップをかけることだった。

一九五二〜五三年の間に、シェパードはふたつの臨床試験のために患者を募集した。ひとつは抑うつ症状のある患者グループでレセルピンとプラセボを比較し[80]、もうひとつは統合失調症の患者グループでレセルピンとプラセボを比較するものだった。このふたつの臨床試験は、現在行なわれているＲＣＴの形式に最も近い。クロスオーバー試験ではなく、並行群間試験だった。患者たちは積極的治療とプラセボを交互に与えられるのではなく、ふたつの患者群に分けられて、ひとつのグループは一貫して積極的治療を、もうひとつのグループは一貫してプラセボを与えられた。こういうデザインのため、シェパードのプロトコルでは無作為化が非常に重要となったが、その重みはスコウやリーズの場合とは比べものにならない[81]。

スコウは、プラセボ投与の患者とリチウム投与の患者を、無作為に交替させた。研究者には患者がどちらを投与されているのかわからず、それに続く臨床試験のデザインは、精神状態の改善がリチウム投与期間に集中して、プラセボ投与期間には精神状態が悪化したかどうか調べることを目的としていた。現在では、治療に関連した〔薬剤の中止によってもたらされる〕離脱症候群がある場合、この臨床デザインは最適ではないことが明らかになっている。

シェパードは、それまでの臨床試験の実績やルイスの引き立てにより、医学研究会議の新しい臨床試験委員会の事務局長になった。この委員会はブラッドフォード・ヒルの主催で、一九五九年に第一回目が開かれた。メンバーたちは、米国メリーランド州ベセズダの国立衛生研究所（NIH）に本拠を置くジョナサン・コールの精神薬理学サービスセンターと緊密に連携し、また当時コールの助手のひとりだったジェラルド・クラーマンは、ロンドンでシェパードとともに時間をかけて初めての多施設臨床試験用プロトコルを打ちだした[82]。

シェパードが率いる委員会のメンバーたちは、電気けいれん療法（ECT）、イミプラミン、フェネルジン、それにプラセボのうつ病に対する効果を比較する臨床試験を行なった。この試験においてはECTが明らかに最良の治療法で、イミプラミンはプラセボより有効であったものの、モノアミン酸化酵素阻害薬（MAOI）であるフェネルジンは有効ではなかった。試験結果は一九六五年に報告されたが、それはちょうどMAOI群の薬剤の致死的となりうる危険性——チーズ効果が紹介されたのと同時だった。MAOIを服用中の患者がチーズを食べたりワインを飲んだりすると、血圧の急上昇や脳卒中を起こす可能性の急増を招く恐れがあるのだった。シェパードの臨床試験結果とチーズ効果が組み合わさって、うつ病薬としてのMAOI薬は終わりを迎えた。実を言うと、シェパードの臨床試験はほぼ間違いなくフェネルジンの投与量が低すぎた。これは、臨床試験の危うさのひとつを表わしている。

シェパードの臨床試験の基盤には、彼が精神薬理学に深く関わっていたことがある。彼はCINP創立者のひとりであり、一九六二年にはその副会長となった。初期の頃はすべての学会総会に出席していたが、全体会議に精力的に参加していた彼にとって、スコウを中心としたリチウムに関心を寄せる臨床医の小さなグループとの接点は、あったとしてもごくわずかだった。このような学会における初期のリチウム・シンポジウムでは、十人以上も人が集まることはめったになかった。リチウムは躁病に有効な治療法かもしれないという見解は、広く論じられずにいたのだ。しかも躁病は興味深くはあるものの、精神病院の業務の中に占める比率は小さく、また躁病にとっても、神経遮断薬が第一選択の治療法だった。統合失調症やうつ病のほうが、実のところアルコール中毒、薬物乱用などの病気と並んではるかに重要な問題だった。

リチウムに関する学会での議論をたどってみると、初期の頃はリチウムが躁病に有効だという主張がなされていたが、その後安全使用のためにリチウム濃度をモニタリングするといったような、ますます面白みのない議論へと移っていく。このトピックは、興味をかきたてたり、特に聞きたいセッションがなくてぶらぶらしている参加者を呼び込むようにはできていなかった。リチウムはほかの薬、特に最近の薬とはまったく対照的に、その合併症ばかりが注目されたのだ。

一九六六年のゲッティンゲンにおける学会で、スコウとシェパードは初めて同じ舞台で発表することになった。スコウは、リチウムは反復性気分障害に予防効果があるかもしれないことを示すバストロップとハーティガンの研究結果を発表した。だがこの発表は、同じ席でシェパードがした主張と真っ向からぶつかった。シェパードは、臨床研究者は主観を交えない厳密な判断に徹するべきであり、そうしてこそ治療の特異的効果があるかどうかを証明できるのだと主張したのだ。患者の多くはただ診察を受けているだけで良くなる。単に臨床医に支えられているだけで良くなった患者よりも、この治療を受けて良くなった患者のほうが多いのだろうか？　シェパードは、リチウムが予防薬になりうるというスコウの見解について意見を求められた。この観察結果は興味深いがまだ裏付けされていないというシェパードの答えは、彼が気分安定薬など幻想の域を出ていないと考えている証拠と見なされた。

そのやりとりの後でスコウの妻ネッタは、夫に対して厳しすぎるとシェパードに抗議した。そこへスコウが加わり、話の流れで、彼にはバストロップの結果を受けてリチウムを服用しはじめた反復性うつ病の弟がおり、リチウム服用以来一度も再発していないと明かしたため、ますますやっかいな事態になってしまった。その話によってシェパードは、スコウはリチウムが予防薬であることの「信者」で、それ以上の研究は不要だと思っているのではないかという疑いを強めたのだ。

この時点でバストロップとスコウは、一九六七年の論文草稿をまとめ上げていた[83]。シェパードは、スコウがこの論文の初期草稿を送ってきたので、提言をしたところそれを誤解した形で原稿に採り入れたと主張した。スコウはこれに異を唱えている。

スコウの論文が発表されたとき、シェパードとバリー・ブラックウェルは『ランセット』誌掲載の「予防薬としてのリチウム――またもや新しい治療神話か[84]?」と題した論文で応答した。戦争の火蓋を切るこの辛辣なタイトルに続いて、ふたりはこう述べた――ケイドの対照群を設けない一般試験は、躁病患者の八十%がリチウムに好反応を示すだろうことを示唆したが、それに対してスコウの対照試験では躁病患者のわずか三分の一しか好反応を示さなかった、と。ふたりが報告したのは大まかにいって、初期のオーストラリアにおけるリチウム支持者を含むほぼすべての論文著者は、うつ病はリチウムへの反応が悪いと述べたこと、スコウ自身が行なった、うつ病にリチウム投与をした唯一の対照試験では、十二人中たったひとりが反応した時点で試験を中止してしまったことだった。

シェパードとブラックウェルによれば、バストロップは十一人の反復性躁うつ病患者を治療した結果、「彼らにはリチウムがどうしても必要だ」と断言したという。だが「これらの患者たちは、六十人の患者〔被験者全体〕の中では十八%にすぎず」、六十人の中には「治療に反応しなかった人もいれば、二度と姿をみせなかった人もいた[85]」。バストロップとスコウは二編目の論文で、六年半の間リチウム投与を受けた百五十六人から八十八人を選んだ。気分障害エピソードの前後でエピソードの既往歴が確認されて一年以上リチウムを服用していた人という基準で患者を選び、リチウム服用の前後でエピソードの頻度を比較したのである。しかしブラックウェルとシェパードが指摘したとおり、これらの患者たちの大半は、ECTか抗うつ薬の最初の処方でよくなっていた。ここで問題だったのは、「感情病の自然経過と生物学的治療法によるその断片化という観点からすると、数人の患者は反復性の疾患ではなく単発の疾患だった可能性がある」[86]ということだった。

ブラックウェルとシェパードが指摘したのは、反復性気分障害の患者はどのグループをとっても、しばらく追跡調査をすると、どんな治療を受けたかにはほとんど無関係に同じような結果になりやすいということである。彼らは精神医学研究所の患者グループから得た、フェネルジンを含むほぼすべての薬も反復性気分障害に予防効果があったという結果を発表した。実のところ、シェパードの一九六五年の臨床試験は、フェネルジンが抗うつ薬ではまったくないことを示しているように見えたのだが。これは、スコウとバストロップの患者たち自身が自分はリチウムに好反応を示すと自己選択したのであって、もしその患者たちが対照試験に無作為に割り当てられていたら、その効果は明白ではなかったであろうことを示唆している。

しかしスコウの手法を批判するこの手厳しい応答をきっかけに、精神薬理学界は一斉にスコウとリチウムの支持へ回り、シェパードと対立した。精神薬理学の提唱者たちがシェパードの批判の中に聞きつけたのは、治療に対する懐疑の声だった――それが彼らを一様に脅かしたのである。

『米国精神医学ジャーナル』のネイサン・クラインによる論説はリチウムの認可取得キャンペーンの一環として掲載されたものだったが、それに応えてバリー・ブラックウェルはこう投稿した。この論説は「その後の経緯によって冷めていった当初の熱狂を取り戻そうとする人たちには、まことにありがたがられるだろう。著者（クライン）の（リチウム）賞賛が、彼の論にふさわしい運命をもたらすかどうかは時がたてばわかる。ふさわしい運命とは、つまり、シンデレラの名付け親の妖精とともに彼が神話集の中に加えられることだ。「珍しくもないただのリチウム」を手持ちの証拠によって万能薬に変えるのは、かぼちゃを馬車に変えるのに次ぐ離れ業である」と。クラインはそれに対して「ブラックウェル博士の愉快な寄稿は、まるでシンデレラの意地悪な姉が書いたかのようだ。……どこかかすかに人格的な近ささえ感じさせる。ブラックウェル博士の警告を読んでいると、抗精神病薬と抗うつ薬の導入差し止め請求を思い出す。無論、ブラックウェル博士はこういう薬がいずれも何かの役に立つことが証明されたとは思えないでいる可能性もあるが[87]」

このあとスコウとシェパードが直接会ったのは一度だけ、一九七三年のユーゴスラヴィアにおける学会の席上だった。この場でシェパードは、もしバストロップとスコウの論文が彼の主宰する雑誌『心理学的医学』に投稿されていたら、「しかるべき修正をした上で研究速報として、受理しただろう」と述べた。続けて言うには、「スコウ教授が引き起こした問題は、自ら招いたものなのだ。自分の判断を固く信じすぎて、第三者による評価は不要だという結論に達したらしい。彼が提示した証拠は、その当時我々が指摘したとおり、疑いなく不完全だった。しかも精神医学界における身体療法の歴史は、残念ながら非対照研究に頼るという愚を犯すことが多すぎた。たとえ臨床観察者がどんなに優秀で熱心でも、である。インスリン昏睡療法と前部前頭葉白質切断術(ロイコトミー)の例をあげれば十分だろう。それゆえスコウ教授が最終的にはためらいを捨てて、一般に認められている科学界の精神を受け容れるお気持ちになられたことを、私としてはたいへんうれしく思う[88]」

シェパードがここでふれたためらいとは、もし〔シェパードの採用している群間並行試験の方式で〕躁うつ病患者が無作為にプラセボを割り当てられたら、自殺する現実的リスクが高まるだろうという懸念だった。スコウにとって、無作為に自分の弟へプラセボを割り当てるのは、倫理にもとることだったのだろう。短期間の試験でプラセボを使うのはよいとしても、対照となる治療薬の有効性が強く推測されるときに、何年にもわたってプラセボを投与しつづけるのは倫理にかなうことだろうか? たとえばハインツ・レーマンは、世界保健機関(WHO)のリチウム研究の最中に盲検を中断した。深刻な自殺企図が続いたからである。その結果、その自殺企図のすべてがプラセボの患者だったことがわかった。

スコウはこの段階で、当時米国精神薬理学界における重要人物のひとりだったネイサン・クラインから注目されるようになっていた。このことから、カリブ海域諸島で開催された一連の年次会議に招待されることになった。これはクラインの裕福な患者が後援した会議で、クラインは欧米の研究者たちを引きこんで非公式なワークショップをつくっていた。一九六六年四月にハイチで開かれた会議で、スコウはジュール・アングストと会った。アングストはちょうどこの直前まで精神医学研究所でシェパードとルイスとともに在外研究員をしていた精神医学的疫学者である。彼はまた、論文の刊行準備中で、そのなかで後に単極性感情障害と呼ばれるものと双極性感情障害と呼ばれるものを区別すべきだと改めて強調した。アングストは最初、リチウムの予防効果には懐疑的だった。

だがスコウと会った後、一九六〇年代初期にプラハで気分障害の診療所で働いていたポール・グロフに連絡を取った。グロフはイミプラミンが双極性の患者の再発予防には無効だと証明した人である。どうすればリチウムとイミプラミンを比較できるだろうか？　グロフの初期のデータは、リチウムもイミプラミンも気分安定薬かもしれないというスコウの見解とは合わなかったので、彼は懐疑的だった。しかしアングストはグロフを説得し、デンマークのオーフスまでスコウに会いに行ってもらった。

グロフはプラハに戻ると、イミプラミンに反応しなかった反復性気分障害がリチウムに反応するかどうかを調べにかかった。まずぶつかった問題は、この研究班の主任であるハンズリツェク教授が一九五〇年代にちょっとリチウムに手を出したとき、投薬を受けた患者に数人の死者が出たことだった。グロフは、もし何か失敗すれば職を失うとわかっていた。だがイミプラミンの効果に比べ、リチウムは確かに再発の頻度を減らすように見えたのだ[89]。

ただし、この試験にはアングストの仮説が組みこまれていた。つまり「概して内因性感情精神病は、エピソードの数が増えるにつれて周期の長さが規則的に短くなっていく。もし感情精神病の経過に途中で介入するとしたら、前後の同じだけの期間を比較しなければならない。介入後は、〔もし薬の効果がなければ〕それ以前よりもエピソードの頻度が増えるだろうと予測できる」ということだ[90]。この障害は自然経過として、年齢や過去のエピソード数とともにエピソードとエピソードの合間の期間が減っていく（つまり頻度が上がっていく）と考られていた。この鏡像法〔前後の期間を対称的に考える〕は無作為化の問題を迂回する道を示した。バストロップとスコウはこれを前提とし、アングストとグロフも続く研究において同様に前提とした。この方法によると、リチウムは予防効果があるようで、イミプラミンにはないようだった。[91] バストロップとスコウは中止試験も行なった。リチウムに比較的好反応を示した患者を、リチウム（投与継続）群とプラセボ切り替え（投与中止）群のどちらかへ無作為に割り当てたところ、リチウム群はプラセボ切り替え群よりもずっと良くなった。[92]

それでもなお、シェパードは納得しなかった。彼によれば、アングストは双極性障害の自然経過についての仮定をしていたが、患者を無作為に割り当ててプラセボ対照二重盲検をするのでなければ、リチウムが間違いなく主張されているとおりの効果があったという証明にはなりえなかった。しかもアングストの仮定は、今見ると確かに間違っている。自然経過としてエピソードが増えるということはない。シェパードは、この中止試験の結果は単にリチウムの離脱症状からくるものかもしれないと主張した。[93] その後三十年以上を経てみると、リチウムには投与中止後の悪化を引き起こす離脱症候群があるようだ。

最終結論は、さらなる一連の対照試験で出た。このうちふたつの試験で、リチウム投与は確かにその後の感情病性エピソードの頻度減少につながるように見えた。[94] だがシェパードとその同僚たちは、その後のふたつの試験において、アミトリプチリンも反復性うつ病性障害に予防効果があること、[95] そしてリチウムとアミトリプチリンは反復性うつ病性障害に投与した場合、明らかに同じくらいの予防効果があることを示した。[96]

この論争によってリチウムは日の目を見ることになり、向精神薬界の星になったのである。またこの論争によって、薬で——後年の用語で言えば——気分を安定させられるだろうという考え方が確立した。しかしその過程で、ほとんど何もかもがひっくり返ってしまった。もともとリチウムを軌道に乗せる推進力は、躁病に対する明らかな特異性にあった。それがこの時点で、まったく別の作用によって軌道に乗りつつあった。リチウムは病気を治癒するというより安定させる薬となったが、その効き方にはほかの多くの向精神薬と少しでも違ったところがあるのだろうか？

そうこうするうちに、さらなる研究がリチウムの特異性という概念をじわじわと打ち砕いていった。囚人群を査定していたマイケル・シアードは、リチウムは一般に囚人の攻撃性レベルを下げると報告し(97)、この発見はすぐに再現された(98)。こういう結果は、ケイドによる一九四九年の最初の報告へのほぼ全否定と言える。それとも逆に、もしリチウムへの反応によって双極性障害が定義されるのだとしたら、シアードの研究結果は、パーソナリティ障害患者の多くが実は認識されていない双極性障害患者である証拠だと、再解釈することもできる。後者の解釈は、現在気分安定剤を支持する人たちが採っているものだ。

リチウム戦争の余波

短期的に見れば、スコウとシェパードの論争は、シェパードよりもスコウとリチウムに利をもたらした。リチウムは精神薬理学界の重力法則を打ち破ったと言える。後押ししてくれる企業はひとつもなかったのだから。一九七七年について言えば、欧米では四十四種類のリチウムが販売されていた。もしSSRIのひとつであるフルオキセチンを製造する企業が四十四社もあったなら、イーライリリー社はやがて代表的存在になる薬、プロザックや後のジプレキサを市場に出す気にはまったくならなかったろう。だが関心の高まったリチウムの問題は、どの学会でもプログラムに大きく載せたがった。これはひとつには、スコウの側についたのが精神薬理学界の中でもきわめて影響力のある人々だったからだ。

一九五九年、米国ミシガン州のイプシランティ州立病院でガーションとジェラードがリチウムを使用したのに続き、ミネソタの小さな会社であるローウェル研究所が研究者たちにリチウムを提供しはじめた。そしてまもなくＦＤＡは、リチウム使用希望臨床医たちに研究許可を与えている件数が増えつづける一方であることに気づいた。[99] 米国では、リチウム使用を登録制にすべきだという圧力が高まっていった。一九六九年に米国精神医学会は、躁病にリチウムを使えるようＦＤＡの認可を得るため、リチウムの特別調査委員会を立ち上げた。この委員会のメンバーには、ビフ・バニー、ロベール・プリアン、ジョゼフ・テュパン、サミュエル・ガーションらが加わっていた。

しかしこれほど多くの「研究者」がそろっていたにもかかわらず、米国のデータは数が乏しく精密でないままだった。米国で二番目の試験は、ロナルド・フィーヴによって行なわれた。フィーヴは一九五五年にハーヴァード大学医学部を卒業後、コロンビア大学精神医学研究所に来て、精神分析派絶頂期の精神医学を学ぼうとした。フィーヴは自ら精神分析的訓練を受けながらも、それに幻滅を感じた。彼の部署の長だったローレンス・コルブは、リチウムに関するオーストラリアとデンマークの報告を研究するよう勧めた。フィーヴは研修医仲間のラルフ・ウォートンとともに一般試験を開始し、電解質の血中レベルをモニタリングするためにハインリヒ・ウェルシュとも連携した。リチウムを使用することには反対もあったが、リチウムの躁症状をコントロールする効果がだんだんとまわりの空気を変えていった。そのおかげで、フィーヴは一九六六年に北米で最初のリチウムクリニックを開設した。

フィーヴの行なった試験は、一九六八年に『米国精神医学ジャーナル』で発表された。この試験には二十九人のうつ病患者が参加した。まずプラセボから始めて、その後十七人の患者がリチウムを、十二人の患者がイミプラミンを投与された。どちらの薬も効果をあげたが、イミプラミンのほうがリチウムよりも若干良いようだった。このような制約があったにもかかわらず、この試験は影響力があった。[100] 米国国立精神保健研究所（ＮＩＭＨ）のビフ・バニーとフレッド・グッドウィンは、参加した患者がふたりだけという別の「試験」を行なった。どちらの患者もリチウムによって正常に戻ったが、プラセボに置き換えた十回中九回は、二十四時間以内に躁病が悪化した。

その間クラインらはテレビやラジオを通して世論に働きかけ、この薬に対する関心を呼び起こす活動を始めていた。企業が認可申請を行なわないため、クラインは米国神経精神薬理学会に、学会がリチウムの認可申請をするように迫った。前代未聞の動きである。結局、スミス＝クライン＆フレンチ社――ひとつには、クロルプロマジンの導入によって米国精神薬理学界における主導的役割を認められたからだと言われている――とファイザー社の二社が、一九七〇年にＦＤＡへ登録申請書を提出した。こうしてリチウムは、米国で躁病に用いることを認可された。だが、予防薬としてではなかった。

この頃のリチウムには、治療を超えた影響力があった。クロルプロマジンは統合失調症から躁病、うつ病まで何にでも有効だと思われていたが、米国の医師たちにはそれぞれの精神病を区別すべき動機づけがほとんどなかった。ほとんどすべての精神病が統合失調症と診断された。しかしリチウムの有効性が実証されたことで、英国と米国における統合失調症の診断率の差という新たな観察結果が浮き彫りになった。これが統合失調症の国際パイロット研究につながった。[101] 米国は、ロシアを除く世界中のどの国よりも、統合失調症と診断することが多かった。誰もがクロルプロマジンを第一選択の治療薬として使う一方、この差異は興味深くはあっても現場においては実質なんの問題も生じなかった。だが、もしリチウムが躁うつ病の治療にもっと特異的な薬だったら、もしクロルプロマジンには反応しないのにリチウムには反応する患者がいくらかでもいたなら、そしてとりわけもしリチウムが気分障害の予防薬だったなら、適正な診断をすることが重要になってくる。全米のリチウム使用に関する地域差は、躁うつ病の診断率と連動していた。[102] そしてこれがＤＳＭ－Ⅲへの重大な契機となった。ＤＳＭ－Ⅲはさらに踏みこんで、双極性障害をほかの気分障害から分離する。それは次章に述べるとおりである。

リチウムはうつ病を単極性と双極性に区別する役割をしただけでなく、双極性には躁病として入院が必要になる双極Ⅰ型障害（bipolar I disorders）のほか、気分高揚をともなう入院不要なうつ病――双極Ⅱ型障害

（bipolar II disorders）もあるという認識をもたらした。双極I型障害つまり循環精神病（folie circulaire）は発生率が年間十万人にひとりというまれな障害だが、双極II型のほうは、パーソナリティ障害その他の疾患における感情不安定をどう解釈するか次第で、発生率は人口の五％にも達する可能性があることがわかった。もし新世代の「気分安定薬」が出現するとしたら、それは「儲かる薬にはつきものとなる宣伝を欠く」心配はなかった。

リチウム戦争の皮肉な結末

ストレームグレンとスコウが編集した一九八〇年の論文集への書評において、シェパードは匿名で次のように書いた。「この論文集のストーリーの核心は、最初の二章にある。どちらもスコウによって書かれたもので、一章は地元での「リチウム研究」の歴史的説明、そしてもう一章は二十五年にわたってリスコフで出版されたリチウム関連の文献約二百五十編のリストであり、その多くに彼の名前が付いている。リチウム・バブルはもうはじけつつあるので、このような情報も精神医学界で過大評価された治療薬の自然経過を学ぶ次世代の研究者たちにとっては、なにがしかの価値があろう」と。[103]

このリチウム・バブルがはじけてほしいという悲壮なまでの期待は、この物語の悲劇を表わしている。同じように内向的な性格で、ごく同じように注意深い臨床観察とデータへの関心をもつふたりの男たちは、「M・S」というイニシャルだけでなく、製薬業界への不信感も共有しており、どちらもこの争いをひどく苦痛に感じていた。ふたりは熾烈な争いで対立する立場に立つことになり、そしてついには双方ともまさに自分が信頼するもののために挫折したのである。

この争いの結果としてスコウが一時的に舞台の中心に立っている間、シェパードはその分野を離れた。引きこもって、精神医学研究所で一九六〇年代前半から始めていた疫学的研究に集中したのだった。この研究への動機となったのは、町なかにいるふつうの人々がどんな神経的（ナーヴァス）な問題を抱えているか誰にもわからないという、彼の認識だった。精神病院（アサイラム）の時代なら、人々は内面生活を自分の胸だけにしまっておいたので、内面生活がひっくり返って人目を集める危険な事態になってはじめて、病人は精神科医（アリエニスト）やその後継となる精神科医（サイカヤトリスト）の目にとまった。私たちの精神疾患についての知識は、ほぼこのようにして医師の目にとまった人から得られるものに限られていた。

シェパードは精神医学的疫学を創りだした。だがこれは、ますますゆるいスクリーニング基準を採用する成り行きになったことと、障害（disability）という概念をすべからく回避したことにより、全米国民の半数が生涯のどこかの時点で精神疾患に罹患するという近年の論調につながった。もしその人たちが病気なら、そしてもし無作為化比較試験が示すように見えるとおり治療薬が効くのなら、病気とは思われない人々も病気を発見して治療してもらうべきだという論理になる。このような国民生活への介入は、共和党政権の上層部からさえも絶対的な支持を得て、子どもたちのスクリーニング義務化計画を生みだした。介入によってアルコール症、薬物乱用、自殺、離婚、長期欠勤といった国家の負担を減らすことができるだろうという、治療薬の支持者たちの主張に従ったのだ。世界の経済競争がますます激化する時代にあって、このような利点を拒める人がいるだろうか?

ジュール・アングストは一九六〇年代半ばに英国の精神医学研究所に来て、シェパードのもとでトレーニングを受けた。シェパードの仕事やこのトレーニングに刺激を受けたアングストは、チューリヒで気分障害の研究を始め、一九六六年のこの研究が双極性障害という概念の復活をもたらすことになった。それは、後に述べるとおりである。一九八〇年代の末になると、アングストの研究は、全人口の五%が双極性障害と考えられる、と示唆している。

しかしシェパードが流れから取り残され、その研究もリチウムの熱狂的支持者の陣営を勢いづけるのに使われていたとはいえ、スコウとリチウムの星が天空に輝いていたのはあとしばらくの間だけだった。気分安定化という概念が確立した途端、気分安定薬というさらなる潮流が押し寄せ、精神医学界の浜辺からリチウムを一掃してしまった。北米で最初につくられた、コロンビア大学のリチウムクリニックは一九九五年まで持ちこたえたものの、第六章で見るとおり、次第にバルプロ酸などの抗けいれん薬が使われることが多くなってたちうちできなくなり、閉鎖された。リチウムは、精神薬理学界の勢力とかつての熱狂的支持者たち――シェパードはその影響力に必死で抵抗したものだったが――からこきおろされた。

上げ潮は、浜辺の様子を一変させうる。それについて、ポール・グロフが二〇〇二年に彼のくぐり抜けてきた過去をこうふり返っている。「三十年前には事実上誰ひとり投与されることのなかった長期治療薬が、今ではほとんどすべての反復性感情障害患者に処方され、もうこの病気の自然経過がわからないほどだ。リチウムを使うことで感情障害の概念は飛躍的に拡大し、総合的にみたその精神病理よりも、気分症状が精神医学的評価の中心となった。こういう変化を見てきたので、精神医学が似たような移り変わりを過去にどれほどくり返したか、精神医学にはまだまだ解明し学ばなければならないことがどれほどあるか、私にはよくわかる」[104]。このような問題を主に、この後の三つの章で考えていく。

情報還元主義

この章は不吉な予感とともに始まった。つまり、リチウムはその通夜の席に情報還元主義（informational reductionism）を呼びこみ、それがどんな生物学的還元主義より大きな影響を精神科の診療に与えたということだ。それは皮肉なことに、ここで述べられるリチウムの唱導者のユニークで人間的な物語とは対立する。

リチウムをめぐる争いの最中に、シェパードは自分の信念を明らかにしていた。彼が先駆的に行なった数々の試験は、前部前頭葉白質切断術やインスリン昏睡療法を直ちに中止させただろうし、もしスコウが適正な試験を受け入れていたら、リチウム療法も同じように中止に至らしめられただろう、と。この論争はリチウムを売るのに貢献したが、また一方で無作為化比較試験（ＲＣＴ）をも売り込んだ。

しかしシェパードが挙げたような初期の治療法が行なわれなくなったのは、無効であることが試験で証明されたからではない。その反対で、インスリン昏睡療法や前部前頭葉白質切断術を消滅させたのは、クロルプロマジンやイミプラミンのほうがはるかに有効だと認識した臨床医たちの、個人的な臨床的判断だった。しかもクロルプロマジンとイミプラミンは、ＲＣＴを通して発見されたのではなかった。だからＲＣＴが実際に何を明らかにしているのか、一見ではわからない。ＲＣＴは薬が効くことを証明するものなのだろうか？

この問題はきわめて重要である――この問題について論評する人のほとんどが、現代の評価法は薬物療法と精神医学に堅固な基盤を与え、進歩を重ねていけるようにしたという見方を是認しているのだから。これは疫学的パラダイムと呼ばれることもあれば、エビデンスに基づく医療と呼ばれることもある。現在、精神医学界の主要な雑誌は、臨床試験の論文だけを掲載し、症例報告を採用しなくなった。この評価法の支持者たちにとって、歴史の担う役割とは、「事実」が証明されていく過程を記録することだけになった。確かに、歴史は胡散臭いものだ。歴史家はあらゆる情報を集めようとするのではなく、むしろ明らかに自説に都合の良いデータを選びだすのだから。多くの人は、歴史家の言う逸話や物語など学説とは呼べないと思うだろう。

だが、疫学的パラダイムは、臨床試験のエビデンスの本質に関して、とんでもない間違いをひとつ犯している。哲学的な言い方をすれば、ＲＣＴは帰無仮説*（a null hypothesis）に基づいて構成されている。帰無仮説がある。

＊統計的検定の際、棄却されることを期待して設定する仮説。実験や作業で得られた仮説（対立仮説）に対し、それを否定した仮説（帰無仮説）をもとに検定を行ない、それによって帰無仮説が棄却されれば対立仮説を採用できる。

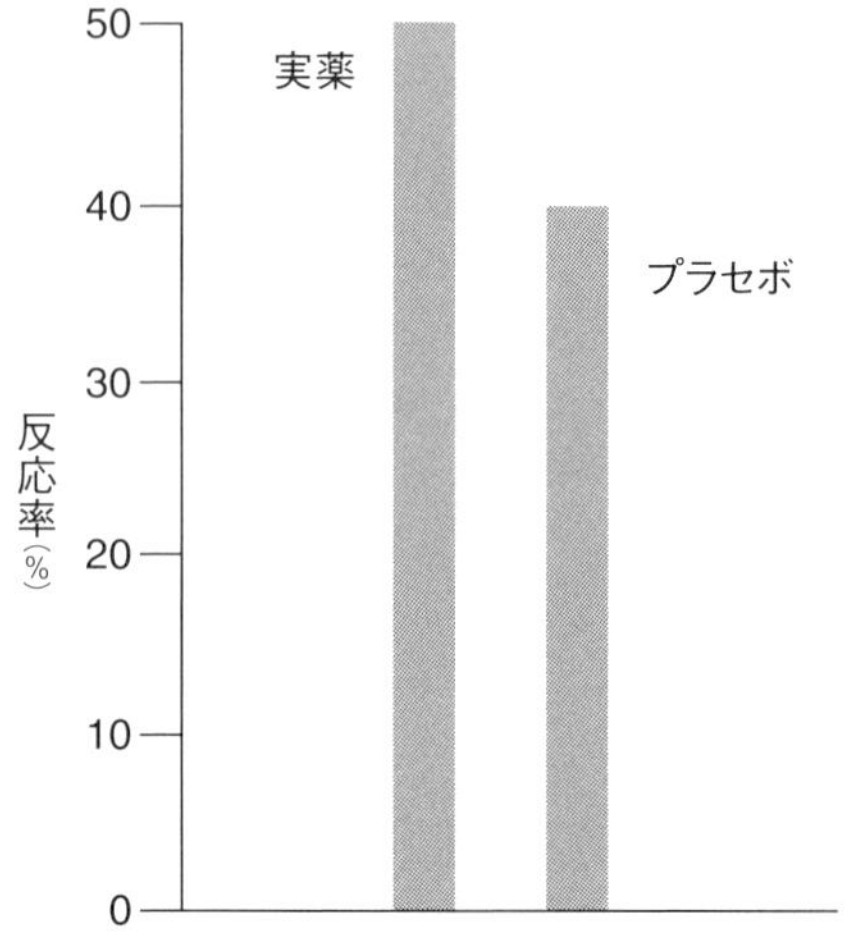

図4-1　抗うつ薬の評価尺度に基づいて得られた反応率：実薬 対 プラセボ
出典：この図は、全抗うつ薬のプラセボ対照試験に関する、FDA による総説のデータにもとづく。Stone M, Jones L (2006). Clinical Review: Relationship between antidepressant drugs and adult suicidality（臨床総説：抗うつ薬と成人の自殺との関連性）、p. 31. www.fda.gov/ohrms/dockets/ac/06/briefing/2006-4272b1-index.htm

否定された場合、その意味するところは、ある治療薬が効かないとは言えない、ということだ。これは、その治療薬が「効く」、だから投与すべきだ、と言うのとは異なる。

ＲＣＴはもともと、治療法の安直な流行をすぐさま止めるためにデザインされたものだった。今でもこの役割がいちばんはっきりと示されるのは、試験が有意性の疑わしい治療効果を証明するときよりも、新しい治療法にまつわる臨床現場の熱狂に疑問を投げかけるときだ。しかし後の章で述べるとおり、そのもともとの役割が完全に逆転すると、ＲＣＴは製薬会社の主要なマーケティング手段となった。現在ＲＣＴは――プラセボに勝てない薬は通常日の目を見ないという事実もあいまって――流行を動かす力になる燃料である。

話が抽象的になったので、もう少し具体的に考えてみよう。抗うつ薬や気分安定薬は平均すると試験に参加した患者の五十％に効果があり、一方プラセボは四十％に同等の効果がある[105]（図４－１参照）。これは、その薬が効くという意味に解釈される。そしてこのメッセージの後からは、医学界の金と文化が付いてくる。

だが、プラセボ反応を生みだすのは何なのかを考えてみてほしい。気分障害の自然経過によれば、大半の患者は治療を受けても受けなくても、数週間以内に改善するはずだ。また、食生活や生活習慣、アルコール摂取についての適切な臨床的アドヴァイスや、仕事や人間関係上の問題を解決することも影響すると広く考えられている。患者が医療専門家による治療を受けていると感じることも効果を生むと見られているが、この効果は患者が何らかの化学的アンバランスを正常に戻すと思っている薬を投与されることで、強化される可能性がある――たとえその化学的アンバランスに根拠がなくても、投与される薬がプラセボだとしても。患者が自ら試験に参加するということも、やはり効果を上げるかもしれない。このような要因すべてが、プラセボ反応に反映されている。しかしこれらの各要素があげた効果を――たとえば気分障害の自然経過である割合と、生活習慣についてのアドヴァイスが効いた割合を――定量化するのは難しい。

まったく同じ要因が、薬効のある実薬を投与されている人たちの反応にも影響する。だが、プラセボ反応の要素を定量化する難しさに比べ、ＲＣＴは薬による影響を定量化することが可能だ。図４−１に示すとおり、実薬に反応する患者が五人いればそのうち四人、すなわち八十％はプラセボを投与されても改善しただろう。十人中ひとりはこの薬に特異的に反応するといえるが、五人にふたりの割合（＝四十％）でプラセボに反応する――しかも副作用のリスクははるかに低い。もし精神医学界の金と文化が科学的証拠（エビデンス）に従うのなら、私たちは誰もが確実に治療薬を処方されることを目指すよりも、プラセボ反応を強化することを目指すべきだ。

医師も患者も、ふたりにひとりがこういう薬に反応すると考えており、これは一見すばらしいことのように見える。どちらも、抗うつ薬試験の結果は、ペニシリンが劇症肺炎に効くのと同じように効いたのだと受けとめる。もし医師が肺炎患者にペニシリンを投与せず、あるいはストリキニーネ中毒患者に活性炭を、糖尿病患者にインスリンを投与せずに、患者への接し方のみで効果をあげようとして、事態が悪化したら、たいていの人はすぐに訴訟を起こすだろう。だが言うまでもなく、ＲＣＴは肺炎患者に投与するペニシリンのような治療薬には、不要である。死ぬはずの患者がベッドから起きて歩くようになるのだから――バルビツール酸塩やＥＣＴの治療を受けた緊張病患者もまた、同様である。ＲＣＴが必要なのは、主として治療薬が有効かどうかはっきりしない場合だ。

実を言えば、気分安定薬と抗うつ薬の臨床試験では、実薬にもプラセボにも反応しない人も十人中五人いるのだから、いっそう始末が悪い。つまり、気分安定薬のような薬を投与された患者のうちどの十人をとっても、ひとりは薬だけに反応するが九人はそのようには反応しない、と臨床試験データは示しているのだ。医学雑誌は症例報告よりもＲＣＴのほうを優先的に受理することで、ふたつの間違いを犯しているように思われる。第一に、医学の主要な発見はすべて症例の記述を含むものである――ヒポクラテスによって記述された患者たちから、ケイドにリチウム投与された十人の患者たち、そしてドレイとドニケルに記述されたクロルプロマジンへの反応三十八例、ローランド・クーンに記述されたイミプラミンに反応した四十人の患者、さらに心血管疾患の治療中にバイアグラの興味深い副作用に気づいた患者たちに至るまで。それまでにない症候群、それまでにない治療法、それまでにない危険性に関するブレイクスルーは、今なお症例報告を必要とする。もし医学雑誌がそのような症例報告を採用しなかったら、見逃してしまう可能性が高い。

しかし同じくらい重要なのは、医学雑誌が症例報告を逸話（アネクドート）的〔報告者が経験したというだけで一般性のほどが定かでない症例（あるいは治療）〕だと却下し、臨床試験参加者のような雑多な症状に投与された向精神薬の類のＲＣＴを優先的に採用する一方で、薬に特異的に反応したひとりだけの体験を、その九倍もいる違う反応を示した人や無反応だった人の集団より特別扱いしていることだ。医学雑誌は、もっと問題のある逸話主義に傾倒している――ＲＣＴは、このような非定型反応が治療薬を投与されたほかの人たちにも一般に当てはまるという主張を、従来の医学症例報告ならけっしてしなかったような形でしたのである。

マイケル・シェパードが一九五五年に発表した最初の試験は、レセルピンが抗うつ薬であることを示したが、これは医学雑誌の変わりゆく性質と、エビデンスに基づく医学の新しい落とし穴の見事な象徴となった。[106] シェパードがこの臨床試験を始めたのは、高血圧症患者がレセルピンを使うと非常に気分がよく(better than well)なるという報告に刺激されたためだった。この試験は、精神薬理学を変容させたことだろう——もし、その結果が認知されていたならば。[107] プロザックは生まれなかったかもしれないし、セロトニン欠乏や化学的アンバランスといった考え方は間違いなく生まれなかったろう。レセルピンはセロトニン濃度を下げ、かつ抗うつ薬だったというのだから。シェパードは、この研究を認知させられなかったのはつまるところ臨床医たちがこんな例を見たことがなかったせいだとしている。統計や、個々の患者に対する薬の効果よりも集団に対する効果を重視するのは、科学論文においてはそれまでに例がないことだったのだ。[108]

だがレセルピンは抗高血圧薬(降圧薬)としても使われたし、事実、シェパードの論文に先行して『ランセット』誌に掲載された二編の論文では、高血圧症患者がレセルピンで希死念慮に陥った例が報告された。[109] レセルピンは、静座不能(アカシジア)と呼ばれる焦燥状態を引き起こす可能性がある。これは当時まだ知られていなかった治療薬による副作用で、この際、患者が希死念慮や重大な他害傾向を示すことがある。この新しい危険性の報告例は説得力のあるものだった。うつ病における化学的アンバランスという概念を生みだしたのは、これらレセルピンの危険性についての報告をはじめとする多くの症例報告だった。

ここで重要なのは、これらの臨床試験と症例シリーズを考え合わせると、レセルピンは合う人と合わない人がいるという事実が推測されることだ。これ以降の科学は、どういう人がレセルピンに反応するのか、そしてそのことは精神医学的症候群を理解するうえで何を示唆しているのかを探りだそうと努めるべきだったのだ。が、そうはならなかった。以前臨床医はRCTを理解できないからといって無視したものだが、今では臨床報告のほうを、理解できないからといって無視する。治療薬の危険性や、治療薬を投与されて悪化した患者についての症例報告は、ＲＣＴによって治療薬の有効性は証明済みだとして却下される。

ＲＣＴの勝利とともに、それに関連したあらゆることが評価尺度も含めて正当性を獲得した。リチウム試験の場合、スコウは少なくともリチウムとプラセボそれぞれのグループについて、実際の再発、再入院、死亡した患者の遺体を調べた。現在の抗うつ薬、抗精神病薬、気分安定薬の試験は短期的な評価で、結果を評価するうえでは評価尺度に依存している。評価尺度は、大きく四つの領域において機能を評価できる――すなわち、疾患特異的領域で臨床医によって評価される部分と患者自身によって評価される部分、そして全体的機能の非特異的領域についても、臨床医の視点による評価と患者の視点による評価がある。効く治療薬だと言うためには、本来これらすべての領域において有効性を証明しなければならない。だが、どの向精神薬もそれをしていない。薬を認可に導く有効性は、ほとんど臨床家の評価である疾患特異的尺度だけが査定しているのだ。それゆえ、厳密に言えば、これまで証明されてきた治療薬の効果とは、特定の誰かの視点からのみ明らかな効果だったと認識されるべきだ[110]。

このことが示唆する問題は、現在の向精神薬試験における死亡者の数はプラセボ群よりも実薬群のほうがはるかに多いという事実によって、いっそう深刻化する。これは、ペニシリン試験やほんとうに効く薬の試験で起こることとはまったく違うのだ。

評価尺度は臨床実践から抽出したものである。評価尺度は今や、臨床場面で遭遇する症例のばらつきを減少させて遭遇をより科学的なものにするという前提のもと、ヘルスケアに取り入れられている。ヘルスケアの実践家たちは患者を診るときに、躁病やうつ病などの行動評価尺度を用いることを推奨されている。また、第六章および七章で述べるとおり、今では患者も評価尺度を使った気分観察（mood-watch）を行なうことを推奨されるようになっている――なぜかというと、そのようなデータは投薬治療へとつながるであろうということが、企業にはわかっているからだ。

このような測定技術を臨床試験の文脈から切り離して考えることの危険性はいくつもあるが、認識されることはめったにない。行動領域の評価尺度の大部分は、単なるチェックリストだ。これでは得られる情報が豊富どころか、貧困である。評価尺度を使うことで得られそうな利点は主として、おそらくは的外れと思われるたくさんの質問をチェック済みにできることぐらいだろう。時間の限られた臨床の場のやりとりで、そうした質問をしていたら、ほかのもっと重要な質問が犠牲になってしまう。臨床のまなざし〔ミシェル・フーコーの造語。近代的学問としての医学を形成した、臨床医による新しいタイプの知覚的経験〕が、測定技術によって利益を得る人たちによって左右されているのだ。製薬会社はこのことをよく理解しており、今では自社の薬の売上げ増大につながりそうな評価尺度を臨床医に紹介するために、専門のシンポジウムを開いている。

第二には、評価尺度はデータをもたらし、そのようなデータが信頼されるなかで、情報還元主義が起きていることだ。おそらくこれは、一般に批判の多い生物学的還元主義以上に臨床の場のやりとりから人間性を奪うことを助長している。もしある測定法が、測りようのない、あるいははじめから測っていないコンテクストや個人の機能や状況といった側面を無視することにつながるのなら、私たちは測れるものを測ることによって、いくらかでも科学的になっているとは言えない。それは疑似科学的というのだ。

第三には、評価尺度がもたらす抽象化すなわち情報還元主義は、諸刃の剣となる可能性があることだ。体重を数値化すれば、健康的な体重の基準を示すことができ、それを参考にすることで、減量計画に役立つ情報となる。それは間違いないのだが、数値は患者と臨床医の双方を惑わしかねない。個人生活のその他の数値と並べてみることによって、体重の数値を文脈のなかで捉えることができなければ、患者にとっては、体重の数値が最大の関心事となって神経症を起こす危険性がある。臨床医にとっては、患者個人よりも数値を治療するようになる危険性があるが、臨床医の数値中心主義が病的と見なされることはない。

エビデンスに基づく医療を支持する人たちは、産業界への不信感という点で、シェパードに同調している。

彼らは、臨床試験とは製薬業界を制御する手段だと考える。だが実際は、以後の四章で明らかになるように、産業界はマーケティングの目的のためにRCTを乗っ取ってしまった。精神科医たちは問題の本質を理解しなかったために、RCTは、コッホがシャーレの中の培養菌によってある細菌と特定の感染症を関連づけたのと同じくらい明確に、ある事実を証明したと考えるようになり、また、今や証明された事実が証明された事実の上に積み重なりつつあるとも考えるようになった――実際には、そんな進歩は遂げられていないのに。不確実性に直面して特異性や進歩への信仰にこだわるのは、迫りくる疫病に直面しながら医師たちが何千年間も瀉血を推奨することになったのと同じように、硬直性の印にほかならない。

シェパードは最晩年に、RCTに関する見方をひるがえした。以前は薬が効くかどうかを証明するというRCTの役割を擁護していたが、RCTは実際の向精神薬の効果がどれほど少ないか、そしてプラセボ効果がどれほど大きいかを表わしているると主張するようになったのである。[111] 亡くなる直前の数か月には、このように表現している――現在のエビデンスに基づく医療への傾倒は呪物崇拝（フェティッシュ）に近い。それは、精神医学が生みだした複雑な問題に対するさらにまたもうひとつの単純すぎる解決策にすぎず、問題の核心を突く真の解決策ではないのだ、と。[112] そしてシェパードはだんだんと、現代精神医学が特異的疾患概念に焦点を絞って取り組んだことについて、エミール・クレペリンを非難するようになる。シェパードの考えでは、特異的疾患概念は特異的治療をとんでもなく重視しすぎたというのである。[113]

第五章　躁うつ病の翳り

　政治家の名が時代につけられるように——たとえば、レーガン時代やサッチャー主義などといった具合に——クレペリンの名も、二十世紀の精神医学に刻まれている。サッチャー主義（イズム）やクレペリン主義（イズム）といった「パラダイム」ができあがってしまうと、かつては単に仲間の代表格だっただけの人が、同時代のほかの優れた人たちから歴史のスポットライトを奪ってしまう。この「イズム」というものは独り歩きして、時には創始者がとことん反対するようなことまで取りこんでしまう可能性がある。

　症状と経過の組み合わせによっては分類できない症例が出てくることもあるものの、病院の全記録を再検討してみると、ほとんどの症例はクレペリンが主張したとおり、寛解型の経過をたどるものと、永続的（能力）障害となってしまうものとにかなりはっきりと分かれる。しかし寛解型の疾患の中には、統合失調症の症状の多くを示すケースがある。このグループは、統合失調感情障害や反応性精神病、循環精神病をはじめとするさまざまな診断を受けてきた。躁うつ病の中には、クレペリンが独立した疾患ではないときっぱり否定した双極性障害も含まれる。だが、初めて記述されてから一世紀後、双極性障害はリチウムの運命と結びつき、再びレーダー上に現われた。私たちが次に取り組むのは、双極性障害その他の循環性障害である。

長い戦い——ウェルニッケ対クレペリン

クレペリンは今でこそ際立った大物扱いされているが、世紀末のドイツでは、カール・ウェルニッケの陰に隠れていた。一八四八年に生まれたウェルニッケは、ブレスラウで医学を学び、その後は初期のドイツ精神医学界における重鎮のひとり、ハインリヒ・ノイマンの後任として、ブレスラウ大学の精神神経学講座を担当した。ウェルニッケがごく若くして教授職に就いたのは、一八七四年の驚くべき発見——脳の感覚性言語野、今でいうウェルニッケ野の発見を認められたためだった。この発見は脳卒中などの脳損傷患者の研究から生まれたもので、その際に彼が記述したところによれば、脳の左側頭葉に損傷がある人は、正常に話すことができても言葉を理解することができなかったという。ウェルニッケの発見は、パリのポール・ブローカが今ではブローカ野と呼ばれている、運動性言語中枢を発見した直後になされたものだ。ここが損傷された患者は、言葉を理解したり言葉で考えたりすることはできるが、明瞭な発語ができなくなった。ブローカとウェルニッケによる一対の発見は、新しく生まれつつあった脳機能観を裏付けた。これは脳の機能は局在すると主張するもので、当時激しい論争を呼んだ考え方である。

この発見によってウェルニッケは、精神病も脳の各部に局在するのではないかと考えた。この新しい「局在論者（localizer）」は急速に広まっていき、視覚は視覚皮質に、聴覚は聴覚皮質に、そして運動機能は運動野に結びつけられた。だが、このような一次知覚野および運動野の間にはいくつもの広大な領域が存在しており、それらは連合皮質と呼ばれるようになった。ウェルニッケらは、このような領域において、集められた感覚入力がより上位の認知構成概念になるのだと示唆した。そしてウェルニッケが精神病の原因になる場所として目を向けたのが、これらの領域だった。

ウェルニッケは脳機能について、ひとつのモデルを考えていた。英国のレイコックとジャクソンが考えたモデルに似たもので、精神機能は精神反射弓（psychic reflex arcs）の入れ子集合からなるという考えに基づいていた。ウェルニッケやフロイトから現在に至るまで、臨床医たちは最新の生物学的研究を、生物学に感化された思考法（バイオロジカル・ヒューリスティック）とでもいうやり方で臨床的視点に役立てようとする傾向があった。ウェルニッケの場合、このヒューリスティックによって、精神障害は反射弓を形成する連合線維が文字どおり弛緩するのかもしれないと考えるに至った。このような病変が引き起こすと考えられる重要な症状のひとつが、困惑（perplexity）だった――これは循環精神病に見られる症状であり、局在論者たちが以後も大いに強調した症状である。

　精神病の原因部位を特定しようとするこの努力は、むなしい行為ではなかった。ウェルニッケは感覚性言語野の発見に加えて、さらにいくつかの成功を収めた。一八八一年、彼はウェルニッケ‐コルサコフ精神病と呼ばれる疾患を記述した。一八七七年にセルゲイ・コルサコフによって初めて記述され、アルコール症と関連づけられたこの精神疾患は、運動障害とともに記憶障害や錯乱、困惑など、すべて連合の障害に合致する症状を示す。また、現在この障害はチアミン欠乏、外傷、出血、腫瘍、あるいはそのほかの脳の障害によって引き起こされる、非常に限定的、局在的な欠陥から起こることがわかっている。

　ウェルニッケはクレペリンと同じように、カールバウムから影響を受けた。だがそれは、クレペリンとはまったく違う意味でだった。緊張病には低活動と過活動の形態があることに気づき、ウェルニッケは運動精神病（motility psychosis）と表現するようになった。気分障害に関してはやはりカールバウムに倣って、いくつもの気分障害をひとまとめにはせず、それぞれを区別した。そして循環気質（シクロチミア）を特に強調した。最終的には、一八九五年にもうひとつ新たな疾患――不安精神病（anxiety psychosis）を記述している。

　ウェルニッケの主張によれば、クレペリンが疾患の経過を重視したのは大切なことではあるが、精神医学というものはさまざまな精神障害を経過以外も考慮に入れて識別しなければならない。疾患の経過にこだわるあまり、ほかのあらゆる臨床的特徴を見逃すような杓子定規は無用だ、というのである。ウェルニッケにとっては、脳機能の局在化が見込めそうな症状が第一で、結果として現われた疾患の経過をたどることは二の次だった。クレペリンはこれを脳の神話として取り合わなかった。

ウェルニッケとクレペリンが直接会ったらしいのは一度だけ、一八九〇年にロイブス〔現在はポーランド南西部にある当時ドイツ領の村〕で開かれた東ドイツの精神科医会議の場だった。クレペリンは北ウェールズを訪れることになる旅に出たばかりだった。カールバウムもその会議場にいた——ウェルニッケとともに。クレペリンは、ウェルニッケにただ引き合わせてもらっただけのようだ。[1]

クレペリンは現在考えられているのとは違って、当時のドイツでは局外者だった。英国では一九五〇年まで精神医学講座はふたつしかなく、ひとつはロンドン大学でもうひとつはエディンバラ大学だった。どちらも脳科学の専門家ではない人が教授職に就いていた。ドイツでは、一八八〇年の時点で二十一の精神医学講座があり、教授職のほぼすべてが神経精神科医で占められ、ほとんどがクレペリンではなくウェルニッケの側に立っていた。クレペリンはこのアンバランスについて、一九一八年にこう書いている。「脳の解剖学に関する発見は、期待されたほど精神医学という科学に貢献できなかった。にもかかわらずこの発見は非常に重視されたので、精神医学講座のポストは、それまで脳の生理学あるいは解剖学を専門にしてきた人で占められることになった」。さらに「これは、精神医学がもっとしっかりした科学的基盤を必要としている証拠である。そしてまた、臨床実践の重要性が過小評価されてきたことを表わしている[2]」

こんなふうに言うのは、まだ早かったかもしれない。一九〇三年頃には、クレペリンはウェルニッケの後輩だったが、彼独自の発見はひとつもなく、業績としては一冊の教科書しかなかった。教科書は今でこそ重要視されているものの、ほかに発見がひとつもなければ独創性の証明とはけっして見なされなかった。その後一九〇三年に、クレペリンはミュンヘン大学へと移った。それと同時に、ドイツにおける第一線の脳研究者のひとりであり、ハレ大学精神医学科の教授職にあったエドゥアルト・ヒッツィヒが糖尿病性昏睡に陥った。ウェルニッケはヒッツィヒが就いていたポストへの申し入れを受け、一九〇四年にハレ大学に着任した。その一年後、ウェルニッケは自転車で遠乗りへ出かけた際に倒木に当たり、それが原因で亡くなってしまう。クレペリンの道は開けた。

ライバルの影は薄れたが、それはクレペリンの業績によるものではなかった。一九二〇年頃までには、クレペリンの臨床実践重視も、病因の発見につながらなかったことがはっきりした――ミュンヘン大学にはアルツハイマーやニッスルがいたにもかかわらずである。クレペリンの臨床方法は、本人が期待したほど効果が上がらなかった。「私たちが適用した基準は、統合失調症と躁うつ病のあらゆる症例を確実に識別するのには不十分だったし、またこの領域には重なり合う部分が多いという事実を受け容れなくてはならない」[3]。もしクレペリン自身の研究室が疾患の局在化に取り組んでいる印象を与えていなかったら、二十世紀初めのドイツではごくマイナーな地位にとどまることになっただろう。

とは言うものの、当時のクレペリンはこう述べている。「精神障害の病因論は科学の進歩からほとんど学ばなかったが、それは主として、ある特定のタイプの精神障害を特異的原因に結びつけようとする真剣な努力をまったくしなかったからだ。これは、ひとつにはさまざまなタイプの精神疾患の明確な定義がまったくないためだった。疾患の分類は一般に症状のみに基づいてなされ、その疾患に関与する基本的な過程に基づくのではなかった。従ってマイネルトやウェルニッケのような人たちの体系的考え方においてでさえ、病因論的考察は無視された[4]」

ウェルニッケがハレ大学にいたのはごく短い間だけだったが、カール・クライストというアルザス出身の二十四歳の助手にバトンを渡した[5]。ウェルニッケの死後、クライストはクレペリンのいるミュンヘン大学で研究するために移籍した。しかしクライストに考えを固めさせる体験となったのは、第一次世界大戦中に軍医となり、頭部損傷の患者たちを診察したことだった。そこで目にしたことは、脳の外傷が非特異性の精神症候群を生じさせるという従来の考え方は間違いであり、その損傷は局在性の障害という観点のほうがうまく説明できることが多いと確信させた。

一九二〇年、クライストはフランクフルト大学の精神科教授に任命された。着任後はすぐに、クレペリンが葬り去っていたカールバウムの緊張病（カタトニー）と破瓜病（ヘベフレニー）を統合失調症の中から掘り起こした。クライストは、運動精神病と不安精神病というウェルニッケの概念に新たな状態をひとつ付け加えた——錯乱精神病（confusion psychosis）である。これら三つの状態は、一九二六年には類循環精神病（cycloid psychosis）という概念へとつながっていった——これは統合失調症と躁うつ病との中間にあるものの、両者から区別できる一連の状態で、運動精神病や不安精神病、あるいは錯乱精神病という形態で出現する。[6]

クライストはまた、単形性障害と多形性障害を区別した。ある種の障害は、基本的に毎回同じ症状を呈する——これが単形性障害すなわち単極性障害だった。一方、毎回まるで違う症状を呈する障害もあり、これが多極性障害と呼ばれた。しかし、多極性の誕生に関するクライストの貢献は際立っていた。彼の理論の枠組みでは、躁病もうつ病も単極性障害となりうる——実際まれではあるが、疑いなくいくらかの単極性躁病は存在する。患者にふたつ以上の疾患——たとえば躁病とうつ病——があると、多極性障害となる。ふたつの障害があるということは、それだけ遺伝的負因が大きいだろうことを暗示していた。

こうした考え方は、ふたつの障害——たとえば気管支炎とぜんそくがあったとすると、（臨床医の目にはそれぞれの純粋な形態しか見えないこともあるが）特に病院の場面では、多くの臨床症状にふたつの病気がさまざまに混じり合っている、という主張にとてもよく似ている。その意味で、クライストは躁うつ病よりもむしろ、一連の躁うつ症候群というものを主張していた。

このような考え方は、精神病になるリスクにはそれぞれ別個の遺伝コードがあるのかもしれない、そして精神病にはならずにうつ状態あるいは躁状態になる人もいるだろうが、余分な遺伝的負因を持つ人は、うつ状態、躁状態、統合失調症状態になると、精神病状態にもなるだろう——という着想につながった。こういったことはすべて、これらの疾患に関する現代の遺伝学的所見とよく一致している。(7)

クライストのいたフランクフルト大学には、一九三五年からカール・レオンハルトが加わった。レオンハルトは、上記のような考えを広めるのにほかの誰よりも貢献した。(8) ベルリン大学へ移った一九五七年、レオンハルトはクライストの三つの類循環精神病——不安精神病、運動精神病、錯乱精神病を発展させた。運動精神病は、低活動と過活動というふたつの形を示すので多極性と考えられ、錯乱精神病も支離滅裂と平静期が交替する形態をとるとされた。一方、不安精神病は、不安から過度の幸福感や恍惚感へと揺れを示すことが多かったが、これは躁うつ病の多幸感（ユーフォリア）とも区別された。これらの状態のときに見られる妄想は、たいてい一過性だった。その臨床像は非常に不安定な傾向があり、日ごとに変化する。レオンハルトは初めから、類循環型障害の割合がほかよりもずっと高そうな患者グループとして、産後精神病の女性たちを選んでいた。このグループは真正の多極性だとされ——今でもそうである——、日ごと万華鏡のように変化することが多い。

クライストは多極性の臨床的症候群を考えたが、レオンハルトは一連の別個の疾病概念を考えた。クライストはこれらの障害の神経学的基盤に興味を持ったが、レオンハルトは遺伝学のほうに注目した。レオンハルトの主張によれば、躁病歴のある患者は、その家族にも躁病エピソードの既往歴がある。反復性単極性うつ病歴のある患者は、家族歴にうつ病を含むが、躁病は含まれないという。(9)

レオンハルトの単極性あるいは反復性単極性うつ病は、現在診断されるような大うつ病障害とはかなり異なった概念である。そして、レオンハルトが双極性障害と大うつ病性障害を対比させたと考えるのは、間違いだろう。現代の大うつ病性障害の概念は、かつて内因性うつ病と呼ばれたものを含むが、それだけでなく神経症性うつ病——一九八〇年代まで主に混合性抑うつ不安障害という形で見られたものも含む。これらの不安状態は、反復性気分障害というより慢性状態である可能性のほうがはるかに高く、必然的に双極性気分障害とも反復性単極性気分障害とも遺伝傾向がまったく異なる。

単形性あるいは単極性の形のうつ病は、レオンハルトには、どんな場合でも同じような症状を呈するように見えた。それゆえ、一貫して同じ症状が続くある種の妄想型統合失調症、すなわち体系化された統合失調症は単極性の項目に入れられた。そして、退行期メランコリーやある種の内因性うつ病もやはり同じ項目だった。

この分類体系では、退行期メランコリー——クレペリンにあれほどの大問題を引き起こした疾患が重要な役割を演じた。中年以降に現われるこの障害は、人によるばらつきがほとんどなく、症状がまったく典型的な現われ方をした。患者は食思不振、不眠、〔行為などの〕遅れ、焦燥といった古典的特徴を示し、このような特徴が多くの場合、虚無妄想や罪業妄想の展開に結び付いていった。実際このタイプのうつ病は、精神病院の中で若い患者たちに見られたタイプとはまるで違って見えた。若い患者の場合、あるエピソードのときには不安そうになったり、別のエピソードのときには神経衰弱のようになったりするうちに、やがて躁病エピソードを発症することが多かった。退行期メランコリーの場合は若年者とは異なる症状を示すだけでなく、躁病へと変化することはまったくありえないように見え、患者の多くは中年期以前に気分障害の既往歴がなかった。

このような障害とは対照的に、入院するたびに症状がまったく違う体系化されていない統合失調症あるいは気分障害は、多形性すなわち双極性障害と見なすほうが理にかなうようであった。

そんなわけで、レオンハルトの分類体系はクレペリンに比べ、たくさんの分類法則があった。ひとつは寛解の基準。ふたつ目は再現〔反復〕の可能性。反復性の疾患は、周期的に反復するものとその他に分けられた。三つ目の基準は、反復したときにはいつも臨床症状が一致しているかどうかだった。これらすべてを総合してみると、支持者以外にとっては面食らうような複雑な分類法ができあがった。

レオンハルトの研究がドイツ以外では知られぬままだった理由のひとつが、この複雑さだった。もうひとつの理由は、第二次世界大戦後のドイツ精神医学の孤立である。三つ目の理由は、レオンハルトの思考の根底にある遺伝学の重視だった。大戦後は「氏（遺伝、nature）」よりも「育ち（環境、nurture）」が優勢だった時代で、精神疾患の根源を欠陥のある遺伝子にではなく、社会的条件の障害に求める傾向があった[10]。

そして最後の理由は、レオンハルトもクライストもその研究が翻訳されなかったことだ。レオンハルトの研究の一部は翻訳されたが、不正確だった。一九九九年になってようやく、正確な翻訳が出回るようになった。このような挫折は、ブロイラーやクレペリン、ヤスパースなどその研究が英語へ翻訳されるのに何十年もかかった人たちの運命とさほど変わらない。だがレオンハルトの研究が出た頃には、すでに国際的分類の枠組みが固まっていた。それとは異なる思考様式は、わかりやすければまだ食いこむ余地もあったろう――しかしレオンハルトの研究はわかりにくいものだった。

双極性障害の誕生

一九六六年にはジュール・アングスト[11]とカルロ・ペリス[12]が、躁病は家族的系譜をたどるというクライストとレオンハルトの考えに刺激され、双極性気分障害が独立した存在であることを支持するともとれる研究を発表した。今、双極性障害の文献を読むと、これらの研究が画期的なものとして即座に注目されたような印象を受ける。しかし実際はそうではなかった。

ペリスは、アングストよりもレオンハルトにより強い影響を受けており、彼の研究はレオンハルトの仮説を具体的に検証したものだった。ペリスの論文は英文の医学雑誌に発表されたので、広く読まれやすかった。アングストは何の先入観も持たず、自分の集めたデータからの結論としてこの問題に行き着いた。彼はドイツ語で発表した。だが、ふたりともその研究の多くはリチウムの再導入期と重なったので、リチウムによる躁うつ病の治療には何か注目すべきものがあるかもしれないという可能性と結び付いている。

カルロ・ペリスは一九二八年、イタリアのコゼンツァに生まれた。父親は眼科医だった。彼は医学の道に進み、一九五一年に医師の資格を取った。当時は絶対必要だった後ろ盾もなく、イタリアで大学の職に就ける見込みは薄いとわかっていたので、ペリスは米国へ渡ることにした。だがビザが下りるのを待っている間に、スウェーデンへ行っていた友人から手紙をもらい、一九六〇年に米国ではなくスウェーデンへと渡った。

スンツヴァルにあるシードシェーン病院に勤務しつつ、ペリスは双極性障害についての実地調査を始めた。スンツヴァルで数年研究した後、彼はスウェーデン北部のウメオ大学にいたヤン゠オットー・オットソンに連絡を取った。当時オットソンはスウェーデン精神医学界の第一人者として頭角を現わしつつあった。ペリスはオットソンから研究の指導を受け、その後ウメオ大学へと移って、一九七一年にオットソンがヨーテボリ大学へ移った際、そのポストを提供されている。

ペリスは論文で、今なら双極性うつ病と呼ばれるものと、反復性の単極性うつ病とを比較した。後者は、かつて退行期メランコリーあるいは内因性うつ病と呼ばれたものである。レオンハルトは、これらの病気は遺伝学的に異なっているはずだと主張した。ペリスはどうやらこの主張に間違いがないことを確認したようだが、劇的なしかたでというわけではけっしてなかった。双極性患者は双極性障害の親類をもっていることが多く、単極性患者は単極性障害の親類をもっていることが多かった。だがこの説は、単極性躁病には当てはまらなかった。

双極性患者は単極性患者よりも、心的外傷となる出来事を子ども時代に経験しており、単極性うつ病は最初のエピソード発現への身体的誘因をもっていることが多かった。子ども時代の背景が崩壊していたり外傷的なものだったりする単極性患者は、病気の発症が早かった。独身者、離婚経験者は、双極性障害により多く見られた。

ペリスが自分の患者全員に人格目録（personality inventory）〔該当する行動特性を「はい」「いいえ」の二者択一法で自己評定することを求める質問紙〕を用いて性格検査を行なったところ、双極性患者は準安定性（substability）あるいは循環気質と呼ばれる要因の点数が比較的高かった。単極性患者は準妥当性（subvalidity）あるいは神経症的傾向と呼ばれる要因の点数が比較的高かった。しかしこれらはいずれも予想できる範囲だった。しかもさまざまな身体計測や神経心理学的テスト（当時はパーソナリティを反映すると考えられていた）を行なっても、双極性と単極性には何ら違いが見られなかったのである。[13] 双極性うつ病および単極性うつ病を神経症性（あるいは反応性）うつ病と比べてみると、評価尺度によっては、双極性と単極性は互いに似ているが神経症性とは違うという結果が出る。このような結果からペリスは、次のような結論に達する。

> 双極性患者と単極性患者の試験状況における違いを説明するには、人格特性（personality qualities）が重要となるかもしれない。……付加情報がないかぎり、双極性うつ病と単極性うつ病は人格の病像形成的影響力によって色合いの異なる、同一の疾患の表われだとも考えられる。双極性患者が単極性患者より死亡率が高いのは、仮定的にではあるが、人格構造の違いによると説明することも可能だ。……
>
> 〔だが〕遺伝的領域の調査によれば、このふたつのグループは遺伝傾向が異なり、しかもそれぞれのグループごとに特異性がある。このことは、双極性うつ病と単極性うつ病が同一疾患の表現型の異なるものだという仮説に反し、これらの病気がふたつの異なる疾病学的実体（nosographic entities）だという見方を裏付ける。従って、次のように考えるのが妥当と思われる。人は遺伝によって、ある程度は疾患になりやすい特異的傾向（つまりこれが病気の形式と経過を決定する）を受け継ぎ、またある程度は人格特性の大部分とさまざまな試験状況への反応様式を決定する特定の生物学的基盤を受け継ぐ。[14]

この要約は、現在の産後精神病や双極性障害のような疾患の遺伝的特徴に対する考え方を実によく示している。遺伝子は病気の表われる形式をコード化しているかもしれないが、そのような遺伝子は、引き金となる要因に対する脆弱性をコード化する遺伝子とはまったく別個のものかもしれない、とますます思われてくる。[15]確かにそのとおりかもしれないが、だからといってこれらの障害が別々のものであることを立証するわけではない。ちょうど、消化器結核が呼吸器結核と別の病気であると主張するのと同じだ。

つまるところ、双極性うつ病と古典的な単極性うつ病性精神病にはごくわずかな違いしかなかったということだ。治療法に関して言えば、双極性患者は電気けいれん療法（ＥＣＴ）と向精神薬を組み合わせたときのほうが、ほかの治療法のときよりもずっと再発しやすい傾向があった。

ペリスより少しだけ年上のジュール・アングストは、一九二六年十二月十一日にチューリヒで生まれた。アングストの双極性障害についての研究には、チューリヒで治療を受けた三百二十六人の患者が参加した。一九五九年から一九六三年までの間に継続入院した多数のサンプルから選び取った患者たちである。アングストの報告によれば、遺伝的要因と環境的要因は、内因性うつ病の病因に相乗的影響を及ぼしたという。[16]双極性うつ病にかかっている人たちに男女の差はなかったが、女性は内因性うつ病になりやすい傾向があった。アングストは、こう結論した――退行期メランコリーを含む単極性うつ病は、遺伝的性質や性別、経過、病前性格において、双極性疾患とは有意に異なる、と。

アングストの研究論文はドイツ語で書かれていたので、ペリスの研究の数か月前に発表されたのだが、ドイツ語圏以外で知られるようになったのはもっと後だった。ドイツ語圏内でさえ、アングストが自分の研究結果を当時ヨーロッパ精神医学界の第一人者だったマンフレート・ブロイラーやエリック・ストレームグレン、オーブリー・ルイスに持ちこんだところ、クレペリンの躁うつ病が間違っているなんて考えられないと言われた。また事実、アングストとペリスの研究はいずれも説得力に欠けていた。どちらも、単極性うつ病とまだ躁病エピソードを発症していない双極性うつ病を、臨床医はどう見分ければよいのかという論点を示していなかった。患者がうつ状態のときには、どちらの病気もまったく同じように見えた。ここで、患者たちをまったく同じ薬物療法で治療してはならないと示唆するものは何もない――おそらく、リチウムを付け加えること以外は。

分類の観点からすれば、クレペリンの分類法が相変わらずいちばん簡単なのだった。二十代に精神病性うつ病にかかったひとりの女性を例にとってみよう。この女性はECTによる治療を受け、抗うつ薬と抗精神病薬を服用して調子のよい状態を保っていたが、三十代にはまた治療反応性エピソードを発症し、さらに四十代と五十代にも発症した。そして六十代にはとうとう躁病エピソードを発症する。クレペリンの分類法ならば、彼女を最初から分類してしまうことに何の問題もない――この女性は躁うつ病である。今、もしこの女性が双極性障害の患者と見なされるとしたら、この人の双極性障害はいつ始まるのだろうか？　もし双極性障害が抗うつ薬ではなく気分安定薬で治療されるべきなら、この女性が単極性であるかのような治療をした四十年は、この人にとって有害だったと考える理由は何かあるだろうか？　治療が「新たな」病気の原因になったという可能性は？

「双極性（バイポーラー）」への変化

アングストやペリスの研究が動きだしたのは、うつ病のカテコールアミン仮説を検討しようという初めての真剣な取り組みが始まったのと同時期だった。一九六五年にジョゼフ・シルドクラウトが提唱したこの仮説では、うつ病には化学的アンバランスがあるとされた[17]。この概念は、最初の姿から後のうつ病の「セロトニン仮説」としての姿に生まれ変わるまでの四十年間、その時代の意識を支配してきた――ちょうど、フロイトのリビドーという概念がこれに先立つ四十年間を支配したのと同じように。

この仮説では、気分障害をフェニルケトン尿症のような先天性の代謝異常の疾患（第四章を参照のこと）とそう変わらないものと考えた。この説に応じた研究課題は明らかに思われた。カテコールアミンまたはセロトニンの代謝に関与すると思われる、体内に入るあらゆるものと体外へ出るあらゆるものを調べれば、気分障害では何が問題なのかという答えがその差に表われるはずだ。この研究計画は、萌芽期にあった生物学的精神医学の想像力を捉え、やがて一九六九年の米国国立精神保健研究所（ＮＩＭＨ）における「うつ病に関する共同調査研究（Collaborative Research Study on Depressive Disorders）」につながっていった。[18]

だが、すぐに明らかになったのは、カテコールアミン仮説のような仮説を調査するには、神経的（ナーヴァス）な障害の描写に関して、当時米国の精神医学界で一般的だったレベルよりも高い特異性が必要だということだった。そんなわけで、この研究プロジェクトの最初の成果となったのは、操作的診断基準（operational criteria）を創出することの必要性をめぐる合意だった。そして一九七五年には、最初の診断基準が公表された。[19] この二十年計画の生物学的研究からは何も生まれなかったが、操作的診断基準が必要だという合意がＤＳＭ－Ⅲを生みだしたのだから、この研究計画は文化的にはこれまでになく重要なもののひとつだったと言えよう。

どんな区別が必要と思われたかと言えば、それはまさにアングストとペリスが考えていた、双極性うつ病と単極性うつ病の区別のようなものだった。しかしこの区別自体は、最初はさほど有望視されなかった――たとえば米国のセントルイスにあるワシントン大学のイーライ・ロビンスやサム・グーズにとっては、一次性うつ病と二次性うつ病、内因性うつ病と反応性うつ病、あるいは神経症性うつ病と精神病性うつ病を区別する必要性のほうが高いと感じられた。[20] だが、互いに非常によく似た障害（しかもそれぞれが家系的にも伝わっている）を持つ患者たちの同質的なグループを集めるという方針を取れば、臨床という干草の山から生化学的な針を見つけだす可能性が増すだろうという点では、意見が一致していた。

この研究プロジェクトが一九七〇年代から八〇年代にかけて展開するうちにだんだんと、生化学的原因がいつまでたっても発見できないのは、気分障害のさまざまな下位分類（subtype）を精密に区別できない臨床医のせいだとされはじめた。くり返される失敗によって、気分障害の下位分類をさらに細かく区別することが重要視された。

この計画の分類的側面にとって初期の推進力となったのが、セントルイスのワシントン大学精神科だった。これは一九六〇年代前半にロビンスとグーズが創設した学科で、おそらく米国では唯一の生物学的精神医学の砦だった。[21] ここの研究者たちは生物学的精神医学の信奉者でありながら、精神疾患に対する薬物療法の効果をほとんど信じていなかった。研究の中心的な項目は、患者の追跡調査と家族歴の調査だった――これが、一九六〇年当時、遺伝子の問題を前面に持ち出すための政治的に許される方法だったのだ。セントルイス・グループのひとり、ジョージ・ウィノカー[22]は躁うつ病にことのほか関心を寄せ、家族調査法を用いて一九六七年にはペリスやアングストの研究結果と重なる結果を報告した。[23] 一九六九年の著書で、ウィノカーと同僚たちは双極性・単極性の新しい区別を紹介し、米国により広い視座をもたらした。[24] ちょうどリチウムが米国の精神薬理学界において、有名な論争の的となっていた頃である。

しかし単極性・双極性の区別は、当初こそ研究目的を明確化するために必要と思われたものの、いくつもの問題が持ち上がった。躁病で入院していた患者を双極性のグループに入れ、うつ病だけで入院していた患者を単極性のグループに入れるのはいいとしよう。だが、うつ病だけで入院していたが、入院にまでは至らなかった比較的軽度の躁病エピソードのエビデンスがある場合はどうすればよいのだろう？　一九七六年には、デイヴィッド・ダナー[26]（かつてセントルイスにいたがその後ＮＩＭＨへ移り、その当時はコロンビア大学でロナルド・フィーヴとともに研究していた）は、双極（バイポーラー）Ｉ型障害と双極II型障害を区別することを提言した。[27] 双極Ｉ型障害とは、うつ病と躁病両方のエピソードで入院したことがある患者を指す。双極II型障害にはうつ病で入院したことのある患者、および入院にまでは至らなかった軽躁エピソードを持つ患者が含まれる。ダナーと同僚たちのという。

主張によれば、これらは別個の患者グループであり、それぞれのグループからは同じ特質の子どもが生まれるという。

この区別は後に、ハゴップ・アキスカル[28]やジーン・エンディコット[29]、ウィリアム・コーリエル[30]らに支持された。アキスカルは次の論理的段階に歩を進め、うつ病と軽躁両方のエピソードがあるが、どちらの場合も入院は必要なかった患者の話をするようになった。双極II型は、パーソナリティ障害や物質乱用障害などとかなり重なる概念へと変わりつつある。大うつ病性障害グループのうち、以前なら抑うつ神経症と考えられたような患者も、双極II型の基準を満たすと解釈されるかもしれない。

双極II型については、一九七八年に『国際疾病分類』第九版（ＩＣＤ－９）が出版されたとき、まだ議論が始まったばかりだった。この第九版は依然としてあらゆる気分障害を感情精神病にしており、感情精神病の循環型と抑うつ型とを区別するさらなる可能性を提示した。それとは対照的に、一九八〇年のＤＳＭ－IIIは、双極性気分障害と単極性気分障害とを正式に区別する初めての分類法となった。

現在、一般にネオ・クレペリン主義の宣言（マニフェスト）とされるＤＳＭ－III〔七七ページの訳注も参照〕が、クレペリンの立場とは明らかに相容れない特徴も含めることになろうとは、皮肉といえるかもしれない。事実、ＤＳＭ－IIIを後押ししたセントルイス・グループは、ネオ・クレペリン主義者と見られることになるブランド化の動向を嫌がった。実のところ、ネオ・クレペリン主義の考え方が誕生したのはちょっとした冗談としてだった——その冗談が、いつまでもつきまとうことになる[31]。

事実上、ＤＳＭは躁うつ病に関してはほとんど反クレペリン主義だった。ＤＳＭは米国の患者たちを大々的に「双極性（バイポーラー）」と呼び替えることになる病態の分類法を定着させた。従来の分類では、シクロチミアを循環気質という性格類型の観点から捉えていたが、ＤＳＭ－IIIはこれを気分循環性障害というひとつの疾患にした[32]。そして双極II型と気分循環性障害との間に、特定不能の双極性障害（bipolar disorder NOS〈not otherwise specified〉）を入れた。臨床医が双極性（バイポーラー）かもしれないと少しでも感じた患者を、すべてここに含められるようにするためである。

公式の分類法のほか、アキスカルらは双極（バイポーラー）II½型、双極III型、双極III½型、双極IV型、双極V型、双極VI型と名付けた状態をまとめた[33]。そこでは、双極（バイポーラー）スペクトラム障害や、さらにソフト双極（バイポーラー）スペクトラム障害へも幅広く言及している。パーソナリティの問題は心に双極性の感情的不安定さがあるためかもしれないから、そういう患者は双極性患者と同じように積極的に治療すべきだ、というのが多くの人の考えだった[34]。ジュール・アングストらは、反復性短期うつ病性障害[35]と呼ばれ、後には反復性短期軽躁病[36]と呼ばれた病態を記述した。だが米国のほとんどの臨床医にとって、これはやはり境界パーソナリティ障害と診断するほうがよいと思われた——トマス・シデナムを信奉する多くのヨーロッパの精神科医たちならば、これをヒステリーと診断したかもしれない（第一章参照）。

こんなことが起きている間、躁うつ病——後の双極性障害の推定有病率は劇的に変化した。一八七〇年代から一九六〇年代の間、躁病で入院した双極型の躁うつ病の新患は、ヨーロッパでは人口一万人当たり十人の割合で発生していたので、この病気の有病率は人口の〇・一％ということになる。その時期、米国では有病率はさらに低かった——たとえそれが、実際に躁うつ病と診断される可能性のあった人の大半は統合失調症と診断されたという事実によるとしても。

リチウムの導入は、米国の有病率推定値に最初の変化をもたらした[37]。一九八五年には、米国で初めての大がかりな疫学的調査の結果が報告された。この「疫学的管轄区域調査（Epidemiologic Catchment Area Study）」は、英国のマイケル・シェパードが一九六〇年代半ばに切り開いた道をたどったもので、それによると人口の一％が双極I型もしくはII型障害であるということだった[38]。この頃には双極I型の基準でさえゆるんでいたので、躁病の深刻なエピソードがあれば、——必ずしも入院に至らなくても、調査者から見て何らかの障害（disability）

を引き起こしたエピソードがあれば、双極I型と診断される可能性があった。この調査に基づき、一九九四年に報告された「全米併存疾患調査（National Comorbidity Study）」では、双極I型障害だけで米国の人口の一・三％が罹患していると推定した。[39] 一九九八年頃にはアングストが、人口の五％が何らかの種類の双極性障害に罹患していると報告している。[40]

双極性障害についての「疫学的管轄区域調査」はひとつの問題をもたらしたが、それは今なお解けぬままである。双極性障害の数はいくらなんでも過大に見積もりすぎだ、という批判はあった。とりわけ、躁病エピソードがあったかどうかの決定を、精神疾患に関して事前に何の指導も受けていない非専門家の調査者の判断にゆだねるのは、科学的に正しいとは言えないと批判された。[41] 論争になったのは、障害を起こしたというエビデンスを欠いた症状は、それが病気だと主張する根拠にはならないということだった。[42] ＤＳＭ－IIIの立案者、ロバート・スピッツァーの反応は、こうだった――ずいぶん多くの人々が精神医学的障害にかかっているとわかったからといって、それほど驚くべきことではない――人口調査をすれば、人口の半分は毎年身体的疾患に罹患していることがわかるだろう、もしかするとただのインフルエンザかもしれないが。[43]

一般にこのような数値は、医療のビジネス的側面と科学的側面とを隔てる働きをする。うつ病の生涯自殺率が十五％であるとか双極性（バイポーラー）の患者が人口の五％であるとかいう数値は、商業的には医師にも製薬会社にも役立つかもしれないが、科学としては悪しき科学かもしれない。[44] しかしそのような側面からの批判は、ほとんど大勢に影響しないものだ。二〇〇五年の時点でも、疫学的研究によれば、依然として米国人のほとんどは生涯のどこかの時点で心を病むとされていた。それに応え、ジョンズ・ホプキンス大学の精神科名誉教授にして元精神科長であるポール・マクヒューはこう言った。「近いうちに、『ボストンなまりでしゃべる背の低い太ったアイルランド系男性』という症状の症候群が登場するだろう。そうなれば、私も心の病気だ」。[45] こんな冷笑を買ったにもかかわらず、こういう研究結果が公的な議論の場の中心を支配しつづけられるということは、強大な利権があるからに違いない。

双極性障害は、別の意味でも流行になった。ジョンズ・ホプキンス大学の心理学教授、ケイ・レッドフィールド・ジャミソンは『霊感の炎に触れられて（*Touched with Fire*）』という本の中で、十九世紀・二十世紀の詩人の多くが躁うつ病であり、またさらに作家や作曲家、美術家の多くもそうだったと論証をしている。[46] ジャミソンはその後、読む人を感動させずにはおかない自伝『躁うつ病を生きる——わたしはこの残酷で魅惑的な病気を愛せるか？（*An Unquiet Mind*）』を著わし、自分自身の躁うつ病について詳述した。[47]

これらの著作は、プラトンやアレクサンダー・ポープから生まれた、精神疾患と創造性を関連付ける伝統を受け継いでいる。ポープによれば、「大いなる知はほとんど狂気の同類である」という。もうひとり、初期にこのような関連性を唱えた人といえば、ハヴロック・エリスだ。エリスは「天才によく見られる気質として、一種の神経過敏さ、興奮しやすさ」を、メランコリーとともに挙げている。[48] フロイト派[49]や、また精神疾患の社会的起源に興味を持った人々[50]、そして現在では生物学的精神医学者たちも、同じくこのゲームにひどく熱心だったようだ。

一九九〇年代前半を通じて、狂気と関係付けられた病気といえば、主に統合失調症だった。[51] ジャミソンの著書によってこの序列はひっくり返され、躁うつ病が統合失調症に取って代わった。しかし躁うつ病だろうと統合失調症だろうと、これまで提言されたどの関連性についても疑問を抱く根拠は十分にある。ファン・ゴッホやシューマンはこういう場合によく名前を挙げられるが、おそらくは神経梅毒だった。[52] これは再発と寛解をくり返す病気で、あるときには抑うつ的に見えるが、あるときには多幸的になりいかにも誇大的に見える。ジャミソンの著書は一つの仮説を提示したのだが、その中で天才と躁うつ病を関連付ける徴として論じられた特性は、一九九〇年代後半には気分安定薬を販売する会社によって、盛んに市場へ売り込まれた。たとえば、そういう会社の患者向け医薬品情報のリーフレットにはたいてい、躁うつ病と「確認された」とされるあらゆる芸術家たちの長いリストが数ページにわたって掲載されていた。

二〇〇〇年の時点で、躁うつという用語は米国の臨床地図からほとんど消滅した。この消滅は一九九〇年代半ばから始まっている。フレッド・グッドウィンとケイ・ジャミソンが一九九〇年にこの障害に関するこれまでにない大著の研究論文を刊行した時点では、『躁うつ病（*Manic-Depressive Illness*）』という題が付けられていた。[53] ジャミソンが一九九三年と一九九五年に出した本でもやはり、双極性障害ではなく躁うつ病という用語を使っている。患者たちが皆、「双極性（バイポーラー）」と呼ばれるには、気分安定薬の開発とマーケティングが必要だった。そのプロセスが始まったのは一九九五年、アボット・ラボラトリーズ社が躁病治療薬としてバルプロ酸の認可を取得したときである（第六章参照）。

この変遷に関しては、現在、ひどい健忘症が蔓延している。臨床医も一般大衆も、たった数年前と状況がまったく異なること、双極性障害という用語はごく最近までほとんどの人にとって意味をなさなかったであろうことを忘れているようだ。この健忘症の原因は、ひとつには、双極性障害は別に新しいものではない――すべては古代ギリシャ時代からよく知られていた、というメッセージがたゆみなく宣伝されたからに違いない。

類循環精神病

ジュール・アングストは単極性－双極性の二分法を受け容れて推進したが、一九六六年の時点で彼の双子の片割れのようだったカルロ・ペリスは、別の道をたどった。ペリスはだんだんと類循環精神病に興味を持つようになったのだ。この疾患は、双極性障害に興味深い引き立て役をもたらした。類循環精神病と診断できそうな病いで入院した人たちは、かつて双極Ⅰ型障害で入院した人たちと同じくらいたくさんいた――もっとも、かつて双極性障害は、診断のために入院が必要だったのだが。

ペリスは一九七四年から一九九〇年の間に発表した一連の論文で、かつて双極性障害に対してしたことを、類循環精神病に対して同じようにくり返した。[54] ＤＳＭ－Ⅲが操作的診断基準の流行を採り入れたとき、ペリスは類循環精神病という新しい疾患のための操作的診断基準を提供したのである。[55] この疾患は急性発症し、十五歳から五十歳までの患者の場合は薬物使用や外傷とは関連性がなく、次に挙げる多形性臨床像のうち少なくとも四つを示さなくてはならない――すなわち、錯乱・困惑状態、気分に一致しない妄想、幻覚経験、圧倒的な全般性不安、宗教的色彩のある至福感／恍惚感、運動障害、感情障害の場合よりは軽度の気分変動、死の不安である。

この研究においてペリスの主な共著者のひとりだったのが、英国バーミンガム大学の精神科教授、イアン・ブロッキングトンである。ブロッキングトンは産後精神病の最高権威だった。[56] 彼はその方面に関心を持っていたおかげで、自然にペリスと連携することになった。昔から、産後精神病が独特の臨床像を示すことは、類循環精神病をほかの疾患から切り離すべきだ、とする主張の最有力な根拠のひとつとなっていたからだ。

ヒポクラテスからクレペリンに至るまで、産後精神病は独立した疾患と見なされてきた。だが一八九九年に、クレペリンは非熱性産後精神病の顕著な特徴――「急性の夢幻様錯乱、つまり運動性興奮をともなう錯覚・幻覚状態[57]」について迫力ある臨床記述をしながらも、こう結論付けた。「非熱性産後精神病から生じる幻覚性錯乱という名で呼ばれることの多い症例は、私見によれば、その圧倒的多数が実は躁狂性うつ病あるいは緊張病性精神異常に属する」と。[58] この解釈は、ほとんどの臨床医が従う慣例となった――したがって産後精神病は、統合失調症または躁うつ病と見なされ、[59] のちには双極性障害と見なされるようになった。[60]

ここで再び北ウェールズ精神病院の記録を見てみよう。一八七五年から一九二四年の間に入院した出産年齢女性千百人のうち、百一人が百三回の産後精神病エピソードで入院していた。この障害は、出産年齢女性における全入院件数の十％を占める。そしてこのような記述が示すとおり、その臨床像は、症状と経過の面から見れば独特である。

たとえば二十四歳の既婚女性、ソフィー・Jの入院については、こう記されている。彼女は「おびえて、怖いと言いながら悲鳴をあげる。幻視と幻聴がある。元主治医に対する固着した不安を持ち、自分は元主治医に薬で脳を壊されて発狂した、そして夫も同じように彼に殺されたと言う」。精神病院の記録によれば、ソフィーは自分の赤ん坊を絞め殺そうとしたことがあり、食事を拒んでいた。また、夫に焼き殺されそうだ、十字架にはりつけにされそうだなどとも訴えた。精神病院に入院している間、ソフィーは「話がとりとめなく支離滅裂で、自分がどこにいるのかわからず、非常に混乱して落ち着きなく不安がっている」と記されている。二か月後、彼女は部分的昏迷に陥り、その後は次第に回復した。入院から十か月後には退院できるほどに回復し、二度と病院に戻ってくることはなかった。

また、リリアン・Kという二十八歳の既婚女性は、それまで精神的健康について何も問題がなかったが、第二子の出産直後に精神病院へ連れてこられた。「一日中わけのわからないことを言い、一日中興奮しどおしで、前夜は服を引き裂いて裸で横になり、生後四か月の赤ん坊にゼリーを食べさせようとした」からである。病棟ではとてもおしゃべりで、（この精神病院へ来るのは初めてなのに）「皆のことを昔なじみだと思っているかのようだった」。リリアンの話は「とりとめなく混乱」していった。また幻聴があり、絶えず話しかけてくる夫の声が聞こえていた。彼女は「ときどき衝動的になり、食べ物を投げ散らかした。まわりの人たちを人違いする」。数日後、リリアンは急速に回復し、作業室へ移って毎日針仕事を楽しむようになった。入院から三か月には退院し、再入院は二度としなかった。

最後に、メアリ・Wという女中として働いていた二十二歳の未婚女性の場合を取りあげよう。メアリが一週間監禁された後に精神病院へ入院することになったのは、次のような理由からだった。彼女は「一週間前からひどく暴れて手に負えなくなっていた。顔は紅潮し、目は輝き、落ち着きがなく眠れず、乱暴になって卑猥で不快な言葉を口にする。服をずたずたに裂く。さまざまな妄想があり、話はとりとめなく、同室の患者たちの邪魔をする。……窓から逃げようとしたことが二回あり、服を裂き、部屋のあらゆるものを壊し、まわりにネズミがいると思いこみ、あたりを徘徊し、ひどく乱暴にふるまう。自傷行為をしたことがあり、自殺企図もある。彼女は錯乱状態にあり、質問に対して分別ある合理的な返答ができず、自分自身についての説明は一切できない」。メアリは十か月後に回復して退院したが、その後四回再入院した。一九二四年になって初めて、彼女は躁うつ病だと診断された。

これら三つの症例は、レオンハルトの不安精神病、錯乱精神病、運動精神病に該当する。北ウェールズの産後精神病患者は、その八十%以上に運動性障害――昏迷と狂乱のどちらか、または両方――があった。さらにまた八十%は錯乱を示したが、たいがいは頭に霧がかかった状態と記述されていた。こういう錯乱がせん妄に付き物であることはあまり知られていないが、ウェルニッケやクライスト、レオンハルトが記述した支離滅裂さや困惑に近いものだ。サンプルの四十%は、ペリスの類循環精神病の診断基準を満たしている。

だが、明確に他と区別できる特有の病因と、特有の臨床像、特有の経過を備えていても、類循環精神病は産後精神病に代わって定着することさえできなかった。重度の精神疾患で精神病院やその後身である地域総合病院に入院した患者のおよそ二十%が、統合失調症には進展しない急性一過性精神病、もしくは双極性障害には進展しない単一躁病エピソードで入院したのだった。これらの大部分は類循環精神病のひな型に合致する症状と経過を示すのだが、ここに疑問が生じる――双極性障害という概念は普及したのに、類循環精神病という概念はなぜ普及しなかったのだろう?

治療薬に対する反応によって、このような症候群の妥当性を決められるのだろうか?　ペリスが示唆したところによれば、循環性の状態はリチウムに好反応を示す。となれば、循環性の状態は双極性であろうと考えられる――これはレオンハルトの考えとももちろん一致するが、だからといって躁うつ病であることを意味するわけではない。また、産後精神病がECTに好反応を示すことは広く知られているが、これもやはり産後精神病が感情障害であることを意味するのかもしれない。しかし、産後うつ病には顕著な運動障害が見られることを考えれば、この主張はくつがえされる可能性がある。ECTのうつ病患者に対する効果は、退行期メランコリーや精神病性うつ病のように顕著な運動障害が見られる患者、緊張病(カタトニー)の患者、それにパーキンソン病患者や神経遮断薬性悪性症候群の患者に対する効果ほど大きくないのだ[61]。

しかし現代においては、治療に関してもっと大きな問題がある。類循環精神病の概念が英語圏に紹介される頃には、ある病気が広く認められるかどうかについて、(精神医学界の権威でも有力なデータでもなく)製薬会社が最大の決定権を持つようになっていたことだ。強迫性買物障害のような症候群ならば興味を持った会社に取り上げられるだろうし、そうなると『ニューヨーク・タイムズ』紙は四千語にも及ぶ特集記事を載せるだろう[62]。疾患は売り物にされる(get mongered)のだ[63]。だが、類循環精神病を売り込もうという人はいなかった。どんな物を売り込むときでも、メッセージはつねにシンプルなほうが良い。そして双極性障害はひとつだけではないなどと吹聴するのは、たとえ相手が精神科医であったとしても、よいマーケティング戦略とは言えまい(第八章参照)。

そのほかにも、類循環精神病を売り込むのに不利な要因がふたつあった。ひとつは、同じグループの目玉といえる疾患の産後精神病が、二〇〇〇年頃にはほとんど消失してしまったことだ。この消失が最初に注目されたのは、一九九〇年代半ばのスウェーデンにおいてだった。産後精神病の発生率は、一九八〇年代半ばから着実に低下していることが、研究によって明らかになったのだ。この低下は当初、脱施設化の結果、精神科の病床が不足したせいだとされた。だが、この解釈には無理がある。一九八〇年代から九〇年代にかけて起きた精神科の病床数の減少にともなって、実際、より一般的に起きたのは、入院件数の十五倍に及ぶ増加だった[65]。それを考えれば、産後精神病のような、重篤で目立つ病気が入院を拒まれるとは考えにくい——もし実際に発症していれば。

私たちは北ウェールズで、一九九四年から二〇〇六年までの間の、産後精神病の全入院データを集めてみた。精神病は、躁うつ病あるいは統合失調症の既往歴がある産後期の女性には今でも発症する。だが、精神疾患の既往歴がない女性には、ほとんど見られなくなった。北ウェールズの歴史的サンプルにおいては、入院件数の八十%が神経的（ナーヴァス）な問題の既往歴がない女性だった。少数の女性には、躁うつ病あるいは統合失調症の既往歴があった[66]。

産後精神病が消失したかもしれないことは、（たとえ何らかの未知の原因によるものだとしても）この疾患が持つ独特な性質を示すと考えられる――ちょうど麻痺性痴呆がペニシリンの出現後に消失したことが、この疾患のほかとは違う特徴を裏付けるのと同じように。あるいは、もし産後精神病を（クレペリンのやり方にならって）昏迷をともなう躁うつ病の例に分類したとしよう[67]。その場合問題になるのは、もしその疾患の一亜型が消失するのなら、どんな要因が影響したのか、さらなる研究を行なう必要に迫られるだろうということだ。

類循環精神病の展開にとってふたつ目のブレーキとなったのは、カルロ・ペリスの凋落だった。ペリスは双極性障害をつくりだしたひとりとして広く引用された。そのため、一九八〇年代半ばにスウェーデンのストックホルムにあるカロリンスカ研究所で精神科の教授職が空いたとき、ペリスは自分がそのポストに選ばれるかもしれないと思うようになった。しかし彼の前に、神経画像（ニューロイメージング）を専門にする神経精神科医、ヨーラン・セドヴアルというライバルが立ちはだかる。ペリスはクレペリン式の臨床研究に関心を持っていたので、新興の遺伝学や二十世紀後半の局在論者の神経画像研究にはあまり合わなかったのかもしれない。カロリンスカ研究所は人選に当たり、クレペリン式ではなくウェルニッケ式の学者を指名したのだった。

ペリスはこの結果に落胆した。こういう競合の余波としてよくあることだが、当事者たちは起こった出来事の力学を深読みし、不満を募らせがちだ。ペリスは生物学的精神医学から身を引いた――おそらくは臨床心理学の経歴を持つ妻の影響もあるが、自分の経歴や、十二歳のときに母親を亡くした実家の家族力学によって自分がどのように形成されてきたかを意識したためだろう。

ペリスは、統合失調症の患者を認知療法で治療した最初期のひとりとなった[68]。おそらく決定的だったのは、彼はストックホルムのポストに応募する前からこの研究を始めていたことだ。精神病に対する認知療法について書いた最初の本は、一九八六年に出版されている[69]。そしてその後も、この分野に多くの論文を寄稿した。

ペリスの興味は、精神病院における研修医としての若き日の経験に根ざしていた。精神病院では、若い精神病患者たちが生物学志向の医師から投与された高用量の抗精神病薬で治療を受けると、ごく短期間のうちにつややかな紅顔から肥満したロボットのようになっていくのだった。こういうなりゆきを見て、ペリスは神経遮断薬の最小量投与法を提唱するようになる。それからの彼は、故郷へちょっとしたおみやげを持ち帰るような人物になった――外国旅行へ出たときなどに、時にはビールのラベルや切手、外国のコインなどごくささやかながら、そういうものを集めている患者たちにプレゼントするのだ。また、元患者が移った先のホステルへ、個人的な挨拶をしたためた葉書を出すような人物だった。

ペリスは、他界する前の週にイタリアへ帰国した。そこで、局地的洪水のために水もなく換気もされないまま、ホテルで孤立状態になってしまった。彼は長年病気に苦しんでおり、おそらく体力が落ちていたせいでレジオネラ病にかかりやすくなったのだろう。これが命取りとなって、二〇〇〇年に亡くなった[70]。

名は消えゆくとも、そのなせる業は生き続ける

クレペリンとウェルニッケ、そして後のペリスとその他の人々との争いは、ある疾患を構成するのは何なのかが問題の中心だった。病因は症状よりも重要なのか？　治療経過は治療薬への反応よりも重要なのか？――

これらは同じコインの裏表なのだろうか？　この問いに答えるのは、歴史の役目ではない。歴史の役目は、その領域がどの時点でどんな答えを出すのかを記すことだ。言い換えれば、歴史が記すことができるのは――おそらくは産後精神病のように、疾患や障害、もしくはその亜型が消失する可能性があること。あるいは緊張病（カタトニー）のように、ある疾患は一定の割合で出現するかもしれないが、患者の二十％もが発症すると推定するところから、その疾患は完全に消失したと見るまで、その領域の判断は揺れる可能性があることだ。[71]

緊張病と類循環精神病も、ある興味深い問題を提起する。緊張病の状態を精神医学的症候群と見ることに、異議を唱える人はいなかった。議論されるのはもっぱら、この症候群の根底には統合失調症のような疾患があって、その疾患のみに特異的に現われるものなのか（もしそうだとすると、大事なのは統合失調症の病因や治療法となる）、あるいは緊張病症候群の病因ないしその治療法を追究することが理に適うのかという点だったのだ。たとえば、心室細動はまぎれもなくひとつの症候群――それも、致死的な症候群である。この症候群はおそらく、ほとんどがほかの疾患経過を背景にして起こる。しかし心室細動が始まってしまうと、そういう疾患の病因、あるいはそういう疾患の本質でさえもがあまり意味を持たなくなる。この時点で施される治療は、基礎疾患に対するものではなく、心室細動という症候群に対するものだ。心室細動の際に行なう治療法は、電気的除細動である――これは偶然ながら、緊張病に対して最も効果的な治療法であるＥＣＴと類似性を持っている。

薬物療法の多くは、素因の上に発生する症候群事象に対する治療を含む。その症候群と素因のどちらが、疾患なのだろうか？　クレペリンが治療につながるものとして追究したのは、特異的な症候群の病因ではなく、基礎的素因の病因だったのだろうか？　もしそうならば、主要な精神症候群にはここで言う独自の病因がある、あるいは独自の病因が特異的治療につながったり特異的治療を必要としたりする――という保証はなくなる。最新の遺伝学的研究によれば、同一の要因がさまざまな精神医学的障害の素因となりうるのであって、特異的に躁うつ病や統合失調症の素因になるわけではないらしい。[72]しかも感染症の場合でさえ、同一の治療でまったく異なる疾患を治せるのだ。

実際、疾患からあるいは症候群からも遠ざかり、症状だけに目を向けても基本的にはほとんど問題がない（しかも研究上の観点からすれば、得られるものが多い）。エスキロール以来、精神医学界のリーダーたちは、研究者たちが基礎的な状態を追究しようとはせず症状ばかりに注目していると非難してきた。だが、たとえば妄想や幻覚はそれ自体が興味深い現象であり、帰属様式その他の認知過程を調べてこういう特徴の基礎となる力動を追究すること、そしてそれを脳スキャン研究の中心にすえることは十分に意味がある。[73] 治療について言えば、次にどんな手を打つかを方向づけるのは、今でもほとんどがこのような症状だ。

一般に、治療は病気を治すことより、機能の回復をはかること——たとえば電気的除細動や骨折した脚の整復など——が必要になる。現代医学における最も有名な治療法の中にも、まさしくそれをしているものがあり、その場合は疾患を治療するふりなどではない。たとえば、以前は性的不能と呼ばれていたが、今は勃起不全と呼ばれるものに対してバイアグラを使用するように。そこで、私たちが求めているのは病気の治癒なのだろうか、それとも機能の回復なのだろうか？[74] この例〔勃起不全とバイアグラ〕を考えると、明らかにも思える——機能の回復で十分そうだ。ただし外科医ならばこのような考え方で何も差し支えないが、内科医には差し支えがある。だぶんひとつには、機能回復をはかることが増強的介入（エンハンスメント）のテクノロジーに陥る恐れがあるからだ。[75] だが、疾患か障害か機能不全かという議論には、最後のひとひねりがある。双極性障害は初め、押し寄せてくるひとつの波——上記のような考え方をひとさらいにし、現在の浜辺へ打ち上げようとする波を背景にして記述された。

カルロ・ペリスが双極性障害について記述する少し前に、フランク・フィッシュという別の精神科医（英国のエディンバラで研修を受けた後リヴァプール大学の精神科教授になったドイツ人）が非凡な貢献をしたのだが、その後歴史に書きとめられることはなかった。フィッシュは目端のきく人だった。ドイツの精神医学を英語圏へ持ちこむのに、誰よりも貢献した[76]。しかし彼は躁うつ病でもあったので、その病気と後の一九六八年になって自殺したことが、彼の影響力をそいだかもしれない。

一九六四年、フィッシュはレオンハルトの診断基準に従って分類した、四百七十四人の統合失調症患者に抗精神病薬を投与した結果を報告した。レオンハルトのいう体系化されていない統合失調症患者のうち、七十五%は抗精神病薬に反応を示したが、体系化されている統合失調症患者は二十三%しか反応しなかった。体系化されていないグループのうちでは、情動性パラフレニー〔パラフレニーはクレペリンが提唱した概念で、情緒面の障害はきわめて軽いが、著しい妄想を主症状とする精神病〕患者の八十四%が反応したのに対し、体系化されているカタトニーはわずか一%しか反応しなかった[77]。この治療差は劇的だった——単極性うつ病と双極性うつ病に治療差が認められて以来の、どんな治療差よりずっと大きかった。だが、この所見は以降の議論からは消えてなくなった。こんなふうにすっかり姿を消してしまったのはなぜだろう?——双極性気分障害と単極性気分障害の差異のほうがはるかにあやふやだったのに。

フィッシュ自身が、後のペリスと同様、肝心なときに姿を消したことも、彼の発見が影響力を持たずに終わった一因だろう。しかし追跡調査がまったく行なわれなかった主な原因は別にある。一九六〇年代から七〇年代へ向かう頃、臨床の重点はマイケル・シェパードの無作為化試験についての考え方の影響を受け、特異的な治療薬に反応するグループを見つけることから、精神病性障害あるいは感情障害の幅広いスペクトラムに有効な薬だと証明することへと移っていたのだ。監督機関や研究者たちによって無作為化比較試験（ＲＣＴ）という目に見えない拘束服を着せられ、製薬会社は特定の精神医学的症候群に大きな効果がある薬を発見することに興味を失った[78]。今や「統計学的手法」を使えばプラセボにかろうじて勝（まさ）った程度でも、会社はどんな気分障害の薬だろうとどんな精神病の薬だろうと認可が取れるのに、そしてその後の治療の理由付けも神経科学の新しい言葉で装いを新たにできるのに——わざわざそんなことをする意味がどこにあるのか、というわけだ。さらに具合のいいことに、統計のおかげで薬の有効性が証明され、抗精神病薬に効果がないという明らかな証拠がある統合失調症患者にまで、それを臨床医が投与しないのはほとんど非倫理的だということになってしまった。

ここが分かれ道だった。科学的精神医学であれば、さまざまに異なる治療反応性の適応症を追跡調査しただろう——病気を分類するそもその理由がこれだったのだから。治療とレトリックの間に広がっていく乖離(かいり)には、誰ひとり気づかなかった。やがてトム・バンという、ハンガリーからカナダのモントリオールへ移住した後米国のナッシュヴィルへ移った精神科医が、この問題を提起する。一九八七年を皮切りに、その後も(まるでトロイア滅亡の予言をくり返すカッサンドラのごとく)一連の論文で論じたのだった。バンは、いまや臨床試験は精神医学を破滅させるトロイアの木馬だと断じた。新しい治療薬によってもたらされた、疾患を再分類するこのチャンスは生かされなかった。むしろクレペリンのブランドを利用して、クレペリンならけっして認めなかったであろう世界——双極性障害と診断することがクレペリン主義だといってまかり通る世界へと、精神医学界が導かれることになった。まるでバンの批判の完璧な象徴と言っていいものがある。クレペリン主義の旗印のもとに双極性障害が採用されたことは、クレペリンの墓碑銘——「汝の名は消えゆくとも、そのなせる業は生き続ける」——の皮肉な裏返しではないか。

第六章　米国におけるブランド化

「気分安定薬（mood stabilizer）」という用語が精神医学の論文のタイトルまたは要約で初めて用いられたのは、メッドライン〔米国国立医学図書館が作成する、医学・薬学等の文献データベース〕のような検索エンジンでヒットした結果によれば、一九八五年である。この年、モントリオールのギィ・シュイナールはエストロゲンとプロゲステロンの併用が気分安定薬となるかもしれないと示唆した。[1] 一九九四年まで、この語はほんの少数の論文に現われるに過ぎない。その後一九九五年になると突然、気分安定薬という語の使用が急増した。二〇〇一年には、一年当たり百以上の論文が、タイトルもしくは要約にこの語を含むようになった（図6-1を参照）。誰もが気分を安定させる薬のことを話題にしていた。ところが、この概念をとりわけ支持している人々によって書かれたレビューを見ても、気分の安定化とは何を意味するのか、誰も答えを出していないことがよくわかる。[2] 誰もが、気分安定薬とは何なのかは自明であるかのようなそぶりだった。双極性障害をもつ患者は当然のように気分安定薬を必要としているとされ、おそらくほかの向精神薬抜きで気分安定薬だけを与えられるべきだろうとも考えられた。気分の安定化が、あっという間に向精神薬分野の切り札になっていたのだ。

この展開の背景にある物語は、科学と商業が異なる構造プレート上にあること、そしてその両方のプレートがすれ違いに進んでいく際、私たちの身近な風景を歪めてしまう潜在力を生むことを、おそらく何よりも生き生きと描きだすものである。話はフランスのグルノーブルと、そこから数マイル離れたスイスのバーゼルから始まる。このふたつの地において、ふたつの物語は、二十年の間、それぞれの地元に限られたものだった。しかし、アボット・ラボラトリーズ社が古い薬であるバルプロ酸ナトリウムの特許を取り直して、気分安定薬をつくろうと決めたとき、事情が変わった。まず、もとは各人の個性によって左右されるものだったのが、個々の特異性を乗り越えた臨床的方法の例から話を始めよう。そしてそこから、個別的な洞察が企業の利益にとってこれまで以上に歓迎されなくなるであろう世界――かつては患者にとって利益になるよう機能していた特許のような仕組みの一切が、もはやそのようには機能しない世界へと移る。この章では、スコウとシェパードの世界、ペリスとクレペリンの世界から、直接消費者に向けた広告（ＤＴＣ）とインターネットが、媒体となって疾患を広める新しい手段として登場する新しいミレニアムへと移っていくのである。

ジョルジュ・カラス――発見者にして世捨て人

後に、リチウムやさまざまな鎮静剤、抗精神病薬を気分安定薬につくりかえることにつながった薬の起源は、初期の脂肪酸研究にある。一八八二年、ヴュルツブルクにおいてベヴァリー・バートンは、ジプロピル酢酸（後に、α－プロピルペンタン酸、あるいは2－プロピル吉草酸とも呼ばれる）を合成した。この種の新しい化合物を実用化するためには、塩（えん）にする必要がある。つまり、ナトリウム、あるいはリチウム、あるいは何らかの対になるイオンと結びつけなくてはならない。塩を実用化するためには、液体ではなく、固体あるいは結晶の形にすることが必要だ。「ジプロピル酢酸は無色の潮解性〔空気中の水分を吸収して水溶液になる性質〕の塊を形成する。結晶にしようといろいろ試みたが、うまくいかなかった[3]」。一世紀後、こういう数々の困難が礎となって、精神医学および特許法はきわめて驚くべき展開をしていくことになる。

この化合物が再び現われたのは、一九四〇年代、ドイツの科学者たちが戦争への協力の一環として、石油と

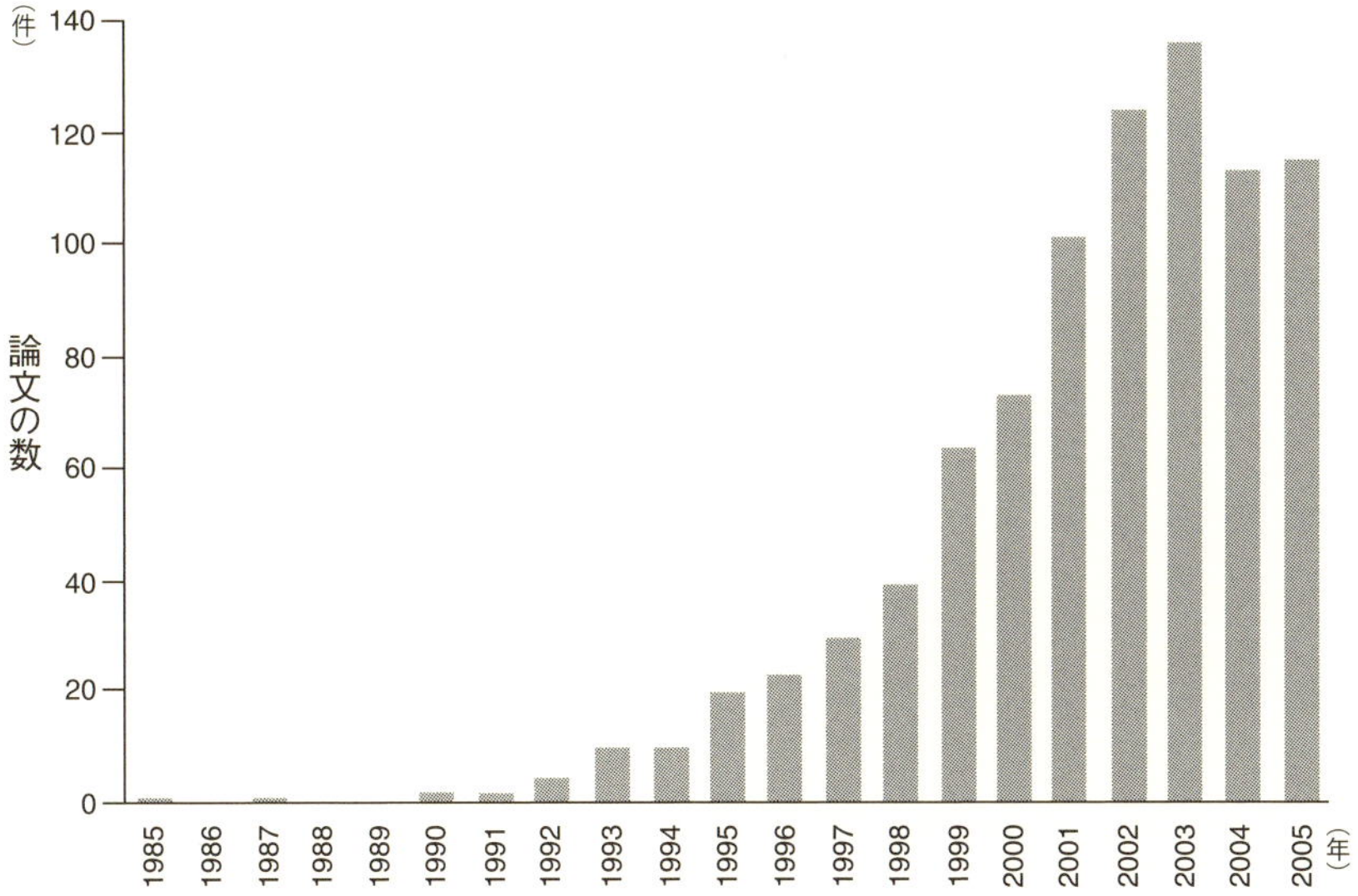

図6-1　メッドラインにおいて「気分安定薬」という検索語でヒットした論文数

食品の代替物をつくることを研究していた時だった。石炭を炭化水素に変え、そこから石油や、トリグリセリドの混合物をつくるプロセスが考えだされた。このトリグリセリド混合物が、代用バター（エルザッツブター）（Ersatzbutter）である。これを食べても安全だろうか？　動物は食べても死ななかった。それどころか、体調がよさそうだった。そこで、イーゲー・ファルベン社〔第二次世界大戦前のドイツ化学産業を独占したトラスト。一九五一年に解体された〕の科学者たちはその成分を単離した。そのひとつがα－プロピルペンタン酸だった。彼らは自分たちが初めてこの化合物を合成したのだと思いこみ、バルプロ酸という新しい名前をつけた。しかし、この化合物はほとんどが排泄されるので、栄養的にはあまり意味がなかった。そのかわり、溶媒としては便利だった。戦後、バルプロ酸の主な用途は、ほかの薬品の希釈剤として使うことだった[4]。

一九六〇年、ピエール・エイマールは、グルノーブル大学でジョルジュ・カラスの監督のもと、博士号のための薬理学的研究にいそしんでいた。その、潜在的に攣縮（れんしゅく）を抑える特性をもつ植物成分由来の化合物ケリン（khelline）についての研究で、エイマールはある問題でつまずいた——それは動物に投与できるよう、ケリンをどうやって溶解するかということだった。その後、グルノーブルのラボラトワール・ベルティエ社へ移った彼は、バルプロ酸が希釈剤としてよく用いられており、ケリンを溶かすのにも有効であることを知った。バルプロ酸と混合したものを注射すると、明らかな弛緩が生じた。ケリンには攣縮（れんしゅく）を抑える作用があるので、この反応は意外ではなかったが、予想されたよりもはるかに強い弛緩だった。カラスはこの発見について聞き、抗けいれん作用の可能性を含めて、バルプロ酸の行動面への効果を調べるよう助言した。

エイマールがペンチレンテトラゾールで動物にけいれんを誘発して実験を行なったところ、バルプロ酸は用量依存的に、そのけいれんを阻害した。もし彼がストリキニーネその他の薬剤を使っていたら、何も発見されなかったであろう。この重要な実験は一九六二年二月に行なわれ、翌年、論文が発表された(5)。

臨床的に実用化するためには、その液体バルプロ酸をナトリウム塩の形に変える必要があった。カラスはその仕事にとりかかり、一九六二年にバルプロ酸ナトリウム（商品名デパケン）を合成した。一般的な考え方として、バルプロ酸ナトリウムに窒素置換基を付加すれば、向精神特性が強まるだろうと思われたので、彼はそのようにしてさらにバルプロミド（デパミド）を合成した。実際、バルプロミドは、ストリキニーネによって引き起こされたけいれんから動物を守る。一方、バルプロ酸にはそういう作用はない。また、バルプロミドはバルプロ酸塩よりも、血液脳関門を通過しやすく、中枢神経系での濃度がより高くなる(6)。

カラスは新しい化合物の試験に取りかかった。そして一九六四年、人間におけるバルプロ酸の抗けいれん作用についての最初の報告が発表された(7)。試験の規模を拡大するために、カラスはてんかん患者たちに接している臨床医、セルジオ・ボルセーイに頼み、彼を通して、ローヌアルプ地方のバッサン病院にいたピエール・ランベールに接触した。

ランベールはフランス南東部のリヨン付近を本拠地とする初期の重要な精神薬理学グループ——精神医学研

究と治療のためのリヨン委員会に属していた。[8]この団体は顔ぶれがユニークで、ジャン・ギュイヨッタなどの大学の神経精神病学者や、ポール・ブルイヨのような製薬会社代表、ルイ・ルヴォルのような薬理学者、ランベール、ポール・ブルッソル、アンドレ・アシャントルのような一般精神科医、そしてアンドレ・ルケ、ピエール・バルヴェ、ジャン・パランなどの精神分析を志向する初期の反精神医学者グループの寄り集まりだった。このグループはクロルプロマジンの導入後に結成され、さまざまな新しい向精神薬の作用について、世界の研究グループの中で最も多く観察結果を集めつづけていた。彼らは、これらの薬に対する何百人もの患者の反応についての所見、反応を予見させる臨床的特徴についての所見、再発率の結果についての所見を持ちより、リヨン委員会の初期の会合において中心的な役割を果たした。[9]それらの観察データは新しい精神医学の輪郭を示すこととなった。

ブルッソルはプロクロルペラジンという画期的な薬を発見した。この薬は神経遮断薬という新しい概念の礎を築いた。[10]ランベールとルヴォルは神経遮断薬に属する薬を分類した。ランベールとギュイヨッタは新しい抗うつ薬トリミプラミンについてのデータを初めて提示し、この薬の合成を成功させた斬新な着想を世に示した。[11]ギュイヨッタは、強迫神経症のイミプラミンに対する反応を最初に記述した人物だ。彼による一連の所見は、強迫神経症そのものの再発見、特に、選択的セロトニン再取りこみ阻害薬（ＳＳＲＩ）に対する感受性の再発見につながった。[12]

これらの研究者たちのすぐれた特徴のひとつは、薬を共同で研究し、自分たちが目にした変化に対してコンセンサスを形成するに至ったことであり、それには臨床上の改善についての記述だけでなく、問題点の記述も含まれた。彼らは、抗精神病薬によって引き起こされうる意志発動の欠如や拒絶的な傾向を真っ先に記述したグループのひとつだった。抗精神病薬の使用と自殺とを関連づけたのも、この分野の中で早い方だった。しかし、今日的に見てこのグループの第一の功績は、バルプロ酸類の薬の気分安定特性を記述したことだ。カラスがボルセーイに働きかけたことで、バルプロ酸薬ならびにバルプロミド薬の抗けいれん特性の最初の試験は、ランベールの監督のもと、バッサン病院で行なわれることになった[13]。

当時、ヨーロッパの大きな精神病院のほとんどには多くのてんかん患者が入院していた。十%にも及ぶその患者たちは、新しい抗けいれん薬を試す格好の対象となった。バッサン病院にもまだ千人の患者のうち、四十人以上のてんかん患者がいた。ボルセーイとランベールは最初、バルプロミドに著しい鎮静作用があると見た。フェノバルビトンなどのほかの抗けいれん薬と併用された場合はなおさらそうだった。しかし、後にバルプロミドが単独で投与されると、向神経作用に加えて向精神作用もあることが明らかになった[14]。ランベールの報告から引用すると「患者は、気分が良くなったと感じた。古い薬を使っていたときに時折見られたしつこい感じ、言い換えると粘着性が薄らいだ。抑うつ傾向が消え、時には穏やかな多幸感さえ見られた[15]」

当時、てんかんは人格(パーソナリティ)の障害を誘発すると考えられていた。てんかん患者はしつこくて、人を操作したがり、粘着的であると見られていた。したがってけいれん発作のためではなく、対人的な問題のせいで病院に収容されていることが多かった。彼らは衝動抑制障害があり、それが正常な社会生活に適応できない原因になっていると考えられていた。彼らは強迫的であった。バルプロミドを用いると、これらの社会での生きづらさや特徴的なしつこさを示す行動が変化するように見えた。女性は人と衝突することや、周りの人を刺激することが少なくなり、自傷行為も少なくなった。それで、ランベールは、バルプロミドにはマゾヒズムを抑制する特性があるのかもしれないと考えた。

一方、ボルセーイは病院を離れて開業したが、ほどなく、四十五歳の若さで心臓発作のため死亡した。残されたランベールは次なる問題――向精神特性が発見されたことによって、バルプロミドはそのほかにも精神医学上の役割を担うことになるだろうか?――に取り組んだ。というのも、バルプロミドの作用の発見は、バッサン病院に熱狂を引き起こしていたからだ。この病院を切り回しているのは尼僧たちだったが、彼女らはとりわけ熱狂していて、奇跡のようなことが起こったとか、患者が若返った——白髪まで元どおりの色になった——とか、かしましかった。いったい、何が起こっていたのだろう？　バルプロミドはバルビツール酸系の薬と比べて行動面に害を及ぼしにくい、ということなのだろうか？　それともバルプロミド自体に、何かポジティブな作用があるのだろうか——何らかの方法で「人格（パーソナリティ）を強化する」のだろうか？

フランスではリチウムが人気をなくしていたので、躁うつ病の効果的な治療薬についてはニッチがあった。標準的な治療法は、鎮静用のフェノバルビトンをクロルプロマジンやレボメプロマジンのような抗精神病薬と組み合わせて使うことだった。バルプロミドの鎮静特性は、フェノバルビトンの代わりを完璧に果たすと思われ、バルプロミドがクロルプロマジンと組み合わせられて、焦燥的で躁状態の患者に用いられるようになった。かつてフェノバルビトンが用いられたのと同じやり方である。回復期に、バルプロミド単独投与になった患者は進んで投与を受けたが、一方、クロルプロマジンを投与されている患者は服用をいやがることが多かった。

ランベールとその同僚たちは、約二百五十人の患者を対象にバルプロミドを研究した。そしてこの薬に顕著な向精神作用があり、その作用は急性の躁状態の治療にも躁うつ病の維持的治療にも有益であると結論づけた。[16]この結論をきっかけとして、三十二人の患者を対象に、バルプロミドの投薬が入院率へ与える影響を調べる研究が始まった。かつてスコウがリチウムについて得た知見と同様に、バルプロミドを投与されている患者は躁病エピソードの数が五十％減少し、入院期間が六十％減少するように見受けられた。[17]

バルプロミドがラボラトワール・ベルティエ社によって販売促進されることはなかった。フランスでも外国でも、バルプロ酸が抗けいれん薬としてよく売れていたからだ。また、この時期フランスの製薬業界では企業合併が進められていた。立てつづけの企業買収によって、バルプロ酸もバルプロミドも、ベルティエ社からサノフィ社へ、そしてサノフィ・サンテラボ社へと移った。[18]このような合併が行なわれている間、企業の目は、特許が切れようとしている古い薬以外の問題に向けられていた。一方、バルプロ酸ナトリウムは、ほかのところで気分障害に対して徐々に用いられはじめていた。一九八〇年、ミュンヘンのマックス・プランク研究所のヒンデルク・エムリヒらがバルプロ酸の躁病の治療における有用性を報告した。彼らはバルプロミドがすでに用いられていることを知らなかった[19]。

ランベールらの論文は精神薬理学界で歓迎された。研究の新しい道を開くように思われたからだ。精神薬理学分野は、抗精神病薬や抗うつ薬の研究が主流だった。抗精神病薬はドパミン系に、抗うつ薬はノルエピネフリン系に働きかけるものだ。当時はセロトニン系に働きかける新しいグループの薬が現われようとしていたが、それらの薬が注目に値するものになると期待する科学者はごく少なかった。それらは科学的に見て興味深い化合物ではなかったし、セロトニン系を操作する技術的困難が立ちはだかって、さらなる薬の開発に必要な基礎科学の発展を妨げるだろうと思われた。

対照的に、バルプロ酸はγ－アミノ酪酸（GABA）系を通して効果を発揮するように思われた。ベンゾジアゼピン類もまたこの系に作用する。いまや、GABA系に作用する新しい構造を探し求める道が開かれているように思われた。新しい化合物が次々に生まれた――チアガビン、フェンガビン、プロガビド、ガバペンチン。これらのすべてが、向精神特性、とりわけ気分賦活特性を求めて研究されたが、ガバペンチンを除き、市場に出たものはない。

一方米国では、一九八三年にアボット・ラボラトリーズ社が抗けいれん薬としてのバルプロ酸の認可を得ていた。バルプロ酸は一八八二年に初めて合成されて以来、塩をつくるのが困難であることが知られていた。一九八七年十一月九日[20]、そして一九九一年一月七日に、アボット社は安定性のより高いナトリウム塩――バルプロ酸セミナトリウム――をつくる新しい方法について特許を申請し、認可されている[21]。この新しい化合物、バルプロ酸セミナトリウムは、ナトリウムイオン一個分だけがもとの形と異なっているもので――何にも増して現行の特許法のばかばかしさを示す良いシンボルである。アボット社の主張によると、この違いによって、バルプロ酸ナトリウムよりも胃腸機能に優しいものになるとのことだ。ほかの企業がＧＡＢＡ系に作用する新しい化合物を市場に出せないでいる一方で、アボット社は特許による保護のもとに、躁病の治療薬としてのバルプロ酸の試験をスタートさせることができた。成功は約束されたも同然だった。

最初の結果が出たのは一九九一年で、ハリソン・ポープらがバルプロ酸セミナトリウムの躁病での有効性を公式に実証した。[22] 別の研究がチャールズ・ボウデンによって行なわれた。ボウデンは一九三八年テキサス州ブラウンウッドに生まれ、ヒューストンのベイラー大学に学んだ。そして、コロンビア大学の精神医学研究所で精神医学の研修を受けた。その間、ロナルド・フィーヴのリチウムクリニックで働いた時期もある。そしてケンタッキー州レキシントンの嗜癖研究センターで軍務に服した後、サン・アントニオに新設されたテキサス医科大学へ移った。ここでは、うつ病の精神生物学についての国立精神衛生研究所（ＮＩＭＨ）主導の共同研究に参加した。

一九八〇年代前半には、ボウデンは双極性障害をもつ患者の治療に、カルバマゼピンとバルプロ酸を使いはじめていた。このことは、アボット社からの働きかけにより、バルプロ酸についての小規模な研究を引き受けることにつながった。この薬が躁病に効くだろうと確信したボウデンは、もっと野心的に大規模な研究を目指すようアボット社に勧めたと、彼自ら述べている。この研究の論文は一九九四年に発表され、躁病治療のためのバルプロ酸の認可を求めて、食品医薬品局（ＦＤＡ）にアボット社が提出した書類の第二部となった。[23]

しかし、バルプロ酸が効くのは明らかでも、このバルプロ酸セミナトリウムという新薬ははるかに高価になる見込みだった――特許を取ってまもない薬がつねにそうであるように。はたして臨床医が、価格の安いバルプロ酸ナトリウムではなく、あえてバルプロ酸セミナトリウムを使う理由があるだろうか？

ＦＤＡは一九九五年二月六日に、躁病の治療薬としてのバルプロ酸セミナトリウムに認可を与えた。[24] バルプロ酸には新味がないし、バルプロ酸セミナトリウムを使う経済的な利点もない――そんな状況のもと、ＦＤＡ

の認可は、エビデンスに基づく医学の採用を自負する医師たちに対し、企業のマーケティングが影響力をもつかどうかの実験をするのに格好の舞台を提供した。

この問題を扱う前にふれておかなくてはならないのが、ジョルジュ・カラスの運命と、バルプロ酸の兄弟ともいえる薬、カルバマゼピンの運命だ。バルプロ酸が米国にもちこまれる頃には、カラスは孤独癖を募らせ、被害妄想的になっていた。彼は自分が画期的な新しい化合物を発見したのに、さまざまな勢力が共謀して、不当にも自分の功績を認めないという主張をくり返していた。かつては自分の誤りを認めることのできる人だったのに、自分の研究を批判することは許さないと言い張るようになっていた。引退後にはランベールを呼びだし、自分は三つの新しい化合物をもっている、老化を防ぐ薬と抗けいれん薬と下垂体安定薬だと告げた。[25] そしてランベールとその同僚たちに、それらの構造や毒性について何も知らないまま、患者に投薬することを求めた。もちろん、彼らはそれを断った。

大熊輝雄――NIH(「うちの発明ではありません」)の時代に

バルプロ酸の向精神作用の発見とほとんどそっくりなのが、もうひとつの抗けいれん薬、カルバマゼピンの向精神作用の日本における発見だ。[26] カルバマゼピンは、サマーブルーと呼ばれる染料、イミノジベンジルから生じる一連の三環系分子のひとつであり、一八九八年に初めて合成された。この染料は、イミプラミンを生みだし、後に三環系抗うつ薬を生みだした親化合物である。[27] 一九五三年、イミノジベンジルの最初のカルバモイル誘導体(G－26301)の合成後、ガイギー社の中心的薬理学者、ロベルト・ドメンホス[28]は、これが抗けいれん薬であることを実証した。[29]

一九六一年には、ガイギー社の医化学者で、すでに古典的な三環系抗うつ薬の多くをつくっていたW・シンドラーが、一連の新しい三環系化合物、ジベンザゼピン類を合成した。それらのひとつである5−カルバモイルジベンザゼピン（G−32283）は、後にカルバマゼピンと名づけられた[30]。テオバルトとクンツの報告によると、カルバマゼピンは電気ショックでラットに誘発したけいれんに対し、フェノバルビタールと同じくらい有効であり、フェニトインより強力であった。また、カルバマゼピンは、ストリキニーネに誘発されたけいれんに対しても有効だが、ペンチレンテトラゾールやピクロトキシンによるけいれんに対しては効かなかった[31]。

この新しい化合物についての研究は急速に進んだ。一九六二年、エルナンデス＝ペオンはネコの脳のさまざまな領域への電気的刺激で誘発したけいれんに対するカルバマゼピンの作用を報告した[32]。カルバマゼピンは、扁桃体領域と海馬領域では特に有効だった。しかし、皮質への刺激によるけいれんの制御については、あまり効き目がなかった。このことは、カルバマゼピンが側頭葉てんかんに特に有効であるかもしれないことを示唆していた。

同じ会議で、M・ボンデュエルらが、八十九人の患者（六十五人の成人と二十四人の小児）のてんかん治療にカルバマゼピンを用いたことを報告した[33]。側頭葉てんかんをもつ四十人の患者のうち、二十人はほとんど完全にけいれんから解放され、十二人には改善が見られ、八人は悪化したと報告された。てんかんと関連した心理的問題をもつ三十八人の患者のうち、三十二人には「著明な改善」が見られた。ボンデュエルらはこの改善傾向を、主にバルビツール酸系薬の服用量の減少と二次的に使う薬の排除によるものだとした。しかし、カルバマゼピンが独自の作用をもっているかもしれないということも考えた。

カルバマゼピンがそのような作用を生みだすとしても、どのようにして生みだすのかは、当時誰にもわからなかった。ほとんどの三環系抗うつ薬は、膜安定化特性〔細胞膜のNa^+チャネルを遮断し、興奮を抑制する特性〕をもち、穏やかな抗けいれん作用がある。当時の知識の及ぶかぎりでは、イミプラミンの気分に対する有益な作用は、膜安定化作用によるものかもしれないと思われた。カルバマゼピンは、ほかの三環系薬よりも、かなり膜安定化特性が強かった。

一九六四年、ボンデュエルは、百人の患者の症例について報告した。その一部はカルバマゼピンを三年以上服用していた[34]。この人々のうち、六十九%は治療に良く反応した。この段階でカルバマゼピンは、精神運動てんかん〔主として海馬・扁桃核のけいれん性放電によって引き起こされ、発作的な自動運動、短時間のもうろう状態、錯覚・幻覚などの症状を呈する〕があって複雑部分発作〔脳の全体ではなく一部の異常興奮によって引き起こされ、意識障害をともなうてんかん発作〕を起こす患者の治療に特に有効なのではないか、という推測が強まってきた。複数の別な研究者グループからも同様の知見が報告された。たとえば、カルバマゼピンを六十六人の患者の治療に用いたロルジェは、カルバマゼピンは幅広いけいれんに有効であり、有益な向精神作用をもっていると報告した[35]。

これらの知見を受け、ヨーロッパ中で、そして世界各地で、この薬の一般試験が盛んに行なわれた。一九七四年までに、世界中で二百五十本を超える論文が発表された[36]。しかし米国ではサリドマイド禍〔非バルビツール系鎮静・睡眠薬であるサリドマイドを服用することによって起こった薬害事件〕の影響で、FDAが無作為化比較試験に固執するようになったため、新たな抗けいれん薬の使用が阻まれた。カルバマゼピンが認可されたのは一九七四年、国立神経疾患脳卒中研究所が四十五人の患者について研究を行ない、カルバマゼピンが有効な抗けいれん薬であることが確認された後のことである。この時間的ずれにより、米国の研究者がこの新しい薬の秘密を発見するのに、他国の研究者よりも十年近く遅れをとった。

カルバマゼピンが日本に導入されたのは、一九六〇年代半ばだった。日本は進出するのが難しい市場だったが、ガイギー製薬は強いコネをもっていた。日本では当時リチウムが手に入らなかった。フランスと同じように、数多くのてんかん患者が精神病院に入院していた。また日本の病院は、クロルプロマジンの発見を受けて、患者の収容化を進めている最中でもあった。ほかの国では入院患者の数が減っていたのと対照的に、日本では大幅に増えていたのだ[37]。

その結果、カルバマゼピンは精神病院の入院患者に対して用いられるようになった。まるでバルプロ酸の物語をくり返すかのように、カルバマゼピンがてんかん患者の維持治療に非常に役立つことが注目された[38]。躁病とてんかん、いずれの患者の病棟でも、カルバマゼピンは入手しやすく鎮静特性があったために、カルバマゼピンが役立ちそうならばほかの鎮静剤——たとえば躁病に対するバルビツール酸系薬——の代わりに必ずと言っていいほど使われることになった。[39]

この慣行が、躁うつ病に対するカルバマゼピンの大規模な多施設試験の土台となった。[40] 試験は、日本のいくつかの地方の施設で行なわれた。というのは、ちょうどその頃、東京大学の精神医学講座は、トマス・サスとデイヴィッド・クーパーの訪問を受け、生物学的精神医学のマインド・コントロールに抗議する精神科医や学生たちに占拠されていたからだ。

〔一九六六—一九七四年の間〕鳥取大学の精神医学科教授であった大熊輝雄はこの試験を指揮し、一九七七年、ハワイで催された世界精神医学会において、その結果を初めて英語で発表した。[41] この試験による知見は、躁病の治療について、カルバマゼピンがクロルプロマジンに匹敵することを示していた。[42] しかし、この結果は欧米では不評だった。批判されたのは、用いられたクロルプロマジンの容量がホメオパシー療法並みに少ない（一日当たり二百五十ミリグラム）ので、これではカルバマゼピンが効いたという証拠にはならない、という点だった。[43] この時期、米国では神経遮断薬の大量投与法が行なわれており、それに比べると、二百五十ミリグラム用量のクロルプロマジンでは、比較対象としてプラセボと大差ないと思われても無理なかった。しかし、後に同じプロトコルがリチウムとクロルプロマジンを比較するために用いられたときには、リチウムの結果については異議が唱えられなかった。[44] さらに、その後日本の同じ試験ネットワークで行なわれた、カルバマゼピンとリチウムを直接比較する研究では、このふたつの薬について同じような結果が出た。[45]

欧米ではカルバマゼピンの使用がその時期に普及することはなかった。欧米で広く使われるようになったのは、米国国立衛生研究所（ＮＩＨ）に活動拠点を置いていたバレンジャーとポストが一九八〇年、カルバマゼピンの向精神作用を裏付ける論文を発表してからのことだ。[46] 多くのヨーロッパの研究者は、ＮＩＨとはほんとうは「not invented here（うちの発明ではありません）」の略なのではないかと首をかしげた。米国では、自国の由緒ある研究所で発見または確認されたのでないかぎり、科学的知見というものは存在しないも同然だった。かつて米国は、生物学的精神医学にほとんど影響力を持たなかったが、この頃には事情は一変しつつあり、米国抜きには何も進まなかった。

一九八〇年までには、カルバマゼピンが興味深い向精神特性をもっていることは十分明らかになっていた。日本では、カルバマゼピンが衝動抑制障害をもつ若い男性たちの攻撃的感情の爆発を安定化するためにすでに用いられており、カルバマゼピンを服用すると、衝動を行動に移す前にひと呼吸置いて自らを省みることができると、患者自身が報告していた。このような研究結果から、欧米では挿間性抑制不全症候群（episodic dyscontrol syndrome）の治療にカルバマゼピンが用いられるようになっていった。[47]

けいれんを制御できる程度は、現在でも、カルバマゼピンとバルプロ酸が時を同じくして発見される前の一九六〇年代と大差ない。しかし、病院に入院するてんかん患者は、数においても多様性においてもはるかに上回っているにもかかわらず、今日では一九六〇年代以前と違って入院したきりにならないのは明らかだ。この結果は、カルバマゼピンとバルプロ酸にはいまだろくに研究されていないものの、パーソナリティの統合や一般的統合に対する有効な作用があるからなのだろうか？　そのような有効な作用が、気分安定の基礎になるのだろうか？　それとも、それは何か別のものによるのだろうか？

このようなパーソナリティへの作用は、英語圏にはほとんどなじみがなく、ＦＤＡのような監督機関ではまず取り扱えないものである。病気が治ったのは、患者のパーソナリティが強化されたからだったらどうだろう？　薬によって、人がより機能的になるとしたら、それは何を意味するのだろう？　その場合、薬を投与される前の機能の不全が疾患状態そのもの、もしくは疾患状態を招くリスク要因だったということになるのか？それとも、機能を強化する薬をもっているが、疾患の枠組みの中で売らなくてはならない企業は、先立つ機能不全または機能の変動性が疾患状態そのものであるか、疾患状態を招くリスク要因であると言わざるをえないのだろうか――勃起不全とバイアグラの場合のように。

英語圏では、もっと伝統的な理解のしかたが必要とされていた。そして、それをもたらしたのがロバート・ポストだった。ポストはそれによって、気分安定薬の概念の基礎を築いた。一九九五年にアボット社がバルプロ酸を売りだすと、気分安定薬という概念は、一気に最新の治療法にして一般的なイメージとなった。

ロバート・ポスト――キンドリング－クエンチング仮説

ロバート・ポストは一九四二年、米国のニューヘイヴンに生まれ、ペンシルヴェニア大学医学部に進み、その後NIHの精神衛生研究所（NIMH）へと移った。そして、ウィリアム（ビフ）・バニーの監督のもとでNIMHを拠点として活動する研究者グループに加わった。バニーは一九三〇年ボストンで生まれ、ポストと同様にペンシルヴェニア大学で研修を受け、一九五六年に卒業した。イェール大学で精神医学の専門医学研修（レジデンシー）を終え、一九六〇年にNIMHへ入った。そこでは、生物学的精神医学部門の主任となり、後に米国の精神薬理学界の中心となる人々――ウィリアム・カーペンター、フレッド・グッドウィン、デニス・マーフィー、リチャード・ワイアット、デイヴィッド・クプファー、ジョン・デイヴィス――の採用に尽力した。

ポストはこのグループに遅れて加わった。彼の最初のプロジェクトは、抑うつ状態の患者にコカインを投与することだった。当時すでに、コカインがカテコールアミン系やセロトニン系に強力な作用を及ぼすことがわかっていた。説明がつかないのは、コカインはセロトニン再取りこみ阻害薬なのに、よい抗うつ薬ではないということだった。しかし、ポストにとって若い頃にコカインを研究したことが、物質乱用研究の分野で注目されはじめていた現象――コカインに誘発される行動感作――を扱う際に強みとなった。動物に連日同じ用量のコカインを投与すると、通常、投与されるたびに活動性が増したのである。

この効果は、ほとんどの薬や騒音、あるいは目新しい事に対して、誰もが経験する耐性とは正反対のものだ。薬にせよ、通過する飛行機にせよ列車にせよ、それにさらされるにつれて、その作用は徐々に薄れるのがふつうだ――通過する列車の音は聞こえなくなるし、モルヒネで同じ効果を得るには、だんだん用量をふやさなくてはならない。しかし、コカインやアンフェタミンの場合には正反対のことが起こる。おそらくこの感作こそが、嗜癖という現象の土台となり、薬への渇望をつくりあげるものなのだろう。ポストはこのような感作と、行動の増強につながるもうひとつの生理学的現象との類似性を指摘した。その生理学的現象はキンドリング（焚きつけ）と呼ばれるものだ。キンドリングとは、それだけではてんかん発作を引き起こさないであろう刺激が、一定期間にわたって連続的に加えられた結果、もとの刺激が存在しなくても実験動物に自発性のけいれんを起こさせうる過程（プロセス）をいう。

ポストの語るところによれば、彼は同僚のジェイムズ・バレンジャーとともに、コカインに誘発されるような行動的キンドリングと脳の扁桃体における電気的キンドリング現象との間の相互作用を調べていた。そのとき、新しく導入された抗けいれん薬、カルバマゼピンが扁桃体のキンドリングによるけいれんを抑制するのに有効であることに気づいた。[48]

彼らは、躁病に対するカルバマゼピンの効果の研究へと移り、実際カルバマゼピンは躁病に有効だった。てんかんの場合、有効な治療薬とはさらなる発作を起こしやすい傾向をクエンチ（消火）するのに役立つものと考えられていた。ポストとバレンジャーは、気分障害のエピソードはおそらくけいれんに相当するものとして見る必要があるという考えを示した。[49] この考えは、一八六〇年代にファルレが提起した仮性てんかんという概念の流れを汲むものだ。[50] 二十年近く前、すでにスコウが気分正常化について論じていたのだが、ポストの新しい提言によって、予防効果はほとんど必然と見られるようになった。こうして彼は、気分安定化の新時代の幕を開いたのだった――気分安定化（mood stabilization）という概念は、まだ生まれていなかったが。

この新しい考え方にはいくつかの意味が含まれていた。そのひとつは、気分安定薬は抗精神病薬や抗うつ薬と異なり、比較的疾患特異性の高いものになるだろうということだった。したがって、抗けいれん薬の効果は、その薬がもっているかもしれない非特異性の機能的有効性とは独立なはずだった。さらに、ポストの提言からすると、〔てんかんと同様に〕患者の未治療期間が長いほど、またエピソードの数が多いほど、将来エピソードを起こす可能性も高いと推測された。

ちょうどその頃、バルプロ酸もまた気分安定薬であるらしいというニュースが届き、キンドリング仮説が裏付けられたかに見えた。この情報はほかの抗けいれん薬の研究を促した。突然、ラモトリギン、ガバペンチン、バガバトリン、トピラメートなどの抗けいれん薬について、てんかんの治療を受けている患者の気分への有効性が記述されはじめた――まるで、バルプロ酸とカルバマゼピンのときに起きたことの再現のようだった。一九八〇年代後半においても、てんかんに対する新しい身体的治療法である迷走神経刺激療法について、同じような有効性が記述され、気分障害の患者にこの療法が試験的に実施されることになった[51]。

抗けいれん薬およびやがて気分安定化と呼ばれるものへの熱狂が生まれつつあった。この熱狂の大きさは、ガバペンチンの物語にいちばんよく表われている。ガバペンチンの合成について最初に提案したのは、ゲルハルト・ザッツィンガーからドイツのワーナー・ランバート／パーク・デイヴィス社に勤めるヨハネス・ハルテンシュタインへ宛てた一九七三年一月十日のメモだった。ザッツィンガーは才能ある医化学者で、製薬会社の経営陣が新薬の開発に消極的なのを軽蔑のまなざしで見ていた[52]。この新しい化合物についての初期の研究は、それがGABA系に作用することを示しており、この化合物は新世代の薬の最初のひとつとなった。そして、これが抗けいれん薬となることは明らかだった。しかし、その目新しさにもかかわらず、会社にとってのうま味はほとんどなかった。当時は、抗けいれん薬について見込める利潤率は大きな利益を保証するには不十分だったのだ。しかし、多くの利益を生む承認適応症外使用への確かな道があれば話は別だ。ガバペンチンには、承認適応症外使用への道がふた通り開けた。ひとつは神経障害性疼痛への使用。このニッチは後年、ヴァイオックス（Vioxx）〔メルク社のCOX－2選択的阻害薬の商品名。心臓発作の危険を増大させる恐れがあるとして、メルクは二〇〇四年回収に追いこまれた〕とそれに関連する鎮痛薬が撤退を余儀なくされたことで、さらに広がった。そしてもうひとつが気分安定化のための使用だった。

一九九〇年代後半に、ガバペンチンの売上げは急増した。今思えばそれは、ゴーストライターが書いたと思われるものも含めて、ワーナー・ランバート社員が仕組んだ一連の論文、あるいは同社の懇請によって専門家が書いた論文が、ガバペンチンは双極性障害に有効であると示唆したことに勢いづけられたためだろう[53]。一時期、ガバペンチンは年間十三億ドルの粗利益を上げていたが、そのうちの十億ドル近くが、気分安定剤としての承認適応症外使用から来ていた。このバブルがはじけたのは、無作為化比較試験により、ガバペンチンに気分安定化特性があるとしてもほんのわずかであることが実証されたときだ[54]。続いて起こった訴訟で、この薬を有名な気分安定薬にするために、ゴーストライターによる執筆や適応症外使用を勧める宣伝が盛んに行なわれていたことが暴露された。

さらにビガバトリン、チアガビン、トピラマートなど多くの抗けいれん薬も、気分障害の患者に対する有効性はまったく、あるいはごくわずかにしかないことが、すぐに明らかとなった。バルプロ酸とカルバマゼピンを別にすれば、気分安定薬としての活用の可能性があると思われる抗けいれん薬はラモトリギンだけである。そしてこの薬は、古典的な循環精神病よりも反復性うつ病のほうによく効くように思われる[55]。

これだけのことがあったら、合理的な世界であれば、キンドリング仮説はつぶされ、臨床医たちは患者のもとへ戻り、バルプロ酸とカルバマゼピンの服用で実際に何が起きたのかを患者に尋ねるようになって然るべきだ。しかし、一九九〇年代半ばには、精神医学は新しい世界に入っていた。もはや、誰も患者の言葉に耳を傾けず、患者を見もしなかった。大規模な無作為化比較試験によって、薬が「効く」ということが示されたなら、人々と話をする意味がどこにあるだろう？　しかもこの新世界は、共著論文の執筆者たちのうちひとりでも、ほんとうの意味で何かの発見者だと言えるのかどうか怪しくなり、そもそもその人たちがほんとうに書いたのかという疑いもどんどんふくらんでいく――そんな世界だった。

この時期に躁うつ病の姿が変化しつつあったことは、ポストの発表した数字からも読み取れる。ＮＩＭＨの臨床センターに送られるのは複雑な症例の患者が多いはずだが、彼の推計によると、一九七〇年代初めには、ＮＩＭＨの気分障害研究ユニットに送られた患者の八十％が退院時に単剤療法を受けていた。一九九〇年代には、そういう患者の割合はわずか二十五％になった。その頃ＮＩＭＨに送られた患者は、平均三種類またはそれ以上の治療薬を与えられていた。患者は退院時に気分安定薬、リチウム、それに甲状腺ホルモン増強療法などを組み合わせたカクテル療法を受けていることが多かった。この状況をなんとか読み解こうと、ポストはこう考えた。単純な症例の患者はプライマリ・ケアで治療されるので、より複雑な治療抵抗性の症例の患者がＮＩＭＨに送られてくるのではないか、と[56]。

もうひとつの可能性としてポストが考えたのは、この病気が重症化しているのかもしれないということだった。こちらの可能性が高いと思われるひとつの要素として、一九九〇年代に治療のために入院した患者は、一九七〇年代に入院した患者よりも発病の時期が早く、うつの期間が長いということに、ポストは気づいた。またもうひとつの要素は、病相頻発型（rapid cycling）パターンが見られる患者がはるかに多くなっており、ＮＩＭＨの患者の四分の三以上を占めていることだった。リチウムと気分安定薬を組み合わせた処方を必要としたのは、この患者たちだった。

第三に、気分安定薬の熱狂的支持者にとっては、前のふたつの可能性よりはるかに好ましくないであろう可能性がある。つまり、患者たちが与えられていたカクテル処方の中の薬は、ほとんどが特に有効なものではなかったということだ。ポストらは臨床試験の結果を大きく読み違えたと言えよう。どんなふうに間違っていたかは第四章に書いたとおりである。向精神薬の試験結果がある薬が「効く」ことを意味していると解釈するならば、ある患者が好反応を示さない場合に、「効く」ことを証明された薬を四種、五種、六種と組み合わせて使っても理屈に合わないことではない。しかし前述したように、無作為化比較試験は帰無仮説に基づいてデザインされている。だから、現実にかなりの効果が見られたというのでなく、評価尺度に当てはめてごくわずかな効果があったに過ぎないのなら、それはそれらの薬が「効く」と主張できる結果ではない。その結果が示しているのは、厳密に言えば、それらの薬が何の働きもしないとまでは言い切れない、ということだけである。もしこのとおりならば、何の働きもしないとは言えない、ということくらいしかわかっていない薬を数種組み合わせて患者に用いるのは、けっして合理的ではない。新しい気分安定薬のカクテルは、ガレノスのテリアカ〔第一章一五ページ参照〕に驚くほど似ている。

ポストの論理をさらに拡大した考えのひとつが、双極性障害になりやすいと思われる患者を人生の早い時期――最初のエピソードの前――に選びだし、就学前か遅くとも思春期前（プレティーン）から抗けいれん薬を服用させるというものだ。気分安定薬に熱狂する治療者にとっては、効くはずの薬を四種あるいは、五種、六種組み合わせても効かないのは、その障害が根深いものになってしまったせいに違いないということになる。そして、それにどう対処するかといえば、どんなに幼い子どもだろうと、感情的不安定さが少しでも感じられたら、すぐに治療を始めることなのだ。

二〇〇二年の時点で、ポストはハイリスクの子どもを低年齢から治療することを公然と勧めていた。[57]「能力を奪い、致命的打撃を与える可能性のある、この反復性中枢神経系障害を早期に発見し、治療するために大いに努力することは、奨励されてよいだろう。そのような早期の効果的で持続的な予防的介入を制度化することによって、その間のこの病気に関連する病的状態を軽減するだけでなく、病気のたどるコースをよりよいものにし、予後をより好ましいものにすることが期待できるだろう」

子どもを抗けいれん薬で治療しようという考えは前例のないものではない。ただし、過去にあったことと、ポストがここで提唱していると思われることとはまったく別物だ。このような問題は、次章の核心となる。

気分安定薬前史

一九五〇年代後半から六〇年代前半にかけて、おびただしい新旧向精神薬がさまざまな症状に対して用いられた。そのような薬は当時こそ栄えていたが、今では歴史から消え去った。神経症的問題の治療に使われたこれらの化合物としては、次のようなものがある――フェナグリコドール、アスパラギン酸塩類、ブクリジン、メフェノクサロン、エミルカメート、メパルフィノール、エクチルウレア、ヒドロキシフェナメート、オキサナミド、カプトジアム、クロルメザノン、エスクロルビノール、グルテチミド、ベナクチジン、デアノール。これらのほとんどは、サリドマイド禍の余波で一九六〇年代に消えた。FDAが開始した薬物評価によって、息の根を止められたのである――それらの多くが今流行している化合物と同じくらい効いたかもしれないという根拠は十分にあるのだが[58]。二十一世紀前半の今、神経科学の発展を考えると、向精神薬の手持ちがかつてないほど充実しているに違いないと人は思うだろうが、実のところ、現在よりも一九六〇年代のほうが、臨床用に入手できる薬の種類ははるかに多かったのだ。

薬が多様であっただけでなく、それらの薬の作用を記述するのに用いられる用語も、現在よりずっと豊かだった。そういう用語には次のようなものが含まれていた――鎮静薬（sedatives）、精神安定薬（tranquilizers）、鎮静薬（calmatives）、静穏薬（ataractics）、感情抑制薬（thymoleptics）、気分増強薬（mood enhancers）、気分正常化薬（mood normalizers）、正常気分安定薬（normothymotics）、自律神経安定薬（vegetative stabilizers）、向知性薬（nootropics）、心的安定薬（psyche stabilizers）、睡眠導入薬（hyponotics）。睡眠導入薬という用語を除き、これらの呼称は、ほとんど残っていない[59]。

安定薬という概念は、かつては向精神薬に不可欠と思われていた。一九五〇年代にはたくさんの新しい用語があったが、それ以前は、向精神薬といえば鎮静薬か刺激薬かのどちらかと見られており、そのすべてに安定化作用があった。バルビツール酸塩、臭化物、クロラールのような鎮静薬は、極端な行動を鎮静化することによって、安定化をもたらす。また、一世紀以上にわたってカンフルやストリキニーネのような刺激薬が用いられた論理的根拠は、正常な緊張状態を回復することによって、同じように過活動を鎮静化するかもしれないということだった。

一九五〇年前半にはクロルプロマジンが導入されたが、クロルプロマジンはコリン作動系、交感神経系、副交感神経系、ヒスタミン作動系に対してさまざまに作用した。そのため、クロルプロマジンはストレッサー――手術による身体的ストレスであれ、ブレークダウンにつながる精神的ストレスであれ――に対抗して、生理学的システムを安定化させるという考え方が生まれた。ローヌ・プーラン社は公然と、クロルプロマジンを安定薬として宣伝した。

それでも、ニューヨークのブルックリン・ウイメンズ病院とロッカウェイ・ビーチ病院で小児科医をしているハリー・リッチフィールドの、新しい薬アミノフェニルピリジン（アミノフェニドンという名でも知られる）に関する一九六〇年の論文タイトルに、気分安定薬（mood stabilizer）という言葉を見るのはいささか衝撃的だ[60]。アミノフェニルピリジンは、一九五〇年代後半から六〇年代前半にかけて多数現われたメプロバメート－バルビツール酸の関連化合物のひとつだ。そのうえ、ここでこの気分安定薬という用語を使ったのは、偶然ではないようだ。同じ薬を使ったほかの執筆者のほかの論文も、この薬を感情安定薬[61]（emotion stabilizer）と呼んだり、また鎮静薬あるいは気分安定薬と呼んだりしている[62]。

アミノフェニドンは一九六〇年四月、ウォーレス・アンド・ティアナン社の小売部門であるモルトビー・ラボラトリーズからドーンウォル（Dornwal）という名で発売された。ドーンウォルの広告は、この薬が緊張状態や不安な状態に効き、しかもバルビツール系薬やメプロバメートによる習慣性や鎮静の問題を避けられるとにおわせていた。このニッチは、ドーンウォルとほぼ同時に発売されたリブリウムがじわじわと進出し、やがて占有するようになる。

それに先立つ一九五五年に、メプロバメート、レセルピン、クロルプロマジン（ソラジン）の市場への導入が重なったことから、精神安定薬（トランキライザー）という概念が生まれた。トランキライザーという語は、厳密に言うと、米国の医学者のベンジャミン・ラッシュが一八一一年に発明した、身体を拘束するストラップと感覚入力を減らすように設計されたヘルメットのついた木製椅子に由来する。しかし、トランキライザーという薬品グループの概念は新しい。誰がこの言葉をつくったかについては、いささか不確かなところがある。おそらく、この手柄はカーター＝ウォーレス社のフランク・バーガーに帰すべきだろう。彼はメプロバメートを市場に出すために尽力し、古いバルビツール系の鎮静薬との違いを印象づけるために、この新しい語を使ったのだった。(63)

バーガーは一九一三年に生まれた。医学を学んだ後、微生物学者になった。第二次世界大戦の直前に、チェコスロヴァキアから英国へ移住した。戦時中、彼は当時の科学的な緊急課題のひとつに取り組んだ。それは、ペニシリンの抗生物質としての特性を実用化できるよう、ペニシリンの産生を最大化するにはどうしたらよいか、ということだった。(64) 技術的な重要課題のひとつは、ペニシリンを安定した状態に保てる希釈液を見つけることだった。バーガーはこの問題の解決に貢献した。この仕事を通して、彼は一連のフェニルグリセロールエーテル類を扱った。そのうちのひとつがメフェネシンだった。ペニシリンのおかげで、抗生物質は注目の的になっていた。フェニルグリセロールエーテルはそれ自体、抗生特性を持っていそうに思われた。実際、フェニルグリセロールエーテルには抗生特性があった。しかしバーガーがそれ以上に驚いたのは、メフェネシンを実験動物に注射したとき、筋肉に明らかな麻痺が起こったことだった。動物たちはぐったりとしていたが、はっ

きりと目覚めていた。バーガーは一九四六年にこの作用を記述しようとして、トランキライジング作用と呼んだ。(65)

それまでも、鎮静薬は眠りと筋肉の弛緩の両方を誘発していた。しかし、メフェネシンは鎮静効果よりも筋肉弛緩作用の割合のほうが大きいように見え、鎮静化することなく、不安の外的表出の主なものである筋肉の緊張を阻害する新しいタイプの薬の可能性を示しているようだった。バーガーにはメフェネシンが、五十年前に提唱された情動のジェイムズ－ランゲ説（第四章参照）の正しさの実証であるように思われた。不安につながる外的フィードバック——この場合は筋肉の緊張——を遮断すれば、不安は消える。新しいタイプの薬の誕生を告げる新しい用語が必要だと思われた。三十年前から、メフェネシンと近い関係にある薬プロパンジオール類は、神経過敏に有効だと報告されていた。しかし、それらの薬が次々に発見されている間、神経過敏を鎮静化せずに治療しようという考えは生まれなかったのだ。(66)

バーガーは戦後英国を去って米国へ行く前に、メフェネシンの臨床での使用を試みていた。ただし、それは主として、脳性麻痺などの状態に見られる筋肉の攣縮（れんしゅく）を改善するためだった。(67) 彼はその後、米国のロチェスター大学に移り、そこでスクイブ社とつながりを持った。スクイブ社は一九四八年にトルセロールという商品名で、不安と緊張の治療薬としてメフェネシンを売りだした。(68) トルセロールは大いに売れた。一文無しに近かったバーガーは、貢献を認められず、報酬がなかったことで苦い思いを味わった。(68) スクイブ社を出し抜くチャンスが与えられたとき、彼はそれに飛びついた。当時、シェイビングクリームや除毛剤、制汗剤、そして「カーターズ・リトル・リバー・ピルズ（カーターの小さな肝臓薬）」を製造する、カナダのニューブランズウィックの小さな会社に過ぎなかったカーター・ウォーレス社が、バーガーに接触してきた。メフェネシン類のほかの薬がないか知りたかったのだ。そういう薬はあった。バーガーはそのうちのひとつ、メプロバメートについて特許を取り、一九四九年、カーター・ウォーレス社に加わった。

指示されたのは、より良いメフェネシン薬をつくれということだった。しかし、メフェネシンを改良するには、長時間作用型のものをつくるしかなかった[69]。そうこうするうちに、ワイス社がこの枠組みに入ってきて、メプロバメートのライセンス契約を申し出た。それで、一九五五年この薬はワイス社からはエクワニル（Equanil）という商品名で、カーター・ウォーレス社からはミルタウン（Miltown）という商品名で売りだされた[70]。バーガーはマーケティングに対して反感を抱いていたが、ミルタウンの薬剤プロファイルの重要部分となったのは、彼の新しい用語――トランキライザーだった。この用語は宣伝にうってつけだった――「いまやトランキライザーがあるのに、どうして、古くさい鎮静剤（セダティヴ）を飲むのですか？」

ミルタウンを成功に導いたもうひとつの鍵は、バーガーが販売戦略嫌いだったことにある。医学出身のバーガーは、営業担当者に医師を訪問させるより、医師同士が薬について情報交換してくれることを望んだ。ワイス社はそれよりも伝統的なアプローチを取り、市場を広告や営業担当者であふれさせた。しかし、バーガーは精神薬理学界の重要人物の多くを個人的に知っていた。それで、この分野の大物たちはつねに、エクワニルではなくミルタウンを紹介した。次のふたつの章で見るとおり、四十年後に製薬産業はバーガーに追いつき、営業社員の代わりに学者を利用しはじめる。

ミルタウンはホームランをかっとばし、最盛期のプロザックのような存在になった。ミルタウンはトルセロールを押しのけた。ひとつには、スクイブ社が、医師たちに熱心に説明するよりも、学術論文に頼ったからだ。数年後、バーガーはマーケティングの増大する力を、手荒いやり方で痛感させられることになった。広告代理店マカダム社の代理人が、自分たちに広告業務を委託せよ、さもなければ自分たちはロシュ社の新しい薬、リブリウムをマーケティングし、ミルタウンは息の根を止められるだろう、とほのめかした。カーター・ウォーレス社は委託料が高すぎると感じた――そして、それがミルタウンの最後となった。カーター・ウォーレスが広告業務を委託したのは、が宣伝をしなかったわけではない――大いにした。しかし、カーター・ウォーレスが広告業務を委託したのは、一般的な広告代理店だった。一方、マカダム社は薬品の販売を専門とする、新しいタイプの広告代理店だった。

バーガーがトランキライジングについて論じた最初の人だったことは間違いないが、トランキライザーという言葉そのものを最初に使った人だったかどうかは、それほど確かではない。クロルプロマジンとレセルピンはどちらも鎮静化することなく、神経過敏を緩和する。ただしこのふたつの薬の作用は、メプロバメートのそれに比べると、脳に対する影響がはるかに強い。効果という点から見れば、クロルプロマジン投与は化学的なロボトミーに等しいと、後に言われたとおりである。そういう効果が、一九五三年に、レセルピンをインドジャボク（印度蛇木）から単離する仕事に取り組んでいたチバ社のF・F・ヨンクマンをトランキライザーという用語に導いたのかもしれない。[71] レセルピンは鎮静化も刺激もせず、むしろ人格（パーソナリティ）を、それまでに見られたどんなものとも違う仕方で「冷ます（chill）」ように見えた。この反応は、今なら抗不安（anxiolytic）作用と呼ばれるかもしれないものだが、一九五〇年の時点では、抗不安という用語が登場するのは四十年先である。

ひとまとめにトランキライザーと呼ばれていても、一方にはクロルプロマジンとレセルピン、他方にはメプロバメートと遅れて登場したリブリウムとヴァリウムがあり、双方の作用はかなり異なっていた。この違いのためにトランキライザーは分けられることになる。クロルプロマジンとレセルピンを含むグループは、メジャー・トランキライザーと呼ばれた。これらは主として精神病性障害に用いられ、メジャー・トランキライザーという用語はやがて、抗精神病薬という語へと変わっていった。

もうひとつのグループ、マイナー・トランキライザーは、まずメプロバメートが登場し、後にベンゾジアゼピン類を含むようになったのだが、今ではトランキライザーと聞けば、ほとんどの人がこちらのほうを思い浮かべる。トランキライザーという用語は、鎮静薬のイメージをすっかり塗り替えた。トランキライザーは、欧米において向精神薬を指す最も一般的な言葉となった――一九八〇年代後半までは。一九八〇年代後半に何が起こったかというと、ベンゾジアゼピン類が依存症を引き起こす潜在的可能性があるということで、大きな危機に巻きこまれた。その結果、トランキライザーのイメージは、暗く恐ろしいものになってしまった。かつては鎮静薬の危険から逃れる道であったのに、いまや依存症というイメージがつきまとうようになった。こうなると、トランキライザーに代わるものが必要だ。代わりとなったのは新しいふたつのブランド――抗不安薬と気分安定薬だった。

日本では、この時期、トランキライザーという用語がベンゾジアゼピン類にも用いられ、「精神安定剤」と訳されていた。この日本語は文字どおり、精神を安定化させるものを意味する。ベンゾジアゼピン類は、日本では、トランキライザーと呼ばれたり、精神安定薬と呼ばれたりしてきた。そして、今でも治療に使われ、精神安定薬と呼ばれている。というのは、日本はベンゾジアゼピン類の依存性をめぐる大きな危機を経験していないからだ。しかし、日本では精神安定薬が生き長らえている一方で、気分安定薬という用語は――一九六〇年にドーンウォルに適用されたときには同じように使われていたと思われるのだが――突然現われて急に消えた。何があったのだろう?

モルトビー社は、ミルタウンのおかげですばらしく儲かるようになった市場へ、ドーンウォルを参入させようとした。戦略的目標として重要なのは、ドーンウォルとメプロバメートとの違いを際立たせることだった。ドーンウォルは不安と緊張という、ミルタウンと同じ病状に向けてマーケティングされることになっていたが、モルトビーはドーンウォルをトランキライザーとは違うものとして〔「気分安定薬」「感情安定薬」などの呼称を使って〕、ブランドをイメージチェンジすることができた[72]。ウォーレス・アンド・ティアナン社の努力は明確なマーケティング戦略に裏付けられたものだったのだろうか? それともむしろ、過去にせめぎあっていたさまざまな可能性についての認識が消えている今日の私たちには想像し難いほど、市場が流動的だったこの時代に、〔気分安定薬という〕今では揺るぎなく見える概念が、いったん現われたものの押し流されたと見るのが最も真実に近いのか――今となっては判別しがたい。

抗うつ薬の初期のマーケティングも、同様な流動性を反映している。抗うつ薬の概念は今なら明白と思われるが、一九六〇年代には、おそらく抗うつ薬という用語も、気分安定薬に近いものを意味していたのだ[73]。たとえば、英国でアベンチル（Aventyl）の商品名でイーライリリー社から売りだされた、新しい抗うつ薬ノルトリプチリンのための一九六四年からの広告では、この薬を、幅広い作用をもつ気分増強薬であるとしている。

毎日のふつうのストレスに負けてしまう患者に、アベンチルはしばしば即効性を示します。もっと深刻な行動障害の場合も――抑うつが目立つものであれ、不安が目立つものであれ――アベンチルは、その幅広い作用で、悩める心に速やかな安らぎを与える医師の力を広げます。

「アベンチル」はもともと、不安と敵意に対する薬効があります――この薬は、抗うつ薬とトランキライザーを組み合わせたものではなく、単一体として単なる抗うつ作用を超えた作用を及ぼすものです。不安と抑うつのためと思われる症状（心身症性障害を含む）をもつ患者五人のうち四人が「アベンチル」に好ましい反応を示すでしょう。その多くは一週間以内に好転の兆しが見えることでしょう[74]。

気分安定薬という用語が三十年の間消えたのは、ドーンウォルの消え方と関係があったかもしれない。ドーンウォルは早くから、血球減少と関連付けられていた。死亡例やその他の深刻な事象についての報告が、少しずつ会社に入ってきた。ウォーレス・アンド・ティアナン社の医療ディレクター、チャールズ・ハフはそういう報告に気づいていた。その後の多くの薬禍事件の場合と同じく、同社は、自分たちはＦＤＡへ報告を上げる前に、これらの報告事例について自ら精査する義務があると主張した[75]。折しも、サリドマイドの認可申請を審理していたＦＤＡのフランシス・ケルシーが、たまたま交わした会話から、ドーンウォルに問題があるかもしれないことを知った。一九六一年十一月、彼女は行動を起こした。ドーンウォルは市場から外された。次いで、ウォーレス・アンド・ティアナン社は起訴された。すったもんだの挙句、同社は起訴事実を認めた。

ドーンウォルには、はるかに有名な双子の片割れがいる。神経的（ナーヴァス）な障害の治療薬としてのドーンウォルに対する初期の臨床評価のひとつは、マギル大学のハジム・アジマによって行なわれた。アジマが知見を報告した論文は[76]『米国精神医学ジャーナル』に掲載されたが、その数ページあとには、アジマによるもうひとつの論文があった。それは新しい睡眠薬——サリドマイドを評価したものだった。[77]ケルシーは、サリドマイドの危険性について注意を喚起したことで有名だが、サリドマイドを市場から排除したわけではない。彼女が使用をやめさせた薬は、ドーンウォルだけである。そして彼女はその経験のおかげで、サリドマイドの危険性を敏感に感じ取ることができたのかもしれない。

ドーンウォルが消えたとき、気分安定薬という言葉も共に消え、三十年の間そのままだった。反対に、もしもドーンウォルが成功していたら、一九六〇年代前半に気分安定薬という概念が確立されていたかもしれない。そうであれば、気分安定薬という用語はトランキライザーに近いものを意味していただろう。この用語がほんとうに意味することはそれだけなのだろうか？　結局のところ、ベンゾジアゼピン系薬剤は抗けいれん薬だ。ベンゾジアゼピン系薬剤はまた、ある双極性障害の第一選択薬でもある。その双極性障害とは緊張病（カタトニー）だ。

上げ潮

本章の冒頭で触れたとおり、ギィ・シュイナールが気分安定薬という用語を一九八五年に使ったとき、それはエストロゲンとプロゲステロンの組み合わせを指していた。[78]シュイナールがこの用語を使うことについて何の説明もしていないという事実から、その用語は広く使われていたことがわかる。だがその一方で、エストロゲンとプロゲステロンの組み合わせが向精神薬類の一種だという考えは、当時非常に風変わりなものであったから、そういう意味でこの用語を使うのなら、ほぼ間違いなく、何か新しいものを模索していたことになる。

気分安定薬という語の次の用例も、シュイナールによるものだ。彼は一九九〇年、アスパラギン酸マグネシウムを指して、この語を用いた[79]。これもまた、伝統的には向精神薬と考えられていない化合物だ。

一九八七年の状況を評して、米国精神薬理学界の大物のひとり、レオ・ホリスターはこう記した――気分安定薬という用語を提唱する者たちがいるが、まだ実用化されてはおらず、幸いにもこの概念は定着しないだろうと思う、と[80]。彼はこの語が含意する予防効果というものがあるかどうか、疑わしいと思っていた。ホリスターのその記述は、A5サイズの細かい活字で二段組に印刷された千七百八十ページに及ぶ本の索引に出ている、気分安定薬についての唯一の記事である。以後一九九五年に至るまで、専門家向け[81]であろうと患者向け[82]であろうと、向精神薬についての本で気分安定薬に言及しているものはほんのわずかしかない。

一九八五年から九五年までの間、気分安定薬という語はごくたまに現われ、いくつかのまるで共通点のない薬の作用を記述するのに使われた。そういう薬のひとつがフルペンチキソールだ。これは抗精神病薬で、当時ヨーロッパでは広く使われていたが、米国ではそうではなかった[83]。この抗精神病薬は生みの親のルンドベック社により、高用量では抗精神病薬として、低用量では抗不安薬として育てられた――これはほかの抗精神病薬との差別化を図るマーケティング戦略の一環である[84]。ボストンのジョナサン・コールも、一九八〇年代の終わりに米国で抗精神病薬クロザピンが売りだされた際、この薬の潜在的な気分安定化特性を探究した[85]。そのほかの気分安定薬という語の用例は、ほぼひとつだけ、レス・グリンスプーンとジム・バカラーが大麻について用いたものだ[86]。

気分安定薬という語のこのような用法はいずれも、一九九五年にアボット社がこの語を使ったときの用法とは、かけ離れている。この年、アボット社はデパコート発売の認可――躁病の治療薬として発売するための認可――を受けたのだった。躁病患者にどのような鎮静薬を与えても、それに合った評価尺度で測れば有効性が見られ、企業は認可を得られるだろう。この結果は、双極性障害に対して予防効果をもつというにはほど遠いものだが、デパコートの広告は、それが気分安定薬であると主張する。もしアボット社が、デパコートは双極性障害の予防薬であると言ったとしたら、法律違反になっただろう。気分安定薬という言葉の巧妙なところは、いかなる明確な意味ももたないということだ。気分安定薬という言葉には予防薬という響きがある。気分安定薬が予防薬でないとしたら、いったい何だというのだろう？　だからこそ、この薬は使われるようになっていく――いかなる対照試験も、デパコートに予防効果があることを示していないにもかかわらずである。言い換えればこの気分安定薬という語は、十分な根拠をもつ科学用語とは言い難いばかりか、むしろほぼ完璧な宣伝文句だったのだ。それはトランキライザーやＳＳＲＩといった語の創造と同じくらい、成功したブランドである。

突如として、気分安定薬とは何なのかを誰もが知っているような雰囲気になった。タイトルに気分安定薬という語を含む論文の数が、急激に増えた。しかしこの語の意味は、トランキライザーや精神安定薬に近いものというもとの意味から、リチウムの無毒版という意味に変わっていた。いまや気分安定薬は、なんらかの気分中枢における、なんらかの生理学的障害を阻害することによって――おそらくはキンドリングを阻害することで――、気分障害のさらなるエピソードを防ぐものであり、もはやトランキライザーや抗不安薬のような薬ではなかった。

そのような新しい意味でこの語を最初に使った人たちのひとりが、チャールズ・ボウデンだ。かつてバルプロ酸系薬の初期の試験に関わった人である。[87]ボウデンによれば、気分安定薬は躁に効果的で、また理論上はうつにも効果的な薬であり、躁からうつへ、うつから躁への転換を誘発しないようにして、予防的な効果を示す。ボウデンはこの定義によって、リチウムは気分安定薬に含まれるが、ほとんどの抗うつ薬は除外されると示唆している。しかし、この点については意見の一致がほとんど見られないことが、たちまち明らかになった。[88]

気分安定薬の潮流は、ものすごい速さで押し寄せた。FDAが正式には認可していなかったにもかかわらず、一九八〇年代後半から九〇年代前半にかけて、バルプロ酸系薬の使用が増えていた。一九九五年頃には、コロンビア大学はリチウムクリニックを閉じていた。ほとんどの躁うつ病患者が、リチウムではなく抗けいれん薬を服用していたからだ。一九九八年には、米国以外の国では躁うつ病患者の五十％にリチウムが使われ、バルプロ酸系薬は十％あまりにしか使われていなかったが、米国ではバルプロ酸系薬がリチウムよりもはるかに広く用いられていた。[89] 二〇〇〇年には、マサチューセッツ総合病院その他の研修プログラムの修了生は、おそらく一度もリチウムを使ったことがなかった。リチウムの使用を始めるとなったら、とまどいを覚える者が多かったであろう。[90]

気分安定薬についての論文が殺到するようになった。そしてそれと同時に、また別なブランドのイメージチェンジが成功したことによってほぼ例外なく双極性障害と呼ばれるようになった疾患の推定患者数が増加している。気分安定化を唱える人たちの主張によれば、全人口の五％あるいはそれ以上が、双極性障害に罹患しているとのことだった。[91]

新しい専門誌、『双極性障害（*Bipolar Disorder*）』が現われると、その後『双極性障害ジャーナル（*Journal of Bipolar Disorders*）』『双極性障害の臨床アプローチ（*Clinical Approaches in Bipolar Disorders*）』が矢継ぎ早に現われ、さらにまだほかの雑誌が続いた。製薬企業が出す無制限の教育助成金によって、そういうことが可能になったのだ。学会や国際会議の類もやたらに現われた――国際双極性障害学会、国際双極性障害レビュー、国際感情障害学会、双極性感情障害機構、欧州双極性フォーラム、オーストラレーシア双極性障害学会、などなど。この豊富さのもつさまざまな側面については第八章で扱うが、そのひとつは、そのグローバルな性格である。双極性障害についての意識が、世界全体で同時に高まったのだ。

二〇〇三年にサンフランシスコで催された米国精神医学会（ＡＰＡ）の総会を見れば、何が起こったかよくわかる。二〇〇〇年もそうだったが、メインとなるAPAの総会に関連したサテライト・シンポジウムの、一社あたりの費用負担は二十五万ドルに及んだ。参加費が高すぎて、ECTや精神療法のような治療法を扱う機関は参加できない。ひとつの総会につき、四十ものサテライト・シンポジウムがある。企業はよく、米国から、また世界各国から何百人もの人を招き寄せて、総会に、そしてとりわけ自分たちが提供するシンポジウムに参加させる。[92]サテライト・シンポジウムは、うつ病、統合失調症、強迫神経症、社交恐怖、不安、アルツハイマー型認知症、注意欠陥多動性障害（ADHD）などさまざまなトピックにまたがっているのがふつうだ。

ところが、サンフランシスコの総会では、サテライト・シンポジウムの三十五％までがひとつの障害に集中するという前代未聞のことが起こった。その障害が、双極性障害だった。[93]こういうシンポジウムには講演者と座長が必要だ——メインプログラムのシンポジウムと違って、いずれも謝礼をともなう。講演者と座長の数をざっと計算すると、メインの総会プログラムの講演者たちを別にしても、米国精神医学界の五十七人の重鎮たちが双極性障害についての発表に関わったことがわかる。

講演者と座長のリストは、ボストンの研究者の比率が高いことを示しており、多重人格障害のストーリーをはじめとする、ボストンから発生した米国精神医学界の流行を思わせる。しかし、このような講演者すべてが企業と密接な関係をもっているというわけではなく、そこに双極性障害のストーリーの新しさがある。

講演者のひとり、マクリーン病院のロス・バルデサリーニは、双極性障害を歴史の枠の中へ組み入れるのに、誰よりも貢献した。彼が力を注いだ論文は、第五章の参考文献の中にたくさんある。気分安定薬の重要なセールスポイントのひとつは、もしこの疾患を放置したら、再発が起こるたびに、その再発が新たな再発を誘発するだろうということであり、このメッセージはくり返し強調された。この種の主張はクレペリンにまでさかのぼるが、単純な間違いに基づくものである。もちろん、エピソードの絶対数が多い場合、エピソードの少ない人より、エピソードの起こる間隔も短い。このような患者たちをでたらめに混ぜ合わせたら、この疾患の自然経過として、エピソードの間隔が狭くなっていくように見えるだろう——ジュール・アングストがそう思ったように。しかし、バルデサリーニらが指摘したとおり、これは間違っているし、これに基づいて治療をすべきではない[94]。

バルデサリーニは、一九七〇年代から八〇年代にかけて行なわれていた、抗精神病薬の非常に高い用量での使用を最初に批判したひとりである。用量が減ったとき、その代わりにカクテル療法へ向かう動きがあった。ロバート・ポストの治療法の一部は、その例である。そして、バルデサリーニはカクテル療法に対しても批判的であり、それが治療者の逆症療法〔病気の症状とは反対の効果をもたらす治療〕への強迫的な使命感と関連するという力学に言及した[95]。

しかし、その動きはもはや誰も抗うことのできない上げ潮だった。問題なのは、私たちが身を置いているのは、新しい流行に異議を唱える学者や、ほかの治療法を提唱する学者でさえも、企業のメッセージに屈服させられかねない新世界だということだ。フラー・トーリーが言ったように、風刺喜劇(バーレスクショー)には幕間にまじめ人間役の役者が必要なのだ[96]。アカデミックな世界には、ジーンズ、くだけた感じ、無礼さなど、カウンターカルチャーのあらゆる反抗のジェスチャーが、いまや最高の消費者向けブランドになっているという事実を理解できている学者はほとんどいない[97]。マーケティングの宇宙の外に出ることはほぼ不可能だ[98]。学者たちは、学会のプログラムに参加することでマーケティングに資する役割を果たしていることに、めったに気づかない[99]。

一九九〇年代後半に双極性障害への関心が爆発的に高まった理由を説明してほしいと言われても、ほとんどの学者は、製薬業界がうまくやったからだという可能性を認めたがらない。彼らは、NIMHのような研究機関が、双極性障害の研究が進んでいないことに気づいたからではないかと言う[100]。

しかしロバート・ポストによれば、一九九一年、NIMHは統合失調症の研究に三十九の助成金を計六百六十万ドル、不安障害の研究には二十一の助成金を計四百五十万ドル、うつ病の研究には二十一の助成金を計四百六十万ドル与えたが、双極性疾患の研究に対しては、三つの助成金を計七十万ドル与えたに過ぎない。なぜこんなに支援が手薄だったかというと、双極性疾患の長期的研究の方法論について、意見が一致していなかったからだ。双極性障害には、躁とうつの病相があることや、アルコールや薬物の乱用などの合併症を併発する率が高いことからくる特有の多様性のゆえに、いろいろと厄介な疾患だったのだ。(101)

一九九〇年代半ば頃、ポストならびに彼がＮＩＭＨ内で行なった類の研究は、圧力をかけられていた。そして彼は二〇〇〇年に、現状について次のようにコメントすることになる。

双極性疾患については、過去十年間、ＮＩＭＨ外部における新薬の薬物療法的研究が批判され、ほぼすべての研究が資金不足となる結果を招いた。そして今ではそれと同じ批判が、ＮＩＭＨ内部のプログラムにまで及んできた。したがって、どのような研究、研究デザインについても、最適なもの、できるだけ多くの質問に答えられるものであると意見が一致することはありえない。その上、ポジティヴな代案をともなわないネガティヴな批判、個人的な反感、科学的対話の欠如があいまって、双極性疾患についての内部のプログラムにおける人的・経済的資源をかなり減らした。双極性疾患の神経生物学と効率的な薬物療法のそれぞれの理解にとりくんでいたグループは消滅した（ウィリアム・ポッター、フセイニ・マンジ、ノーマン・ローゼンタール、エリオット・ガーション）か、予算を五十％以上カットされた（トーマス・ヴェア、ロバート・ポスト）。感情障害や、その他精神医学の臨床研究分野の若手研究者たちはすべて、内部のプログラムから外された。過去十年で総計四十人以上の若手とベテランの研究者がＮＩＭＨを去り、新たに外部から来た者はひとりだけだった。(102)

スタンレー財団が介入し、ＮＩＭＨが助成金を出していた研究の一部を引き継いだ。何があったのかは、学者主導の経緯だとしてはすんなり説明がつかない。しかし、その劇的な変化が全面的にアボット・ラボラトリーズ社やデパコートのせいというわけでもなかった。一九五二年に躁症状の患者に投与され、躁病治療薬であることを初めて発見された抗精神病薬グループの薬が、一九九〇年代になって再登場したのだ。

あなたのお医者さんは知らないかもしれません

米国では一九九七年、医薬品の一般消費者向け直接広告（ＤＴＣ）が合法化された。薬のＤＴＣテレビコマーシャルとして最も有名なもののひとつは、はつらつとした女性が夜の闇の中に踊りながら出ていく場面で始まる。ナレーターの声が言う。「あなたのお医者さんは、こんなあなたを見たことがありません」。コマーシャルはしょんぼり、むっつりとした姿に切り替わる。ナレーターの声がかぶさる。「これがあなたのお医者さんが見るあなたです」。再び場面が切り替わる。同じ女性が、最新ブランドのバッグを小脇に抱えて、元気に買い物をしている。ふたたび声が聞こえる。「そういうわけで、双極性障害をもつ多くの人がうつ病の治療を受け、ちっともよくならないのです――うつは病気の半分に過ぎないから」。郵便受けに届いた請求書を見て憂うつそうな顔をしている女性が映る。すぐに画面が切り替わり、彼女はアパートの部屋の壁にせっせとペンキを塗っている。「早口でしゃべり、元気にあふれ、気が短くて、徹夜も平気なあなたは、診療室ではけっして見られないでしょう」とナレーターの声が言う。

薬の名はまったく出てこない。しかし、視聴者は bipolarawareness.com にアクセスするよう勧められる。そこは「双極性支援センター」と呼ばれるウェブサイトである。スポンサーはオランザピン（商品名ジプレキサ）を製造しているイーライリリー社だ。ウェブサイトには「気分障害チェックリスト」が含まれている。(103) テレビコマーシャルでは、コマーシャルの女性主人公が bipolarawareness.com にアクセスし、このチェックリストを見つける。声が視聴者に、彼女と同じことをするように勧める。「このチェックリストに答えて、それをお医者さんに見せましょう。あなたの人生が変わるかもしれません。正しい診断を得ることが、あなたのお医者さんがあなたを手助けするのを手助けする第一歩です」

この広告は双極性障害を売り込んでいる。これを、多大な苦しみをもたらす深刻な精神医学的障害に罹患しているかもしれない人々に手を差し伸べようとする純粋な試みであると解釈することもできるが、病気の売り込みの見本と解釈することもできる。[104] いずれにせよ、この広告は、気分障害に罹患している人たちだけでなく、ほかの人々にも届くだろう。その人たちはこのコマーシャルを見た結果、自分たちの個人的経験を新たな見方で見ることになる可能性が高い。そういう見方をすることは、医師の診察を受けることにつながり、そして医師の診察結果にも大きく影響する。このコマーシャルのように「気分の観察」を勧める広告は、感情的安定状態からくる気分の変化を、潜在的あるいは真の双極性障害かどうかを知るための指標へと変えてしまう恐れがある。このコマーシャルが放映されたのは二〇〇二年だった。リリー社の抗精神病薬ジプレキサ（オランザピン）は二〇〇〇年に、躁病エピソードに対する治療薬としての認可を受けていた。認可を受ける前でさえ、ジプレキサは米国で、双極性障害に最も広く使われている薬だった。[105]

しかし前述したように、最初の「抗精神病薬」クロルプロマジンが一九五二年に発見されたのは、躁病の治療における劇的効果のためだった[106]（第四章参照）。抗統合失調症薬と考えられるようになったのは、その後のことである。クロルプロマジン以来、すべての抗精神病薬は、本来、躁病にもうつ病にも有効であることが示されてきた。ジプレキサだけに特別なことは何もないのだ――マーケティングを除けば。

第一世代の抗精神病薬は、一九七四年に壁に突き当たった。この年、スミスクライン&フレンチ社が、クロルプロマジンによって引き起こされた遅発性ジスキネジアに対する補償を求める原告と交渉し、百万ドルの訴訟和解金で和解の合意をとりつけたのだ。遅発性ジスキネジアは、高用量の抗精神病薬の服用から起こる、患者の外観を損なう神経系の合併症である。ただひとつの例外を除き、程度の差はあれ、すべての抗精神病薬がこの問題を起こす。その例外はクロザピンだ。しかし、クロザピンは顆粒球減少症、循環器の問題、糖尿病など一連の致命的な合併症を引き起こすため、一九七五年に、ほとんどの市場から引き揚げられた。遅発性ジスキネジアの出現の後、二十年間は、新しい抗精神病薬がひとつも市場に出なかった。抗精神病薬は、それ以前の二十年間には、平均して一年にひとつ以上、新薬が参入する分野だったのだが。

クロザピンは遅発性ジスキネジアを起こさなかったので、多くの企業が、遅発性ジスキネジアを誘発せずにクロザピンの利点を真似るため、クロザピンの本質的な働きを解明しようとした。それにはふたつのやり方があった。ひとつは、クロザピンの受容体結合特性を別の化合物で複製することだ。この複製は、リスペリドン（商品名リスパダール）の合成、そして後にジプラシドン（商品名ジオドン）の合成の背景となったものだ。もうひとつの方法は、クロザピンの分子構造に手を加えることだった。リリー社とアストラゼネカ社はこの道を選んだ。分子構造に手を加えると、危険有害なばかりで利点はまったくない化合物をつくりだしてしまう恐れがある。また、当然ながら、すでに特許を得ている化合物と非常によく似た分子をつくることになる。一九八〇年当時は、企業が手を加えてつくった薬の特許をとるためには、そういう操作をすれば大きな利点が生まれるということを証明できなくてはならないだろう、と考えられていた。クエチアピン（商品名セロクエル）の場合には、アストラゼネカ社は、ジスキネジアへの傾向を示すようデザインされた動物モデルを用いて、この薬がジスキネジアを起こさないことを示した。[107]

クロザピンの受容体特性を複製しようとするリリー社の最初の試みは、一九七〇年に始まった。それはクロザピンの姉妹化合物のひとつであるフルメパジンと呼ばれるものに焦点をあてていた。この薬は毒性があったために、放棄された。その後何年にもわたって、数種の化合物が試されては放棄された。リリー社は、化合物探しをあきらめるか、すでにつくられた化合物のどれかでやっていくかの岐路に立たされた。一九八二年四月二十九日、同社は、その時点では新味も取柄もないと思われた、ある化合物を選んだ——オランザピンだ。オランザピンの特許をとるための根拠を得ようとして、さらなる研究が進められた。そして、オランザピンはイヌに投与したときに生じるコレステロール値とトリグリセリド値の上昇が、市場に出たことのない化合物であるエチルフルメパジンと比べて低い、という研究がオランザピンの新しさと臨床的重要性の根拠として提出された。[108]

一九八八年、リリー社はオランザピンの精神病に対する臨床試験に入った。[109] この薬についてはたいした熱狂もなく、進み具合は遅かった。一年後の一九八九年、クロザピンが厳重な安全注意事項とともに再登場した。一年分で一万ドルという価格にもかかわらず、ほかの薬が効かない患者に効くという主張に基づいて、クロザピンへの支持が広がっていった。クロザピンが巨額の収入をもたらし、第二世代の抗精神病薬のためのマーケットを生みだすことは明らかだった。リスパダール（リスペリドンの商品名）、ジプレキサ（オランザピンの商品名）、セロクエル（クエチアピンの商品名）の開発プログラムが加速された。臨床試験は一九八〇年代後半から一九九五年にかけて行なわれた。

三つの薬はすべて一九九三年から九七年までの間に認可された――統合失調症に対しての認可である。躁病に対する認可を求める必要はなかった。抗精神病薬を躁病に用いる臨床上の先例は山ほどあったし、この頃まで、躁病は統合失調症に比べてまれと思われていたからだ。しかし一九九五年には早くもリリー社が、その適用を拡大するターゲットとして、双極性障害をはっきりと掲げていた。

一九九五年頃には、双極性障害は躁病よりもはるかに興味深いターゲットになっていた。全気分障害の五十%が、うつ病よりもむしろ双極性障害に見えるだろうという推定は、この市場の薬ならばシェアが比較的低かろうと、どの薬にも大きな利益が約束されているということを意味する。まずリリー社が、次いで抗精神病薬をつくっているほかの主要企業がこの市場を目指した。第一ステップは躁病に対する認可を得ること、第二ステップは学者にその薬を気分安定薬のグループへ入れてもらうことだった。

第三ステップは、臨床試験をして将来のエピソードを減らすのに有効であると示すことだ。リリー社はジプレキサの試験で、維持効果の根拠――すなわち、離脱時にその薬が身体的依存と離脱症候群を引き起こすという十分な根拠――と解釈できる結果を得た[110]。この試験をもとにして、リリー社は二〇〇四年一月十四日、双極性障害の維持療法としてジプレキサを売りだすための認可を得た。ジプレキサは、同社のウェブサイトの言葉を借りると「FDAが約三十年ぶりに認めた治療法」となった[111]。

専門誌やシンポジウムに加えて、リリー、ヤンセン、アストラゼネカの各社はいまや積極的に患者に誘いかけていた――双極性障害についてのリリー社のDCT広告に見られるように。ウェブサイトや患者支援グッズが急増した。それらの中核となったのが、気分日記だ。これは患者に自分の行動のさまざまな側面を観察し、評価するよう促すためのものだ。歴史をふりかえると、この気分観察は体重計の導入とともに生まれた体重観察という行動によく似ている。一八七〇年代に摂食障害が出現したのは、体重計が発明されて体重観察に新しい可能性をもたらしたのと、時を同じくしている。一九二〇年代における摂食障害の出現頻度増加は、体重計が以前よりずっと普及して、体重の基準値が生まれたのと並行して起こっている。このような新しい基準値は、何が美しく、健康的かという私たちの価値観に、たちまち影響を与えた。また、一九六〇年代に摂食障害の頻度がさらに一段と増したのは、小型のバスルーム用体重計が開発され、家庭で使われるようになったのと同じ頃である。摂食障害には、疑いなくほかの社会的要因も関係しているが、この測定技術がなくても、摂食障害が流行しえたかどうかは、議論の余地がある。数字は――とりわけ、文脈から切り離されたときには、催眠術のような効果を及ぼす。気分日記が助長する情報還元主義が、精神医学におけるどんな生物学的還元主義よりも強力なのはほぼ確実である――実のところ、精神医学における生物学的還元主義にはほとんど実質はないのだが。

ジプレキサの場合、英国の「躁うつ病協会（Manic Depressive Fellowship）」のような一見独立した患者団体のように見えるものから出版されている患者向け情報の本に、次のような記述がある。「双極性障害は多くの場合、一生治療が必要な、一生続く病気です。症状は出たり消えたりしますが、病気はずっと残っています。状態がよくなるのは、薬が効いているからです。服薬をやめると、ほとんどすべての人が、ふたたび具合が悪くなる。そして、エピソードが度重なるほど、治療が難しくなるのです[112]」

これと同じようなリスパダールについての情報は、次のとおりだ。「双極性障害の治療では、薬がきわめて重要です。過去二十年にわたる研究から、次のことが疑う余地なく証明されています。適切な投薬を受けている人は、何の薬も飲んでいない人よりも長期にわたって元気に暮らせます[113]」

服薬している人たちのほうが、服薬していない人より長期にわたって元気に暮らせるというのは、事実とかけ離れている。抗精神病薬の長期的な影響については、入手可能な研究論文を見ると、いずれも抗精神病薬はおそらく平均余命を縮めるであろうことを示している[114]。短期的プラセボ対照比較試験においてさえ、プラセボを投与された群よりも、試験されている抗精神病薬を投与された治療群のほうの死亡数が多いのだから、驚くにはあたらない。平均余命の短縮には、さまざまな代謝作用が関係しているかもしれない。二〇〇五年と二〇〇六年の一連の訴訟事件で、リリー社はジプレキサに誘発された糖尿病その他の代謝障害について補償を要求する原告に対し、合計約十二億ドルで和解した。現在、重篤な精神疾患をもつ患者の平均余命は、そうでない人たちと比べて、劇的に短い[115]。

一九六〇年代に、躁うつ病におけるリチウムの予防試験が可能かどうかを巡って、シェパードとスコウの間で熾烈な戦いが交わされたとき、論点のひとつとなったのは、無作為にプラセボにふりあてられた患者は、リチウムを投与される患者とは対照的に、自殺のリスクが許容できないほどに高まるのではないかというスコウの懸念だった。リチウムを服用する患者が、服用しない躁うつ病患者よりも自殺のリスクが低いということには根拠（エビデンス）がある。ただしこれは、ひとつには、従順に治療を受ける患者のほうが自殺を図る可能性が低いという事実を反映しているのかもしれないが。[116] 対照的に、双極性障害の予防効果を主張して認可を求める新しい薬の場合、ジプレキサも含めて、プラセボ対照比較試験における自殺ならびに自殺企図の率は、プラセボ服用者より、その新しい薬の服用者のほうが二・二倍も高い。[117]

ジプレキサは、クロザピンがもつ危険な副作用のほとんどを生じる。しかも、それを補うような、すでに入手可能な薬にない効果があるという根拠はほとんどない。それなのに、リリー社はマーケティングを推し進めた。抗うつ薬プロザックの売上げを超える、年間六十億ドルの売上げを見込むほどだった。その手法は、グローバルに展開することと、プライマリケアでの販売促進をすることだった。

二〇〇〇年から、ジプレキサのプライマリケアにおける販売が開始された。プライマリケアでの使用について、リリー社は次のように意向を述べた。「八〇年代後半から九〇年代にかけて、プロザックはうつ病の治療に革命をもたらした。同じように、ジプレキサもプライマリケア医の双極性障害に対する見方と治療法を、一変させるだろう」。[118] プライマリケア医たちは、抑うつ、不安、いらいらなどのさまざまな状態、とりわけ抗うつ薬が効かないことを、双極性障害を示す指標として見るように仕向けられるだろう。後述のように、この「パラダイムの変化」には、双極性障害かもしれないという理由で、二歳の子どもにこの薬を積極的に与えることも含まれている。

不必要にジプレキサを飲ませられる人たちの個々の被害を別にしても、この変化は、医療経済の状態に関するもっと一般的な問題を提起している。特許とはイノヴェーションに酬いるための制度である。大衆がこの制度を導入し、支持しているのは、イノヴェーションが大衆に真の利益をもたらす場合にのみ、特許が許されると理解しているからだ。[119] ジプレキサがもたらすとされた「利点」は、一度も市場に出ていないある化合物に比べ、イヌの脂質値を上げる可能性が低いというものだった。だが実際は、利用可能ないかなる薬よりも、ヒトのコレステロール値やトリグリセド値を上げる可能性が高いように見える。[120] この特許は、利点もしくは新しさをもたらすはずのシステムとは相容れないように思われる。

　ジプレキサとデパコートの特許が下りたことから、ある潮流が始まった。ＳＳＲＩ世代抗うつ薬の後には、エスシタロプラム〔国内商品名レクサプロ〕やデスベンラファキシン、それにシタロプラムとベンラファキシンのさまざまな異性体が続いた。また、第二世代抗精神病薬の最初のものであるリスペリドンの後には、その代謝産物のひとつであるパリペリドン〔国内商品名インヴェガ〕が続いた。莫大な利益を上げてはいるものの、企業は、画期的な化合物をつくれずにいる——臨床的により有益であり、かつまったく新しい作用機序をもち、行動の神経学的基盤や精神障害の精神病理学的構造の解明に役立つような画期的な化合物を。一九五〇年代と六〇年代には、それぞれにはっきりと異なる薬がたくさん生まれれば、臨床医と科学者が「自然をその関節で切り分ける」〔生き物を解剖するかのように自然を精密に調べる、の意。プラトンの『パイドロス』にある言葉〕、つまり病気を詳細に解明するのに役立つだろうという希望があった。二〇〇〇年には、企業は本質的にまったく同一のさまざまな化合物を売るために、臨床医と科学者から手に入れたコピー商品を、違っていると見せかけるほかなくなっていた。

　ジプレキサは、また別の問題も提起している。バルプロ酸その他の抗けいれん薬の背景には、ひとつの神話があった——キンドリングをクエンチするという神話だ。この考えがいかに神話的なものだったかは、てんかん患者に対して行なわれた、抗けいれん薬のかつてない大規模な無作為試験の結果から、二〇〇五年に明らかとなった。この研究は一度発作を起こしたことのある千五百人の患者を対象とする五年間にわたる試験により、発作後すぐに抗けいれん薬治療を行なった場合と、プラセボを用いた場合や治療を遅らせた場合を比較したもので、抗けいれん薬が後続のてんかん発作をクエンチしないことが実証された[121]。実際のところ、生活の質（クオリティ・オブ・ライフ）については、抗けいれん薬による治療が遅れた患者や抗けいれん薬治療をまったく受けなかった患者のほうが、発作後すぐに治療を受けた患者よりも良い。

　抗けいれん薬が気分安定薬として盛んに使われたのは、抗けいれん薬のてんかんに対する効果からの類推に基づいていた。しかし、ジプレキサやリスパダールを使っても、その類推を裏付けるクエンチングは気配すら見られなかった。抗精神病薬が双極性障害の中心にある異常をクエンチしたり、ほかの方法で改善すると考える理由はまったくない。

　しかしこの結果がジプレキサやリスパダールでの治療を支持すると解せるなら、何の問題もなくなるではないか。当世のパラケルススも、生物学的神話（biomythology）に基づいて処方するのではなく、「結果」に従って行動するよう、医師たちに勧めるだろう。その場合、彼はこういう毒性の高い薬を幼児に与えるのをためらっただろうか？　いや、ためらうまい。昔から、ベンジャミン・ラッシュのように、治療に熱中する医師は、幼い自分の子どもから血を抜くことも辞さなかった〔ベンジャミン・ラッシュは瀉血治療の提唱者〕。年配の医師の中には、見抜くことができた者がいるだろうか？――二十一世紀の米国で起きた、幼児の双極性障害を治療しようとするほどの狂乱状態は、熱狂（マニア）であると。これは初めてのグローバルな治療的熱狂（セラピューティック・マニア）になるのだろうか？　このような問題については、七章と八章で論じよう。

第七章　最新の熱狂（マニア）

米国テキサス州フォート・ワースの『スター・テレグラム』紙に、カレン・ブルックス記者は、二〇〇〇年の数段落の記事で、今も昔も変わらない時代を超えた疾患の力学を浮かび上がらせている——親や家族への思い、将来への不安、救いへの期待。

『双極性（バイポーラー）の子ども（*Bipolar Child*）』〔邦題『子どもの双極性障害』〕という本がテキサス州ハーストに住むシェリ・リー・ノリスの自宅に届いたとき［二〇〇〇年二月］、引きちぎるように封を切った彼女の心には、それまでにも幾度となく味わったさまざまな思いが入り乱れていた。期待、疑念、恐れ、罪悪感、恥ずかしさ、愛。だが、そこに記された凶暴な怒りや、動物への虐待、痛みの感覚の消失、自傷行為、睡眠パターンの乱れなどの事例を読み進めるうちに、一年以上感じることのなかったある思いがわきだした——安堵感だ。ついにわかってもらえた。ついに、うちの子のどこが悪いのか理解している人が現われた……数日のうちに、ヘザー・ノリス当時二歳は、タラント郡で最年少の双極性障害診断例となった。一般に、躁うつ病として知られるものだ。

……

心を病んだ子を持つ家族は、保険の重負担や、治療の選択肢の少なさ、サポート体制の薄さに苦しめられる例がほとんどだが、子どもが非常に幼い場合、親はさらに多くの困難に直面する。まず正確な診断と治療にたどりつくまでが悪夢だ。小児精神疾患の研究はわずかで、有効な薬も少ないからだ。決まった預け先を見つけるのも難しい。保育施設は、他の子どもへの影響を恐れて心を病んだ子を受け入れないか、攻撃的なふるまいを機に断るようになる。ベビーシッターにしても、難しい子たちを扱える人、また進んで扱おうという人はまずいない。多くの場合、親が仕事をやめるか、在宅で働くほか道はない。静かなお出かけや、家族旅行などかなわぬ夢……。

世間の理解がないということは、親もまた子どもたちと同じくらい不当な扱いを受けるということだ。育て方がいけない、性的・身体的虐待やネグレクトをしているのだろう、まともなしつけができていない、といった非難を浴びるのだ。絶望感にさいなまれているところへ、成人の精神疾患患者について聞き、この戦いは永遠に続くのだろうかと思い悩む[1]。

ブルックスは続けて、ヘザー・ノリスをここにまでいたらせた、現代の、そして米国特有の力学について述べている。ヘザーの問題のはじまりは、月齢十八か月時のかんしゃく発作だった。ノリスは児童保護局の訪問を受けた。信頼する誰かが、ヘザーの行動が異常だとして通報したのだ。ノリスは激しく怒った。裏切られた思いだった。ノリスはヘザーを小児科医、遊戯療法セラピスト、精神科医のもとに連れていった。そこでヘザーは注意欠陥多動性障害（ＡＤＨＤ）と診断され、リタリンを処方された。この診断はすべてを悪化させた。症状はそろっていても、精神科医は双極性障害の診断を下さなかった。家族にこの病歴の人がいなかったからだ。だが、それはノリスの知るかぎりでの話だった。いざ家族や親戚にたずねてみると、精神疾患の家族歴が見つかったのだ。その情報を『双極性の子ども』とともに精神科医に伝えると、医師は即、ヘザーに双極性障害の診断を下した。

ヘザー・ノリスのストーリーは珍しいものではない。『タイム』誌は、二〇〇二年八月、児童への双極性障害診断への熱狂（マニア）を表紙に掲げた。九歳のイアン・パーマー少年にスポットを当て、「子どもでも双極性（*Young and Bipolar*）」というタイトルのもと、「なぜこれほど多くの子どもたちが、かつて「躁うつ病」と言われた病気と診断されているのか？」と見出しが続く。[2] この『タイム』誌の記事や、その他の記事が強調するところによれば、米国内の青少年の二十％が、なんらかの診断のつく精神障害をかかえているという。イアン・パーマーもヘザー・ノリスと同様、幼い頃から――三歳から――治療を始めたが、プロザックも刺激薬も効果がなく、現在は抗けいれん薬を使用している。小児の双極性障害は、二〇〇二年の『米国精神医学ジャーナル』の論説欄でも取り上げられている。[3]

熱狂（マニア）の盛り上がりを最もドラマチックに象徴するのが、『双極性の子ども』の出版だ。[4] 二〇〇〇年一月の初版から、五月には十刷を数えている。六か月間に米国内で売れたハードカバー版は七万部。次々と類書は続き、小児の双極性障害が流行していると主張し、[5] 幼いうちから積極的に薬物治療を行なわなければ、ふつうの一生は望めないと論じた。[6]

さまざまな児童書やインターネット上のサポートサイトも現われた。親たちは『ブランドンと双極グマ（*Brandon and the Bipolar Bear*）』と題された、淡い色づかいの童話風絵本や、そろいのぬり絵帳をbipolarchildren.comで購入できるようになった。お話のなかでサミュエル博士はブランドンに、脳のなかの化学物質が私たちの心の感じ方をコントロールしていること、ブランドンが双極性障害をもっているのは、生まれつき目や髪の色が決まっているのと同じであること、そして、双極性障害をもつ人たちを助ける薬があることを話して聞かせる。[7] また、『双極性の気持ち（*Bipolar Feeling*）』という本の主人公ロバートは、ぜん息や糖尿病など、持病をもつ子どもはたくさんいて、彼らも薬を必要としているんだ、という捉え方をしている。[8] ブランドンやロバートに見られる特徴のうち、診断に結びつく点は、悪夢、かんしゃく発作、はしゃぎまわり、悲しさ、などである。一九八〇年代から九〇年代にかけての多重人格障害と回復記憶の流行最盛期には、これらの図書を、事実上、障害についての指導マニュアルと受けとる者が多かった。現在、同様のことが子どもたちの領域でおきているように思われる。

成人向けの気分障害チェックリストが、企業や患者団体によって広く配布されているのと同様に、『双極性の子ども』とつながりのある若年性双極性障害研究財団はインターネット上に六十五項目にわたる子どもの双極性チェックリストを公開し、また『タイム』誌も先述の記事でこれを紹介している。このリストにかかれば、正常な子どものほとんどがなんらかの双極性障害の傾向をもっていることになる――特に、リストの指示どおり、子どもひとりで質問に答えさせたとすれば。[9] 同財団は、小児の双極性障害は成人の双極性障害とはまったく違って見えるとする。子どもの場合、一日のうちに何度も気分変動をくり返し、成人の場合のように数週間、数か月と高揚した気分が続くことはないからだという。「DSMは小児期の双極性障害がどう現われるのかを示すよう、改訂が必要だ」[10]

また、若年性双極性障害研究財団は、以前ならこの疾患の診断がなされなかったであろう非常に幼いうちから、診断されるようになってきたという。いつ頃からか？　『双極性の子ども』の中で著者のD・パポロスとJ・パポロスは、インタビューした母親たちの多くが子宮内で胎児が過剰活動だったといい、そのことと後の双極性障害を結びつけるのをためらわない様子であることを示している。ここで過剰活動とされているのは、強く蹴る、激しく動く、また、誕生後は泣き叫んで新生児室の赤ちゃんたちみんなを起こしてしまう、などだ。また、胎児が休みなく予想のつかない動き方をするので、超音波検査技師や産科医から、顔の画像が撮れない、羊水の検査が難しい、などと言われた例もある。[11] このような訴えをまともに取りあう臨床医もまれではない。

私たちは、今、代理人によって診断を受ける世界にいる。これらの診断をする臨床医は、誰の目にもはっきりと外から見える症状によって診断していたギリシャの医師たちと対極にある。十九世紀後期から二十世紀前期にかけた医療技術の躍進により、身体の内部を診ることが可能になったが、それでも診断のもとになるのは細菌の培養やレントゲンに写った異常など、医師とその他の人々がともに見て納得できるものだった。だが二十世紀の精神医学は、患者の言葉に基づく診断――往々にして、目に見える症状は何もない――という医療の世界をもたらした。だが今、さらに段階は進み、第三者つまり親や教師たちの言葉に基づく診断が行なわれている。何がそう言わせたのか、言葉の背後にあるかもしれないさまざまな事情を測る手だてが事実上何もない状態で。(12)

ＤＳＭ－Ⅲは、一九八〇年、当時精神医学が抱えていた診断の問題を解決するため、操作的診察基準を打ちだした――患者にうつ病の症状九つのうち五つが見られれば、うつ病の基準を満たす、というものだ。そのねらいは臨床での判断の必要をなくすことだった。その時点では、うつ病の基準を満たすからといって、インフルエンザの患者や妊婦がうつ病と診断される可能性など、だれも予想しなかったと見える。想定上は、操作的診断基準によって精神分析志向の臨床医に縛りをかける一方、妊婦を自動的にうつ病と診断してしまう例のようなばかげた事態がおきない程度には臨床の判断が働くものと期待していたのだ。しかし、現在ではありとあらゆる診断基準があふれ、インターネット上ですぐ入手できるようになったせいで、だれもが手軽に自分がある障害の基準に当てはまることを発見できるようになってしまった。そうして、我々の子どもたちは、ＡＤＨＤ、双極性障害、アスペルガー症候群、あるいは自閉症スペクトラム障害など、時にはそのいくつかを同時に抱えていることになり、何ぴともこれを否定する権威をもたなくなってしまった。

ここに含まれる診断基準は実にあいまいなもので、医師の判断を抜きにしたら、星占いを読むのとさほど変わらない。ところが、現在ではこれらの疾患の診断基準に当てはまると、治療が必要、そして実際に治療するものと見なされてしまうのだ。

学界による仲介

子どもが躁うつ病になる可能性は、二十世紀の初頭から認識されてきた。真っ先にこの問題に取り組んだのは、カールバウムのもとで研鑽を積んだテオドール・ツィーエンだ。カールバウムはこれに先駆けて、サナトリウムに初めて子どもを受け入れている。ツィーエンは、躁うつ病は子どもにも起こることがあると論じ、その時期は思春期初期、すなわち第二次性徴期を迎えた後としている。[13] この説が、これまで世界中の臨床で主流となってきた――米国の一九九〇年代後期までは。

学界や研究が『双極性の子ども』の投機的バブルの広がりに懐疑的な見解をさしはさむことはなかった。一九五〇年代から八〇年代であれば、どの時点でも必ずそうしていたであろうに。それどころか、一九九〇年代の米国の学界は、火に油を注いだようにすら見える。かつては理をわきまえていると思われた機関、たとえばマサチューセッツ総合病院（ＭＧＨ）までが、子どもにジプレキサやリスパダールの臨床実験を行なっている。その平均年齢は四歳だ。[14] ＭＧＨはその臨床試験に参加する子どもの患者を集めるため、独自に一般消費者への直接広告を行なった。親たちに向け、四歳以上の子どもの気難しく攻撃的な行動は双極性障害からくるものかもしれないと注意を呼びかけたのだ。過活動を特徴とする子どもの状態に、鎮静薬を短期間試験すれば、有効と見なされる評価尺度の変化がまったくないことなどありえない。だから、このような研究は子どもの双極性障害というわべの現実を固めるだけだ。

一九九一年の時点では、思春期以前の躁病の可能性は、ときおり示唆される程度だった。しかしそれらは小学校就学前の子どもたちではなく、ティーン直前の子どもたちを念頭においており、しかも若年発症の統合失調症と見られていたいくつかの重篤な障害が実際は躁うつ病と捉えられるべきなのではないか、という疑問を含んでいた[15]。これに応えてバーバラ・ゲラーとセントルイスの研究グループは、一九九六年、NIMHの出資による研究のなかで、子どもの双極性障害が疑われるケースについて、初めての診断基準をまとめた[16]。この基準をとりいれた最初の研究群は二〇〇二年に報告され、この状態については事実上ほとんどわかっていないことが示唆された。診断基準に当てはまりそうな子どもは存在したが、非常に重症で別の状況ならば小児統合失調症と診断される例か、または精神遅滞を背景とした過活動のパターンを示す例などであった[17]。

しかし、この研究と議論は、ゲラーの報告が出たころにはすでに方向が変わってしまっていた。一九九六年からマサチューセッツ総合病院のジョゼフ・ビーダーマンを中心としたグループが、一連の論文を発表しはじめた。彼らはそれまで主としてADHDを研究対象としてきたのだが、これらの論文では、一見ADHDに見える患者のなかに実際は小児躁病あるいは小児双極性障害――と、このグループが呼ぶもの――である例があることが示唆された[18]。この研究では、専門家でない評価者を用い、患者本人に対面調査を行なわず、思春期以前に特異的な躁病の項目を使わず、ADHDの疫学調査のための手法を用いている。にもかかわらず、メッセージは受け容れられた。双極性障害の症例がADHDと誤診されているのだ、と。ADHDと診断された子どもで精神刺激薬に反応しない者が多くおり、彼らがすでに治療システムの中にいる状況を考えれば、これは他の手だてを探ろうとしている臨床医たちに対する強力なメッセージだったはずだ。

二〇〇〇年のルウィンソンらのさらなる研究が、また火に油を注いだ[19]。この研究は主に思春期の子どもを対象としており、結果が示した方向は双極性障害というより漠然とした過活動だったにもかかわらず、そこから発せられたメッセージは、未成年の双極性障害がこれまで思われていたより頻繁に見られる、というものだった。

これらを踏まえ、NIMHは二〇〇一年、思春期以前の双極性障害について議論を深めるため円卓会議を開いた[20]。だが、その時点ではすでにいかなる会議や出版物も、たとえ批判的な見解を示すものでさえ、事態を焚きつける効果しかなかっただろう。小児の双極性障害について口にする、そのこと自体がその存在を裏付けることとなった。

またここで後押しされたのが、双極性障害の診断が出た場合、断固として気分の安定をはからねばならないという観念だった。まだ一歳や二歳の子どもたち——たとえば、序で紹介したアレックスのような——が、抗精神病薬や抗けいれん薬を投与され、医師たちは、体重増加、遅発性ジスキネジア、糖尿病といったはっきりとした影響を認めることができなかったらしく、治療方針の見直しをしなかった[21]。

二〇〇三年七月、小児・思春期双極性障害財団は会議を開き、治療ガイドラインを取りまとめた。これに際して、アボット、アストラゼネカ、イーライリリー、フォレスト、ヤンセン、ノバルティス、ファイザーの各社が無制限の教育助成金を提供している。ガイドラインの取りまとめは、小児双極性障害が広く存在しているという推定のもとで行なわれ、複数薬剤を組み合わせるカクテル療法を用いた薬物治療アルゴリズムをまとめる必要があるとされた[22]。

ここにははっきりとしない点が多々ある。第一は、すべての立場の参加者が、成人の躁うつ病でみられる、気分の状態が数週間あるいは数か月続くという事実を喜んで——とさえ見える——わきにのけ、子どもの気分変動がときに一日数回にのぼると論じながら、なお成人の躁うつ病と連続性を見いだす立場をとり、その延長として、成人用の薬で子どもも治療すべきとしている点だ。

もうひとつ、この問題に対する米国の姿勢を形づくっている者たちが見逃している、あいまいな点がある。小児双極性障害の提唱者たちは、ＤＳＭ‐Ⅳに問題があって双極性障害の診断を阻んでいるとくり返し指摘する。しかし実際にはＤＳＭ‐Ⅳでは、躁病エピソードがひとつ見られれば双極性障害と診断するよう求めている——事実上、持続的な過活動エピソードであれば、何でもよい。国際疾病分類（ＩＣＤ）では、これとは対照的に、躁病エピソードがいくつかあっても双極性障害の診断にはこだわらずに診断できる。米国を除く全世界では、比較的よく解明された成人の双極性障害についてでさえ、世界中で診断の一貫性がとれるほどには理解できていないという認識だ。つまり、DSM-IVはほかのいかなる分類法よりも双極性障害と診断するのを容易にしている。にもかかわらず、治療推進派は現状でさえゆるい基準をさらにゆるめたがっているのだ。

米国以外では二〇〇六年時点で、ティーンエイジ前半以前の患者に対し、医師が躁うつ病の診断をすることはまれだった。上述のティーン直前の躁うつ病発症の可能性を指摘した者たちも、幼児に双極性障害を適用しようと急ぐ動きを非常に異様と受けとめている。(23) しかし、この時代の波はすでに広がっており、一九九六年から二〇〇一年の間に米国で就学前・思春期直前の子どもに投与されたジプレキサやリスパダールなどの薬は五倍にも増加し、こういう展開に疑問がもたれることもほとんどなかった。(24) 効果はあがるどころか、双極性障害で入院した子どもの数は一九九六年から二〇〇四年までに五倍になっている。(25) 複数の調査のまとめによれば、双極性障害と診断された外来通院患者の子どもの割合は最高四十倍に達したという。(26)

二〇〇五年には、実際、ボストンのジェニファー・ハリス博士が現状に疑問を抱き、親や教師が診断を求めてくるきっかけとなりうるさまざまな事情を臨床医は考慮に入れているのかと問いかけている――そういうさまざまな事情については、カレン・ブルックス記者が『スター・テレグラム』紙の記事の中で生々しく描いたとおりだ。(27) だが、返ってきたのは攻撃的なまでの反駁だった。「基準を満たすためには、高揚やいらだちなどの気分が一週間も続く必要はない……軽躁病の場合は四日間で十分だ。これは……それ自体がまだ精査の必要な仮の数字だ……これほど有力な証拠がそろっていても、まだおおぜいの子どもたちが双極性障害で苦しんでいることを認めようとしない者たちはいる。これほどがんこに拒否するかげには政治的、経済的理由が存在しはしないかと、誰しも勘ぐらずにはいられない。ハリス博士が表明した考え方はすでに過去のものであり、安らかな眠りにつかせるべきだ(28)」

薬の売上げは、診断の増加にともなって飛躍的に伸びていた。だが、そのうちひとつとして子どもの双極性障害のために認可されたものはない。ある意味では、子どもへの投与は成人への投与から派生したといえる。だが、製薬会社が成人の領域で行なっていたのは、単に〔薬を受け容れる〕文化を創りだすという以上のことであり、それが子どもの領域に響いてきたともいえる。一九九七年に早くも、ジプレキサを六十億ドル規模の商品に育てる戦略マップの中で、リリー社は「若年性躁病（juvenile mania）」についての研究を予定している――この用語は、MHGグループの研究者とつながりがある。[29]

翌年、六歳から十一歳までの子ども五人にジプレキサを投与した結果の報告論文が出た。[30] 結果はおそまつだった。全員が数週間のうちに治療をやめてしまっているのだ――後のMGHの研究で対象となった三、四歳の子たちには、したくてもできないことだったろう。製薬会社は独自の規定で研究を行ない、必要とあらば自社を含めてすべての研究結果から都合の悪いデータを隠すようなこともするが、その最大級の影響力は、自らの利益にかなう研究――とくに一見自主的な研究――を選んで広めうるという点にある。ジプレキサが子どもに有効とする論文は、問題点を指摘する論文のどれよりも流布されるのだ。

前章でとりあげた二〇〇三年の米国精神医学会（APA）サンフランシスコ総会は、双極性障害のサテライト・シンポジウムに乗っ取られた状態だったが、そのうちのひとつが主要学会では初めてとなる若年性双極性障害に関するシンポジウムだった。これにはある製薬会社が無制限の教育助成金を出して支援しており、MGHグループの研究者が一連のものとなる四つの講演を行なっている。

学者による研究が、ある化合物の有効性を少しでも示しているのであれば、製薬会社にとってはそのこと自体が、そのデータを食品医薬品局（FDA）に提出し、子どもの治療のための認可を受けること以上に魅力となっているのかもしれない。臨床医は学者が学会の壇上で発表した、あるいは論文として出版した内容に従うであろうことが、確実に期待できるからだ。APAのシンポジウムで、発表の内容を変更するように言われた講演者はいなかっただろう。企業の力は講演内容を規制することではなく、特定の見解に発表の場を与えることにある。講演を聴いている臨床医のうち相当数が権威ある専門家の言うことに納得しさえすれば、製薬会社はFDAにデータを提出して、弁護士その他に自社の保存資料をくまなく調べられ、実際の研究結果がどんなものだったのか知られてしまう危険を冒さずにすむ。この現状は、一九五〇年代にフランク・バーガーが夢見た世界に似ているかもしれない。それは、医師たち同士が情報を共有した上で議論し、それに基づいて新薬を使うというものだ（第六章参照）。だが現実に直面してみれば、バーガーはきっとマクベスの心境に立たされ、そこに登場する魔性の者たちを思い浮かべただろうとしか思えない。ペテン師の魔物たちは二重の意味のある言葉で私たちをそそのかし、約束のうわべは守っても期待を踏みにじる。企業側のもうひとつのメリットとしては、その分野に営業社員を注ぎこむよりも学者のほうがずっと安くあがるということだ。*

双極性障害を小児や幼児に適用するこの米国での動きが、各国に広がるのは時間の問題と思われた。二〇〇六年、英国の国立臨床評価研究所（NICE）が双極性障害のガイドラインをまとめている。NICEは製薬業界とはまったく関わりがないと広く認識されているが、このガイドラインには子どもの双極性障害を扱った項がある。[31] この項が含まれた理由は、ある疾患について治療研究があれば、NICEは必ず検討しなければならないからだ。双極性障害は小児期には発生しないというのがそれまでの臨床の一致した見解であっても、NICEがそう指摘することはできない。ところが、子どもの双極性障害の治療法を論じたことで、NICEは事実上その存在を認めてしまった。そこで、またまた企業にとっては、子どもの治療に対して正式に適用を求める必要性は薄くなる。影響力あるガイドラインが暗黙のうちにこのような治療を推奨しているのだから。

米国医学界における多くの流行と同様、この熱狂（マニア）の発信地はボストンと見られる。皮肉なことに、ボストンの医者たちはギリシャ語のマニアの語源に立ち返って、何よりも非特異的な過活動状態に基づき診断を下して

＊マクベスに「女の股から生まれたものはマクベスを倒せない」「バーナムの森が動かないかぎり安泰だ」と予言した三人の魔女。マクベスは、バーナムの森から木の枝を隠れ蓑に進軍してきた敵軍に襲われ、帝王切開で生まれた敵将に倒された。

いるとしか思えない。また、この分野が立ち返っているマニアのもうひとつの意味が、大盛り上がりを見せている投機熱（マニア）だ。

進行中の状況を歴史資料と比較してみると、衝撃的だ。一八七五年から一九二四年の五十年間、ウェールズ北部から北西部一帯を受け持つ精神病院の入院全記録によれば、入院した人数は約三千五百名だった。人口ベースで見ると、一年当たり二十五万人をわずかに超えた程度（千二百五十万人年）である。そのうち、現在の躁うつ病もしくは双極性障害で入院した者は百二十三人のみだった。最も若く躁うつ病で入院した患者は十七歳。いちばん早い発症者は、ＥＪと記された人物らしい。彼女は一九二一年に二十六歳で入院しているが、そのときの記録に「十三歳からの十二年間に軽い発作を数回経験している」と書かれている。合計してみると、五十年の間に二十歳未満で明らかに発症した例は十二名だ。しかし、今後、未成年が双極性障害の診断により入院する頻度は、これよりずっと高くなるに違いないと思われる。このような入院数の増加は通常、治療がうまくいっているときに見られる類のものではない。

双極性（バイポーラー）の子どもたち？

現在の子どもへの薬物の使い方には目新しく感じられる部分が多々あるが、ティーンやティーン直前の子どもを向精神薬で治療すること自体は、一九九〇年代に始まったことではない。実情を捉えにくくしている点のひとつが、米国では一九八〇年代の半ばまで専門家の間に、行動障害の子どもたちに向精神薬を与えることは間違っている、つまり負けを認めることだという認識があったことだ。[32] 正しい治療法は、精神療法（サイコセラピー）だとされた。ヨーロッパでも似たような考え方はあったが、米国ほど強く信奉されていなかった。それほどかたくなに信じられてはいなかった一方で、これらの観念は米国でよりも長く生きつづけ、一九九〇年代の半ばに米国で向精神薬の処方が飛躍的に伸びたときにも、英国の小児精神科医たちはほとんど向精神薬を処方したことがないと胸を張っていた。

ところがこの認識は、一九六〇年代から七〇年代にかけて『英国精神医学ジャーナル』やその他の主要な精神医学誌に、スルチアム、ベクラミド、ジフェニルヒダントインといった薬の広告が定期的に掲載されていたことと食い違う。広告は、これらの化合物のことを、子どもの問題行動を抑えるために役立つ薬だと表現している。広告文でふれられている行動障害には、「多動、問題行動、反抗的行動」などがある。これは、DSM－IIIにADHDや行為（素行）障害が加えられる以前のことだ。

スルチアム、ベクラミド、ジフェニルヒダントインは精神刺激薬というより抗けいれん薬にあたる。ここで興味深い点は、行動上の問題のために抗けいれん薬を使う用法が出現した際、誰ひとりとしてそれが気分安定薬にもなるという仮説を考えつかなかったことである。まったく同時期に日本ではカルバマゼピン、フランスではバルプロミドが躁うつ病の治療に使われるようになったにもかかわらずだ。いったいなぜ、このような抗けいれん薬の用法が気分安定薬という概念や、子どもの双極性障害の認識につながらなかったのだろうか？

この疑問は、第四章でふれた生物学的還元主義と情報還元主義、そして第二章で論じたチェーザレ・ロンブローゾの『犯罪人』という交差しあうテーマへ私たちを引き戻す。

性格（パーソナリティ）という概念とその科学的考察を導入することで、ロンブローゾは疾患モデルにそれまでとは違う枠組み、少なくとも細菌性疾患のモデルとは異なる枠組みをもたらした。カール・ユングは初めてこのロンブローゾの遺伝による性格類型のテーマを発展させ、一九〇九年に性格の内向性－外向性を提起した[33]。内向性と外向性は後に一般の言葉に浸透し、それぞれ物静かで内気なタイプとにぎやかで社交的なタイプを指すようになったが、ユングが考えていたことはかなり違った。内向型の人間は問題を内に抱えこむので、恐怖症や強迫観念に陥りやすい。外向型は問題を対人空間で行動に出すため、ヒステリーやロンブローゾの示した精神病質者（サイコパス）的行動をとりやすい。

パヴロフがこの概念を追究したのは、一九二四年のレニングラードのネヴァ川の氾濫で、実験室が洪水に見舞われたのがきっかけだった。パヴロフはよく知られているとおり、犬たちがベルの音を聞くと唾液を分泌するよう条件付けしていた[34]。だがこの洪水で犬たちの多くが死にかけて、それまでの訓練が台なしになってしまった。パヴロフは、犬たちの症状を外傷性神経症と名づけた。

パヴロフは犬たちの気性から、どういう犬が最も神経症になりやすいかを予想できたはずだと考えた。そして犬たちを外向型と内向型に分類してみたのだ。この分類に導かれ、パヴロフは実験的な方法論をつくりあげた。これ以降この方法論はさまざまに形を変えつつ現在まで踏襲され、ストレスに対する脆弱性、回復力(レジリエンス)のもとを探りだすため使われている。犬たちを治療することも可能であり、精神的外傷を負った犬たちの中には、刺激薬によく反応するグループもいれば、鎮静薬に反応するグループもいるようだった。

ユングとパヴロフの観察は、一九四〇年代にハンス・アイゼンクによって引き継がれた。アイゼンクは一貫して心理分析的考え方を敵視していた。ユング派の用語を取り入れたのは、性格の違いはすべて生物学的に決まっており、育ちによってつくられるものではないという論拠の上でのことだった。内向型と外向型は脳のシステムを抑制するか活性化するかによるものとアイゼンクは主張した[35]。ちょうどこのころ、モルッツィとマグーンが新しい脳のシステム、網様体賦活系について説明しつつあった。これは脳幹と中脳を通って昇っていく小さな神経細胞のネットワークで、そこから皮質やその他の脳各部を抑制したり活動させたりする。

網様体賦活系はもともと機能の面から研究された。ひとつには当時の神経科学はまだ生化学よりも生理学が主流だったからであり、とりわけ神経伝達物質が発見されていなかったからである。スイスの代表的生理学者W・R・ヘスは、網様体賦活系を作業向性(エルゴトロピック)すなわち活動系と栄養向性(トロフォトロピック)すなわち植物系に分けた。一九六〇年代後期には、これらの神経系統が脳内のカテコールアミンやセロトニン作動性の経路と重なることが明らかになった。この発見の後、研究の焦点は機能から、病理学的障害のもととなりうる神経伝達物質の変動を立証することへ移っていった。

精神薬理学者の先駆け世代には、この焦点の変化に危うさを感じる者もいた。フリドリン・サルサーは、一九九八年にこう記している。

ヘスは学生たちに語った。単独の事実は中枢神経系生理学にとってなんの意味もない。意味をなすためには、「leistungsbezogen（＝作業に関連して）」つまり、機能に結びついているか、もしくは行動という生物学的目的に結びついていなければならない、と。たとえば、組織培養の試験管内実験が行なわれていたとすると、ヘスはやってきて言うだろう。「君は細胞の単層を研究しているが、どうやったらその研究から、なぜ君が女の子を好きになるか、なぜ自分のお祖母さんの名前を忘れてしまうか、わかるんだね？」きつい皮肉だが、的を射ているではないか。ヘスは自身の系統志向の生理学と英国の事実志向の生理学を対比していたわけだ。

今、我々には彼のような人間が必要だろうと思う。分子生物学の気運が、彼があれほど大切にしていた機能をないがしろにしようとしている、今こそだ。機能の真空状態で研究が進む分子生物学は、情動や認識といった脳の機能を理解するためにはさほど貢献できないだろう。こういう考え方を広めることはとても大事だと思う。ヘスのような人間が、近い将来現われてくれるといいのだが。そうでないと、私たちはただのテクノクラートになってしまうだろう。今の学生たちを見ると心配になる。彼らはヘスを知らないし、「科学」の歴史もわかっていない(36)。

アイゼンクはアイゼンク性格検査を作成し、さまざまな心理テストを採り入れた。その中にはヴントが開発し、後にクレペリンが種々の薬物の効果を試験する際、性格の違いという領域を探るために使われたものもある。これらのテストにより、内向型と外向型では薬物に対する反応が大きく異なることが明らかになった。内向型は外向型よりも鎮静効果があがりにくい。対照的に、外向型は刺激薬によく反応する。事実、この質問紙による検査は、手術の際、患者にどれだけ麻酔薬が必要かを割りだすのに利用できる——この科学的発見には、きっとクレペリンも感心したことだろう。

生物学的精神医学では体型論が主流になった。精神医学の教科書は、さまざまな体型的特徴を図示するための裸の男女や子どもの写真で占められた。ヨーロッパはクレッチマーによる体型の分類、内胚葉型（肥満型）、中胚葉型（筋骨型）、外胚葉型（細長型）を受け容れた。[37] 米国はシェルドンの分裂気質者と循環気質者の区分に従った。[38] 長身で痩せた体型の人は統合失調症にかかりやすく、一方、躁うつ病患者は背が低くずんぐりしているとされた。

生物学的精神医学はロンブローゾに従い、人体測定学に入っていった。多種多様なテクニックを急遽活用し、体脂肪の量や分布から脚と腕の長さ比まで、ありとあらゆる身体の特徴が計測されて、病気を予言する明らかな身体的特徴はあるのか、見極める試みがなされた。[39] X線などの技術が利用できるようになると、それらも同様に動員されて、さまざまな指標がつくられた。大まかにいって、これら身体の特徴を左右する遺伝的要素が、主要な精神医学的障害のもとにもなっているという考え方だ。さらに一般的にいえば、この時代の疾患の捉え方は異なっていた。精神医学的疾患には化学的な（機能）障害やアンバランスが関わっていて、いわば「精神的抗生物質（psychoantibiotic）」で治すことができるなどという見方はなかったのだ。

アイゼンクの理論は、個人差の心理学を生みだした。[40] このアプローチはさまざまな実験的手法を用いて、体型を細かく吟味する方向を目指しており、その手法には薬物の投与も含まれていた。現在では、社交恐怖（social phobia）はすべてパロキセチンに反応するはずだという思いこみがある。すべてのブドウ球菌類にペニシリンが効くと思うのと同じように。個人差の心理学では、プロザックやレセルピンやリチウムといった薬に対し、人々の反応は大きく異なると予測する。
アイゼンクの研究は、疾患の歴史上鍵となる議論に正面からぶつかる。歴史家にとってこれは、人により現われ方はさまざまでも実体のある純粋な疾患概念に注目すべきか、それとも快適ではない状態にある（dis-ease）人間に目を向けるべきか、という問いである。躁うつ病はほんとうに古代ギリシャから姿を変えることなく存在してきたのだろうか、そして今ようやく正当に扱われはじめた「実在（リアル）」の病いを見過ごしてきた過ちの数々をひとつずつ見直すことが、歴史の最優先課題なのだろうか？　あるいは、歴史上の出来事に対するこういう見方そのものが、およそふさわしくないのだろうか？　オウセイ・テムキンは、これら二極間の弁証法的相互作用を、歴史家にとっての課題として提示している。[41]
この弁証法的対立が、今まさに米国の子どもたちの人生を舞台に展開され、その身体に流しこまれている。ヘザー・ノリスやイアン・パーマーばかりでなくその他何千人もの子どもたちが刺激薬や抗うつ薬の有害反応を経験した。だが、それに対する従来の一般的な捉え方は、有害反応は彼らがじつは双極性であることの証明だというものだった。事実のみを見れば、ある子どもたちには刺激薬が効き、効かない子どもたちのなかには鎮静薬が――気分安定薬と呼ばれようが、抗精神病薬と呼ばれようが――効く者がいるということだ。しかしそこには、五十年前まったく違う枠組みでこれらの反応を捉える方法があったことをうかがわせるものは何もない。研究領域がまるごと、ロンブローゾからアイゼンクにいたる主要な研究者の名前を含めて、歴史から消えてしまっている。
二〇〇七年二月、四歳のレベッカ・ライリーがボストンで急死した。レベッカは双極性障害の治療を受けており、抗精神病薬や気分安定薬などによるカクテル療法を行なっていた。双極性（バイポーラー）と診断されたのは、二歳のときだった。レベッカの死はメディアの注目を呼び、なぜ二歳という幼い子どもがこのような診断を受けていたのか、ＭＧＨ（マサチューセッツ総合病院）は説明を求められた。ＭＧＨグループのジャネット・ウォズニアックは、早期の診断と治療は重要だと答えた。この障害は短期的には衝動的で無謀な行動をもたらし、長期的には自殺、薬物乱用、犯罪のリスクを高めるからだという。[42] 薬物乱用と犯罪の亡霊は、一八七〇年代にロンブローゾが手がけ、後にアイゼンクが追究したテーマを思い起こさせる。

しかしロンブローゾとアイゼンクの生物学は、MGHのそれとは大きく違っていた。子どもによって気質が違うということを否定する人は、まずいないだろう。このことは数百年、数千年と変わらずに広く受け容れられてきたし、もしかしたら永遠に受け容れられるかもしれない。臨床医は一般人よりもはるかに精密に気質を描写できるかもしれないが、大まかな違いは一般人にもつかめる。だが、ADHDと小児双極性障害の違いについてはそうはいかない。さらに、気質に違いがあることを認めたからといって、薬で治せるようになるわけではないが、ADHDや双極性障害の場合は違う。そこには「遺伝的原因」からくる「化学的アンバランス」があり、薬理学的手段でしか治すことができないとされている。気質は管理を必要とする対象――親やまわりの者たちが理解し、取り組むことができる対象だ。一方、双極性障害は専門家による矯正、さらには撲滅を必要とする対象だ。

と、ここまで指摘してきたが、私がこの問題を取りあげる目的は、現代の臨床のあり方が間違っており、臨床医はアイゼンクに戻るべきだと主張するためではない。むしろ、現在の状況がけっして避けられないものではないことを示したいのだ。これらの問題には、まったく異なってはいるものの同じくらい筋の通った理解の枠組みが存在する。もし、現在主流の見方が唯一無二であれば、歴史にできることはここへ至るまでの偉人たち（男性であれ女性であれ、あるいは団体であれ）の貢献を認めることしかないだろう。だが、ほかにも理にかなった見方があるのならば、どんな勢力が私たちをほかならぬこちらの道へ導いてきたのか、そしてその中心となった人物たちは表看板として利用されてはいなかったのか、問い直すことができる。

この問題を吟味すべき理由はそれだけではない。一方は個人差を追究し、もう一方はそのような差異を軽視し、情報還元主義をもって生物学を打ち負かそうとする。これらふたつの生物学上の選択肢は、ある国際的な科学の危機の中であまり人目につかない役柄を演じたが、この危機が双極性障害の利益に貢献することとなったのだ。

二〇〇四年、ＳＳＲＩ抗うつ薬が子どもの自殺を引き起こすかどうかという問題に懸念が高まった。精神医学界の多くの者の反応は、ある人たちに効果のある薬がほかの人たちには正反対の効果を及ぼすことの可能性を、考慮に入れないものだった。反応のひとつは診断の誤りを論じるもので、問題が生じたのは双極性の子どもが不適切に抗うつ薬を投与されたためだとしている。対照的に、アイゼンクの枠組みが示しているのは、すべての子どもが同じ反応をするなどとは生物学的に考えにくいということだ。いくつかの疾患過程があるとしても、それらは異なる体質＝気質の中に現われる。だから、パヴロフの犬たちとまったく同様に、判別の難しい過活動や神経質の子どもたちは、鎮静薬や刺激薬を与えられたときにまったく違った反応を示すかもしれない。

表面的に見れば、このふたつの競合する科学的見地には明らかな相違点があり、こうした自然の実験に基づいてどちらが正しいかを決めるのは、比較的容易に思われる。ところが、ＳＳＲＩの物語にはまた別の局面があり、例の危機には科学も医学もあまり関係がなく、別な一連の力学が大きく作用しているのだ。現在、ＳＳＲＩの子どもへの投与に関しては、科学文献が主張していることと科学的データが示していることとの溝がかつて例を見ないほどに深まっていることは明白である。[43] 科学的根拠（エビデンス）に基づいた臨床という表現にこれほどそぐわない溝を看過するわけにはいかない。

一九九〇年代後半には、旧世代の抗うつ薬がうつ状態の子どもに有効であることをそれまでの臨床試験で示すことは難しいという認識があった。ところがその認識にもかかわらず、子どもたちに抗うつ薬を使用する土壌はできあがっており、うつ状態の子どもの治療に関するガイドラインも使用を勧めていた[44]。ＳＳＲＩ抗うつ薬の誕生で、旧世代の薬が無効だった子どもの分野にも効果があがるのではないかという期待が生まれた。

一九八〇年代後半から、フルオキセチン（商品名プロザック）、パロキセチン（パキシル）、セルトラリン（ゾロフト）、シタロプラム（セレクサ）、ベンラファキシン（エフェクサー）が成人のうつ病薬として認可された。企業宛の一般的認可文書では、これらの薬は子どもに使用されることが予想されるので、子どもに対する薬の安全性を確立することが望ましいと言及されていた。一九九〇年代初頭からＳＳＲＩの子どもに対する研究が開始された。一九九八年には、子どもの安全性試験を条件に六か月の特許延長を認めるとした米国食品医薬品局近代化法案（FDA Modernization Act）の一項により、さらに動機が高まった。もし薬に危険性が見られても企業は六か月の特許延長を受けられるが、その情報をラベルに明記しなくてはならない。二〇〇四年の時点で、抗うつ薬、抗精神病薬のメーカーにとってこの特許権延長は十億ドル相当の価値があった。

うつ状態の子どもを対象に合計十五回、さらに不安障害の子どもを対象に十回の無作為化比較試験が行なわれた。これら二十五の試験から、二〇〇四年の危機が勃発するまでに六編の論文と三つの要約（アブストラクト）がまとめられた。このほかに、一般試験にもとづく刊行論文が約七十あり、これらはセレクサ、プロザック、パキシル、ゾロフト、エフェクサーを扱っていた。これらの一般試験と無作為化比較試験の報告の多くは、この分野の重鎮の多くによって書かれており、どれもが判で押したように、これらの薬は子どもに投与しても安全で、忍容性が高く、効果も高いと述べている。

二〇〇二年、『ニューズウィーク』誌は世界メンタルヘルス・デーにあわせ、うつ病のティーンエイジの少女を表紙に取りあげた。(46) このような記事は、新薬の発売前にはよく見られる。その記事によれば、うつ状態のティーンエイジャーは米国内に三百万人おり、治療をせずに放置すれば、高い割合で薬物乱用や、結婚や仕事での挫折、自殺に結びつくという。記事は、パキシルやゾロフトやプロザックといった新しい抗うつ薬が助けになるだろうと記していた。数多くのSSRIがまもなくティーンエイジのうつ病治療に承認されるとの見通しだった。

この場合の承認という意味を理解しておくことは重要だ。それは、医師がうつ状態の子どもの治療のため、これまでできなかったことが今後できるようになるという意味ではない。主要な製薬会社がティーンエイジの波のある不安を、化学的アンバランスから起こるという病気に変えてしまうことへの承認だ。この病気は、発見と治療が望ましいというより、事実上ほぼ治療しなくてはならないものなのだ。

だが、そこに運命とメディアが割って入った。(47) メディアの追及の結果、グラクソ・スミスクライン社が各国監督機関に子どもへの臨床実験の生のデータを提出した際、英国の監督機関は二〇〇三年五月にデータを受けとってから二週間のうちに、未成年へのパキシルの使用に対して警告を出し、その後、すべての子どもに対する使用に疑問を提起したのだ。

これらの展開が二〇〇四年二月二日のFDA（食品医薬品局）主催による公聴会につながった。その十日前、この分野で最も権威ある学術団体、米国神経精神薬理学会の特別調査委員会（タスク・フォース）は報告書を取りまとめ、科学的根拠（エビデンス）を検証した結果、SSRI薬は子どもに対し安全で有効性があり忍容性が高いとの見解を出した。(48) この報告書の執筆者の多くは、子どもに対するSSRI投与の無作為化比較試験報告書の執筆者だった。

それでも子どもへの向精神薬使用に関するFDAの公聴会は、これらの薬に対する警告を強化した。うつ病に対する研究の十五件のうち少なくとも十三件で薬の効果が見られなかったという査定と[49]、これらの薬が原因で賦活症候群（activation syndrome）〔抗うつ薬の開始初期や用量変更時などに生じる行動毒性を指し、不眠・不安・焦燥・パニック発作・易刺激性・衝動性などの症状を呈する症候群〕が生じていると思われ、そのために実薬治療における自殺企図率が、プラセボと比較して二倍となった可能性があるという委員会の意見に基づくものだった[50]。

精神薬理学が到達した新世界の驚くべきシンボルともいえるのが、一見、独立した特別調査委員会（タスク・フォース）によってまとめられたはずの報告書が、ワシントンに拠点をおく広告会社ＧＹＭＲによって作成されていたことだ。同社のウェブサイトには、こう述べられている。

> 一九九八年にヘルスケアと社会改革の専門家集団によって設立された……［ＧＹＭＲは］顧客マーケティング及びコミュニケーションの専門力によりパブリックポリシーの目標達成を戦略的にサポートします……［顧客には］わが国のきわめて評判の高い学会、政府系機関、製薬企業、慈善団体、健康イニシアチブが含まれ……国家的健康問題への行動喚起から、国内外のオーディエンスにアピールする組織イメージの構築まで、ＧＹＭＲは論点のデザイン、実行、そしてイメージ戦略に優れています。……当社のメディアイベントが成功するのは、ニュースへの直感力があるから。私どもには科学と医療の言語をよりわかりやすい健康の言葉に変身させるノウハウがあります。当社は顧客のＰＲ情報のために最良の宣伝戦略をアドヴァイスし、そのメッセージが心をつかんでしっかりと報道され、国民的対話に真実有意義な貢献ができるものとなるようにいたします[51]。

だが、この新世界の最高のシンボルは、グラクソ・スミスクラインの研究３２９号のなかにあるだろう。二〇〇一年にこの研究報告が刊行された際[52]、執筆者には北米精神薬理学界の著名人たちがきら星のごとくラインアップされていた。実は研究は一九九七年には完了しており、内部での査定を見ると同社がパキシルはうつ状態の子どもには効かないと見ていたことが示されているが、このデータは監督機関には提出されなかった。薬が子どもに効かないと認めれば、営業的にネガティヴな影響が予想されたからだ[53]。だが、選ばれたポジティヴな結果を示すデータは発表に回された。このゴーストライターの手による研究報告書は、臨床試験が科学の仕事からマーケティングの仕事へと変質し、医師たちが医師たちを説得するために使われるようになったことの記念碑といっていい。

今では十五件と数えられる無作為化比較試験のネガティヴな結果と、七十件の一般試験のポジティヴな結果との対比は、医療の世界における無作為化比較試験の価値をこの上なくはっきりと示している。これらがありのままに報告発表されていれば、子どもの「うつ病」を治療しようという時代の波を一気に押しとどめていたことだろう。ところがこれらが企業の手にかかると、一流の学者によって主要な学会で発表されたり、ゴーストライターによって論文にまとめられたりして、かえって子どもを向精神薬で治療することに前向きな方へと風向きを変える役割を果たしてしまった。

抗うつ薬が誘発する自殺の可能性という問題が持ちあがると、それは、成人と子ども両方の双極性障害を売り込む機会として巧妙に利用された。そして抗うつ薬の使用法がますます複雑になっている今、臨床医の必要としている答えとなった。

この危機は、現在医療文化を形づくっている勢力の数々を浮き彫りにする。ビジネス特許と医療行為との相互作用、そしてまた専門の臨床医と企業マーケティング部門の相互作用などだ。第一章では、歴史における疾病の概念と医療の商業的側面を強調した。その後の各章では躁うつ病の歴史的連続性、というよりその不在を明らかにしてきた。医療の商業的側面というテーマは表面下にもぐり、第四章でモーエンス・スコウとともに再浮上した。第六章では、双極性障害の商業化につながる何本もの支流をたどってきたが、それらが本章では一本の激流となり、それまで流れを押しとどめていた医療の自制心という護岸をついに打ち破った。第八章は、洪水によって生まれた新たな景観を測量していく。

第八章　人間の魂のエンジニア

疾患が病いに苦しむ患者の「生きられた経験」〔普遍的・客観的な経験ではなく、主体による直接的な経験を意味する現象学の用語〕を越えた真の実体を持つかどうかについては、大きな議論がある。疾患は「生きられた経験」を通してしか表われない以上、それぞれの経験は状況や文化によって変わってくるのだから、時代を超えた疾患の連続性についてはいささか疑問が残るのも当然である。二千年を超える歴史を概観することが、疾患全般について、あるいは今回のように躁うつ病という特定の病気についての解明に役立つかといえば、それも議論の余地のある問題である。しかし少なくとも、これまでの七章に見たような先入観を明らかにすることはできる。そして先入観を除いた後に残るものは何なのか、読者が判断しやすいようにすることはできるだろう。

本書で取りあげた事例は、もし行動の障害を引き起こす脳の障害もしくは機能不全を精神疾患と呼ぶならば、その実在を証明し、また古代ギリシャから現代にまで至る連続性を示すものだ。古代ギリシャ人たちを悩ませたマニアがほとんどの場合、せん妄からくるものであったとしても、熱性や中毒性や代謝性の症状に混じって、現在では精神病性障害と呼ばれるものがあったことは確実だろうし、その中には躁状態もメランコリー状態も含まれていたに違いない。そういう障害は当時比較的まれであったし、これほど隔たった現在から見てせん妄の発作から選り分けるのは難しい。これら非熱性の精神障害のシグナル、とくに気分障害のシグナルは一八八〇年から一九八〇年の百年間に強まった。しかし近年では、ほかのシグナルの雑音にまぎれて目立たなくなりつつある。

そこで物語は疾患そのものの実体を認める方向へ傾くのだが、疾患と直面すれば、そこでまた別の不確定要素が働きだす――ケアの力学と論理だ。[1] 医師をはじめケアに関わる人たちは、感染症や癌や糖尿病と向き合いつつ、病気が治癒不能ならば無言で、見込みがあればときに思いきった手段を取りながら、患者とともに歩んできた。技術の力が進むにつれて、ケアする側、される側の両方に、薬やその他の手段をあれこれ駆使してあらゆる苦しみを改善するチャンスが与えられるようになり、患者のあり方に新たな領域が開かれた。

だが、実体をもつであろう疾患そのものや、医師と患者がその共通文化という雷雲の下に生じてくる可能性に対応することで起こる疾患の経験の変化に加え、病気の生きられた主観的な経験には、心の影、つまり病気のメカニズムにひそむ亡霊が付きまとう。現在、一般に病いの行動（illness behavior）と呼ばれているものだ。身体の変化を前にした私たちの不安そのものが、症状を生みだしかねない。時には、私たちの苦悩が臨床像を支配しかねない。こういう可能性があることは、ある意味で古代ギリシャ以来明らかだった。ギリシャ人たちによれば、情念(パッション)の身体への影響は非常に深いので、ある種の病気は乱れた情念によって引き起こされるのではないかと考えても不合理とは言えないという。

すべてのヘルスケアはこのような実体のない影に、ある程度まではうまく対処する。ただしそこには上限があり、それを越えると病いの行動はそれ自体が障害となり、精神科に回される。精神科医が必要とされるのは、ただ過度に不安な患者を診るためだけではない。影の変身した姿である、チェシャ猫の笑いのごときもの〔チェシャ猫は『不思議の国のアリス』に登場する猫で、姿を消した後もその笑いだけを残す〕、疾患が不在でも確かにそこに存在しうるものに対処するためでもある。病いであるということは、人生の恐怖や不満を前にして、ケアを受ける切符を手にすること、現状から脱けだす道なのだ――医者をあざむくことさえできれば。

病いへと向かわせる圧力は常にある。精神疾患の領域であれば、病いの行動の余地はいっそう広い。なぜならさまざまな行動間の境界は、ある行動と尿中ケトン体や細菌を含んだ痰との境界（バウンダリー）に比べて、はるかにあいまいだからだ。乳房の硬いしこりを偽装することはできないが、精神疾患の領域ならばけいれん性の行動さえ偽装できる。

精神医学の領域には、また別の意味での壁（バウンダリー）もある。原因の違いはどうであれ、疾患が異なれば異なるジレンマや選択肢を患者にもたらすものだ。致命的な感染症にかかれば癌とは違う問題が生じるし、また癌になれば糖尿病を抱えて生きるのとは違ってくる。だが、自分の病いに直面して選択をするのは、患者自身である。精神疾患とともに生きることの困難に加えて、精神科の患者はこれまで監禁や強制的治療をされる恐れに直面することとなった。過去百五十年の間ほとんど、精神科疾患の患者たちは、殺人罪で逮捕された場合のほうがまだましというくらい権利を制限され、適正な法的手続き〔due process（of law）　誰しも法の適正な手続きによらなければ生命・自由または財産を奪われることはないという原則〕から遠ざけられてきた。

このようにさまざまな力学を踏まえてみると、たとえ精神疾患という実体が存在するとしても、疾患の経験からその実体を抽出すれば、フィクションを組み立てるようなことになるのは疑いない。だが、このフィクションも、重要なシグナルとそのまわりの雑音との対話も、医療の世界に限ったことではない。これらは、商業界でのほんとうに必要（ニーズ）なものと欲しい（ウォンツ）ものとの区分けに重なってくる。そこでこれから、それらの区分け間の相互作用を見ていくことにしよう。なぜならそれら相互作用の背後にある諸々の力学が、医療のあらゆる分野において物事を推進する傾向がますます強くなり、疾患そのもののシグナルを取りまく新たな雑音の発信源となっているからだ。この力学は重要だ。ケアには常にビジネスや商売としての要素が含まれてきたが、この医療の産業化がケアの論理と相容れるものかどうか明らかではないのだから。ケアは契約上の関係というより、むしろ子どもの世話（parenting）にずっと近い。最終的に、私たちはこう問い直すことができる。現代の経済活動は医療的ケアのモデルを構築しうるのか、それとも伝統的な医療的ケアのほうが優れたモデルであり、それを土台に市民の世話をする経済を築き、その財源をまかなうべきなのか、と。

埋もれたニーズ――精神医学市場の築き方

第七章で取りあげたSSRIと自殺リスク問題のさなか、ひとつの論文が現われた。「子どもと青少年の気分障害診断治療における、埋もれたニーズに関するうつ病・双極性障害支援提携コンセンサス・ステートメント」[2]だ。この論文の執筆者には、この分野で指導的役割を担う研究組織に属する高名な学者たちとともに、患者団体や企業が名を連ねており、その論点は埋もれたニーズの商業的コンセプトとマーケティングの観点から構成されている。[3] 医学的な展望が、マーケティング用語で語られている――まるで当たり前のように。私たちはどうやってこの歴史的地点に至ったのだろうか?

欧米の企業は一九〇〇年頃に危機を迎えた。生産の機械化・自動化が進んでゆき、商品がかつてないほど安くつくれるまでになったのだ。同時に人件費も下がっていった。その結果、生産したモノを人々が消費しきれないという恐ろしい事態が生じた。

この問題が初めて出現した十九世紀に、値崩れを防ぐためにとられた方法のひとつは、カルテルだった。開かれた市場での企業間の競争は価格を押し下げると予想されるが、企業が互いに同意すれば効果的な独占状態をつくれる。特に化学薬品産業はカルテルで有名な分野のひとつで、伸びはじめた医薬製品を守るため、しばしばカルテルが結ばれた。だが、十九世紀末の法的・政治的決定によってカルテルは排除され、市場はより民主的なものに変わっていった。

カルテルの消滅を受けて、企業は特許権に立ち返った。特許は十六世紀の英国で、供給不足の物品の国内生産を増やそうとして導入された。投資に対する高い収益率によって、生産者を英国に呼びこもうというねらいだった[4]。著作権も同時期に導入された。特許権と著作権とは、海賊版の概念と肩を並べて発達してきた。現在、映画を観るときだれもが直面させられる問題だ。しかし、国外で特許権と著作権を行使するのは困難だった。十九世紀の米国人はチャールズ・ディケンズやヴィクトル・ユゴーを著作権無視で大量印刷していたし、インドでは二十世紀中ずっと欧米の本や薬をコピーすることに罰則がなかった。

特許権に改めて注目が集まったのは、ドイツの化学工業の成功により、新興の電気・化学企業が過去にないスケールの研究開発によって利益をあげることが知られるようになったせいでもある。新たな研究重視の体勢とくれば、増えつつある大学卒業生たちが続々とこれらの企業に就職したのは当然のことだった[5]。ウィリス以降の三百年間、産業界とはほぼ無縁だった神経科学者たちだが、こうして、現在では圧倒的多数が産業界の中で働いている。

一方、製薬業はパラケルススにならって、医療での役割を拡大しはじめた。新しい化学博士たちは、天然植物か化学合成物質かに関わらず、調合薬または単一成分の研究に取りかかった。単一成分の販売はもともと医師向けであり、やがてそれが基になって、要指示薬（ethical drug）と呼ばれることもあった処方薬と、調合薬や特許医薬品などの売薬との区別が形成されていった。処方薬は一般用ではなく医師用に生産される一方、特許売薬は直接一般に販売され、その成分は特許による秘密とされた[6]。

十九世紀半ば、研究に基づく初の処方薬が現われはじめたころ、特許売薬産業はすでにブームを迎えていた。現代の広告の定石の多くがこれらの合成薬を売るための文脈で試されている。薬は、体液のバランスを目的とした鎮静薬、利尿薬、便秘薬として、あるいは強壮薬として売られることもあった。これらは、健康と美容の中間に属する問題も扱っていた。現在では治療薬というより（機能）改善薬（enhancement）に当たるかもしれない。例えば、口臭や疲労を解消するための薬などは最大のヒット商品となっている。

正式な特許による保護を謳う、研究に基づく処方薬が初めて合成されるのと同時に、もうひとつの動きが進んでいた——ブランド作りだ。新しい解熱薬、アセトアニリドの製法特許を取れなかったドイツのカレ社は、その商品名のアンチフェブリンの著作権を取得した。バイエル社がこれに続き、アスピリンとヘロインを登録した——一世紀が過ぎても、化合物の本来の名称と比べはるかに響きのいい名前だ。この動きは、売薬よりも処方薬の業界から始まっていた。その目指すところは、研究に基盤をおく企業が市場を独占する方向だった——後にフーヴァー社が取り入れ、電気掃除機市場を独占したのも同じ商法だ。ほかの業界が一般人の財布に狙いを向けているときに、製薬業界は医師という消費者の心を狙っていたわけだ。

当時の特許法の精神は、新商品が一般にもたらす利益の見返りに、一定期間独占権を与えましょうというものだった。だが、この一般大衆への利益という概念は薄れ、新しさにばかり過大な価値を置くようになっていった。この重点のずれは、今見ればわかることだが、やがて大衆の利益にも健康にもまるで寄与しない、もとの化合物の些細なバリエーションによって企業が特許権を与えられるようになる公算を高めたのである。独自の製薬産業を強化したい国はどこでもこの方向に流れたに違いない——米国もそうだった。

第二次世界大戦をきっかけに企業はロビー活動を行ない、特許権保護の強化と、究極的には製法特許から物質特許への切り替えを求めた。それまで企業は、ベストセラー薬に別の製造法を見つけることができれば、その薬の別バージョンとして認められた。結果的に、製法違いの処方薬が何種類も同時に市場に出回ることになった。だが、一九六〇年代の法改正により、ただひとつのプロザックやジプレキサしか存在しなくなった。[7] このことが、ブランドへの注目をさらに高める道を開いた。

製薬会社主導の医学へと移行するための舞台は整った。「医療と分子を科学の連続体として考えることから、分子を、市場のニッチを獲得する［チェスの］駒(ポーン)として見ることへ。外から見れば気づかないほど微妙な移行だが、関係する業界内の人間やその臨床コンサルタントにとっては、まさにやる気の源だ」[8]

あらゆることの中核となっていたのが、埋もれたニーズという概念だ。一九二〇年以降、人々の基本的ニーズを満たしてもなお余りある生産力をつけつつあった企業は、予想される価格の下落を前にして、いかにして基本的ニーズでの満足を越え、人々に欲しいと思わせる物を開発するかという問題に取り組みはじめた。[9] 医療の領域でいえば、それは感染症、糖尿病、悪性高血圧症による防げるはずの死をなくした段階で始まった。

一九二〇年代は、工業企業に初めてマーケティング部門が置かれ、大学でも販売や流通を扱う商業の講座とは異なる、マーケティングの講座が始まった時期だ。[10] マーケティングの役割は、消費者が基本的ニーズを越えて抱くかもしれない欲求（ウォンツ）、消費者自身が気づいていないウォンツを確立することだった。この変化は市場の細分化をもたらした。企業はただ単にランニングシューズをつくるのではなく、男性向け女性向けにさまざまなランニングシューズをつくり、子どもや老人のランナーにはまた別のシューズをつくるようになるということだ。

精神医学的分類法ＤＳＭ－ⅠからＤＳＭ－Ⅳにかけてだんだん障害の数が増加していったことは、マーケティングの視点からすれば有望な市場の細分化のよい例だ。マーケティング技術はまず市場を理解し、そして特定の購買層に狙いを定めて薬を売りだし、市場を獲得する。ブランド医薬品、ブランド企業、そして（実体としての真の疾患とは対極にある）売れる障害――いずれも精神医療には、ほかのどの医療分野よりもたくさんある――が、市場を獲得する鍵だ。

知識集約型のブランドにその知識の出どころを尋ねてみれば、その製薬会社は薬の成分は製造していても、そこに注ぎこまれる知識を生みだしているわけではないことがわかる。実際、薬のために行なわれる治療的研究というのはごくわずかしかない。代わりに、その薬の発売時には臨床医の見方も好意的に固まっているよう、非常に多くの「人類学的」研究が費やされる。[11] 薬を市場に出すために今日必要とされる巨額の研究開発費は、主としてこの後者の研究のためにあるのであって、大半の人間が想像する治療的研究のためではない。それが、現代の研究指向型製薬企業の研究活動なのだ。

精神医療におけるブランド化は、政府や研究助成団体が出資する神経科学研究に大きく依存している。この研究を抜きにすれば、ある薬が脳の中で何をするのかほとんど解明されず、その結果、マーケティング用に薬の効果を説明するための言葉が非常に限られてしまう。マーケティングの観点からいえば、神経科学が盛んであることの利点は、よりよい薬を生みだせることでもなく、脳の働きの理解を深められることでもなく、マーケティング担当者のために使える概念や言語を供給してもらえることなのだ。そんなわけで、一九五〇年代にはじめて向精神薬が登場したころには、製薬業界は「学術」団体に資金投入し、必要な言語の増加を促すしかなかった。一九九〇年代に神経科学が生みだした色彩に富んだ脳の画像は、マーケティング担当者にとって、SSRIが古い抗うつ薬よりクリーンな効き方をするという主張を示すために欠かすことのできない存在となった。神経科学的価値はほとんどない画像だったが、すばらしい宣伝文句代わりとなった。

このマーケティング・プロセスは、精神薬理学という科学を倒錯させるものだ。一九八〇年代にトム・バンは、新しい向精神薬が病気の詳細な解明につながるという当初の希望と、精神医療の現実との深まりゆく溝を初めて指摘した。それは、神経遮断薬が抗精神病薬になったことで、患者の多くには効果がないという確かな証拠が出ているにもかかわらず、すべての精神病患者に与えないわけにはいかなくなったという現実である（第五章参照）。私たちは当初の希望とほとんど正反対の地点に到ってしまった。薬は病気を詳細に解明するためにに使われるどころか、病気のほうが些細な相違しかもたない薬を差別化するために使われている。[12] このような精神薬理学は当然ながら不毛で、思わぬ偶然の産物でもないかぎり、人を救う力などない。

こういった傾向の最大のシンボルは、化学的アンバランスという概念だ。初期の精神薬理学研究は、一九六〇年代に脳内の神経伝達物質を発見した。一九六五年には、この研究からカテコールアミンとセロトニン仮説が生まれた。これはうつ病の原因を神経伝達物質の低下と仮定し、それを治療で修正するものだ。一九七〇年までに、精神薬理学はこれらの仮説を放棄している。[13] ところが、セロトニン仮説はSSRI企業のマーケティング部門内部で再び息を吹き返す。なぜなら、それが最高の宣伝文句だったからだ。これによって医師たちは患者とのコミュニケーションが容易になり、異常があるので治さなければいけないという義務感のようなものが生まれ、患者の側に責任を押しつけ、そうでもなければしりごみしそうな治療を受け入れさせることができるのだ。この概念のおかげで、ＳＳＲＩは一九九〇年以降、製薬業界にとって最も利益のあがる収入源のひとつに成長した。

だが、企業が使うのは神経科学の宣伝文句ばかりではない。臨床の宣伝文句も利用する。なかでも特にあからさまな戦略のひとつが、病気を売り込むことによって、薬の売上げが後からついてくることを図る手法だ。この手法は一九六〇年に初めて、うつ病治療のケースで用いられた。メルク社はフランク・エイド著の『うつ病患者の見分け方（*Recognizing the Depression Patient*）』を五万部発注した。自社の提供する新しい治療薬、アミトリプチリンを使わせるには、この病気について臨床医を教育するほかないと気づいたからだ。一九七〇年代、八〇年代、九〇年代にかけて、強迫性障害、社交恐怖、パニック障害から、はては強迫性買物障害までが売り込まれるようになったのは、ＳＳＲＩまたはアルプラゾラムのような鎮静薬の売上げ増を期待してのことだった。(14)

いまやマーケティングがほぼ完全に優位を占めている。だからこそ第七章で述べたとおり、製薬会社にとって薬の適用を取ることとは、薬を売る権利を得るというより、病気を売る力を得る上で重要な意味をもつのだ。そのような意味で市場を獲得するということは、単に薬を売るのとは大きく異なる。マーケティング担当者の狙いは人々を改宗させることだ——子ども時代には周期的な変化と成長の段階があり、ほとんどの悩みは時間が解決してくれるという考え方から、疾患や化学的アンバランスの観点による考え方へと。思春期はこれまでもっと扱いやすかった。なぜならわりと最近まで、思春期とは半精神病状態の時期であり、自殺念慮や常軌を逸した行動が当たり前だと見る向きが主流だったからだ。しかし一方で、この混乱の時期は必要な成長の過程で、後の創造性やその他の成功の基礎となることも多いとも見られていた。もし思春期に対する見方をマーケット部門に支配されてしまったら、私たちはいったいどれだけのものを失うかわからない。精神薬理学の先駆者たちの多くが思春期に相当のうつ状態を経験しているではないか。

このように苦悩を医療化しようとするもうひとつの理由は、最近までこれらの製品が直接市井の消費者に販売されることはなく、臨床医に向け販売されていたからだ。医師たちは医学モデルのなかで動いており、病気に薬を処方するほうが、気質を修正する、あるいは苦悩を軽くすることと比べてさえも、はるかに気が楽だった。医師にとってはADHDや双極性障害のほうが、内向性と外向性よりも安心できる概念なのだ。感染症を撲滅する、あるいは欠乏症を修正することで人間を「正常」に戻すことには道義的説得力があるが、機能性という観点にそって人々を順応させるという概念にはそれがない。

企業が埋もれたニーズを追ううちに、大衆の熱望している疾患の治療を生みだし、それらの疾患を取りのぞくことが可能になったことへの理解を高めようとしているというなら、製薬業界は賞賛されて当然だろう。だが、企業はもはやそんなことはしない。このことは、SSRIのマーケティングのなかで劇的に明るみに出た。SSRIが早漏に効果があることはほんの数例を見ればわかる。だが、うつ病への効果といえそうなものを示唆するには、何百人もの被験者を集めて比較試験を重ねなければならない。このようにごくわずかな効き目しかないものを早漏ではなくうつ病の薬として売りだすという決定は、ビジネスであって、科学的判断ではない。一九八〇年代のマーケティングは、性機能改善薬を医師向けに売り込むことは文化的に可能でないと判断した。[15]薬の実際の効果とその裏にある科学は、薬の販売促進の原動力ではなく、避けて通るべきものなのだ。

極端な話、この新たなマーケティングは欧米風のライフスタイル改善を——言い換えれば、病いの行動を——うまく扱う薬に全力を注ぐことを命じるものだ。患者数は少ないが深刻な疾患や、薬代を払う金のない患者が世界各地にたくさんいる疾患のための薬にではない。ライフスタイルの領域においては、現代の特許法では大ヒット薬（ブロックバスター）──年間数十億ドルを稼ぐ薬が誕生する可能性がある。だが現行の特許法の枠組みのなかですら、従来の医薬品では無理だろう。最近では周知のことだが、企業はもはや第三世界の深刻な病気、たとえばＡＩＤＳなどのために薬の開発をしない、もしくは、開発されていても利用できるようにしない。製造しても見返りが少ないせいだ。しかしまだあまり知られていないことだが、企業は欧米の主要な病気、たとえば多発性硬化症やてんかんなどについても、ほかの疾患への適応症外使用で売れる見通しがなければ、もはや経済的に引き合わないと見ているのだ。第六章で見たガバペンチンの双極性障害への適応症外使用のあり方は、この点を浮き彫りにしている。

しかしマーケティングに加担したのは、専門家たちの失策だった。ブロックバスター・ブランドを築くために必要な知識はほぼすべて、製品の販売対象である医師たちから引きだされたものだ。プロザックやパキシルなどのＳＳＲＩ、また現在ではジプレキサやデパコートの経歴を見れば明らかなように、多くの場合ほとんど区別しがたい薬を、消費者である医師たちの頭の中で違うものだと認識させたのはマーケット部門であって、これらのブランドをつくってきた製品の違いではない。価値は製品にではなく、消費者の頭の中にあり、マーケティングの役割はその価値を確立することにあるのだ。

さまざまな年齢層の人々がスポーツカーに、あるいは粉石鹼に、それぞれどんなものを求めるかを探る意識調査とまったく同じ方法で、ほとんどの臨床医は市場調査担当者から電話を受けたことがあるだろう。そして、気分安定薬その他の向精神薬のうち、どんな特徴を持つものが処方する側にとっていちばん重要か、尋ねられたはずだ。

ＳＳＲＩ、カルシウム拮抗薬、スタチン、さらに現在の気分安定薬の場合は、ランニングシューズの場合とまったく同じで、企業同士が市場をつくりだすために協力することもしばしばだ。マーケティングのニーズがはっきりしたところで、学術的シンポジウムや論文やオピニオンリーダーによる教育戦略などを動員して、コンセンサスをつくりあげる。広告会社はメディアにストーリーを載せ、『驚異の脳内薬品（*Listening to Prozac*）』のような図書を後援する。他の業界と同様、マーケット担当者はインターネットサイトもますます盛んに活用している。患者はサイトで自己診断ができ、その結果を医師に持っていくことも可能だ。

精神医療や医療には「フォーカスグループ」*ほどあからさまなものは存在しないものの、オピニオンリーダーである委員会が消費者の欲するものを確かめるために招集される。ここでの消費者とは、研究者や大学教師ではない一般の臨床医を指し、そのプロセスの狙いはいかに彼らに影響を与えられるかを探ることであって、何がいちばんよく効き、何がいちばん安価であるかを検証することではない。医学者の新たな役目とはこのやりとりを仲介することだ。鍵となる点は、何が最も患者のためになるかではなく、処方者に何を欲しいと思わせられるかだ。だからこそ、認知機能が注目された時期には、抗精神病薬のマーケティングはこの問題に集中した。認知機能の改善（エンハンスメント）という点で旧来の製品より新しい製品を勧めるべき理由は何もなかったにもかかわらずだ。科学的証拠という印象はいつでもつくりだせる。精神科医がこの手のマーケティングに乗りやすいか否かといえば、答えは明らかにイエスだ。

だが、私たちが留意しなければならないのは、市場はもはや精神科医の埋もれたニーズのみで決まるのではないということだ。一九六〇年代以降、医療への消費者の声の役割は大きくなりつづけている。米国とヨーロッパの消費者は著しく異なる。米国では向精神薬はこれまで改善（エンハンスメント）薬市場だったが、ヨーロッパで最も向精神薬が使われるのは、しばしば社会的剝奪の起きている地域であり、薬は厳しい現実の苦痛をまぎらわすためのものと見なされ、機能改善のための薬とは見られなかった。このような面での米国とヨーロッパの相違は、五十年以上前から論評にのぼっている。一九五五年にアンリ・エランベルジェは、ヨーロッパ人は病気にかかるが、米国人は問題や反応をかかえると評した。(16) 医師の役割も異なっており、米国の医師は問題解決係として、あるいは個々人による問題解決を可能にする役として頼られるが、ヨーロッパの医師は病気そのものを診断するのが仕事で、病気をかかえて生きていくのは患者自身だ(17)。しかし国柄の違いによって問題の表われ方が異なるとしても、ヨーロッパと米国の差にこだわるのは、グローバル化する市場のなかでは次第に時代遅れになってきている。新しい精神医学は階級や社会的区分をライフスタイルに置き換えようと目論む。生まれ育った土地や時代よりも、私たちの消費するモノがアイデンティティを示すバッジとなる。消費は、モノへの必要（ニーズ）よりも、社会的意味をもった差異への欲求（ウォンツ）によって刺激される。医療の点から見れば、そこでは疾患の除去（軽減）よりも、改善（エンハンスメント）の技術に究極の展望が開けてくる。

ＡＤＨＤのような状態は、市場では疾患という範疇に入れられているものの、両親やまわりの人たちが治療ではなく改善技術を用いる機会だと考えるべきかもしれない。そういうアプローチは特に成人のＡＤＨＤで見られる。疾患の名のもとに、機能を改善させる、もしくは本人に改善したように感じさせる薬を使うことが正当化されるのだ。疾患は商品となり、ほかの商品と同じく流行に左右される。そして流行のサイクルを決める最大の要因が薬の特許期間の長さだ。その意味で、現在これほど多くの米国人が、自分は双極性障害をもっている（I have bipolar disorder.）と言うかわりに「I am bipolar.（私は双極性（バイポーラー）だ）」という言い方をすることは印象的だ。

以上のような理由から、精神医学界の著名な研究者および患者団体の代表らが執筆者として名を連ねる「子どもと青少年の気分障害診断治療における、埋もれたニーズ」という論文〔本節冒頭を参照〕は、記念碑的といえる(18)。しかし、豪華絢爛なコンセンサス会議場への招待と、疾患の治療への共通の関心を装ってみせた程度で、まさかひとつの領域の指導者たちに、挙げてこのような文書に署名させることはできまい。いったい私たちはどのようにして、ここに至ったのか？

＊市場調査の事前テストのために、ターゲットとする市場から抽出された少人数のグループ。司会役が用意した質問をもとに討論してもらい、さまざまな観点から参加者の反応を観察する。

精神科医にとって最大の埋もれたニーズは、自分たちの分野が科学的であり、商業に影響されないと思いたいということだ。比較試験は一九六〇年代半ばに、この両方のニーズを満たすものとして導入された。精神科医たちは、科学という針の穴に資金のラクダ、つまり製薬業界を押し込もうとしたのだ。そして、臨床医が比較試験で出た根拠（エビデンス）に従って医療を実践していれば、業界からの贈り物や教育助成金など〔実践の質に〕無関係だと多くが思った。マイケル・シェパードがモーエンス・スコウを攻撃したときの激しさを裏打ちしていたのは、そのような心意気だった。

臨床医をガイドする

もし無作為化比較試験（ＲＣＴ）がこのような目的を達成するためにデザインされているなら、試験を行なうこととコンセンサスを求めることを組み合わせたからといって、何が問題になるというのだろう？　コンセンサス会議は、ＲＣＴデータに基づいた臨床診療のためのガイドラインをつくるため、一九八〇年代後期に始まった。さまざまな科学団体がこの動きを取り入れた。当初はそれが、マーケティング界でくり返される行き過ぎた行為を学会が御する手段と思われたのだ。しかし、最初のコンセンサス会議は医師たちに何をすべきかではなく、何をすべきでないかを伝えることに狙いを置いていた――たとえば、下肢静脈瘤を抜去してはならないなどと。単純な重点の切り替えが、企業に市場のコントロールを与えることになった。

企業がこの分野に進出しだしたことは、遅くとも一九九〇年代初めには一部の目に明らかになっていた。[19]しかし、この領域を企業が牛耳ることのリスクに気づいた者たちにとっては、不可解なことがひとつあった。企業が出資するガイドラインは、出資を受けないガイドラインとは明らかに違うものになると予想されていたのだ。ところが両者の治療ガイドラインは、うつ病や双極性障害から統合失調症などに至るまで、ほぼ区別がつかなかった。そのよい例は、テキサス薬物アルゴリズム・プロジェクト（ＴＭＡＰ）によるガイドラインと、英国の国立臨床評価研究所（ＮＩＣＥ）によるそれとの比較だ。

一九九四年に第二世代抗精神病薬リスペリドンが発売された後、ＴＭＡＰは一九九五年に設立された。設立時に資金を出したのはリスペリドンの製造元ヤンセンファーマ社で、その後、すべての主要製薬企業が加わった。ＴＭＡＰはコンサルタントからなる委員会を設け、抗精神病薬の使用に関する専門家（エキスパート）コンセンサスをまとめた。後には、抗うつ薬や気分安定薬の使用についても同様にしている[20]。小児精神科医の委員会は、新しい抗精神病薬や抗うつ薬を、小児の問題に対する治療法として推奨するガイドラインを作成している[21]。

米国の多くの州では州議会の権限で、そのようなアルゴリズム（治療手順）やガイドラインを公共の施設で治療を受けるすべての患者に適用しなければならないと取り決めることができる。もし、根拠（エビデンス）に基づいたガイドラインがほんとうに現実を表わしているならば、それを取り入れることは論理的であり、長期的には費用効果に優れているはずだ。ＴＭＡＰはテキサス州行政の承認を受け、その結果、州立病院の医師たちはこのアルゴリズムに従い、まず新世代の薬を使わねばならなくなった。

ＴＭＡＰのアルゴリズムとガイドラインは後に他の州にも売り込まれた[22]。こうして、ほんのひと握りの人間によって、増加する公立部門の患者群がより高額な一群の薬を継続的に投与される状況が、非常に効率的に生みだされた。

これらのガイドラインは、製薬企業が商業界の重力の法則を打ち破る助けになった。例えばリスパダールとジプレキサの発売に当たり、ＦＤＡはこれらの薬がこの分野の既存薬よりも優れていると広告に謳うのは完全に違法であろうと裁定している。[23] これに加え、これらの新薬の価格がクロルプロマジンやハロペリドールの四十倍であるという事実を考え合わせれば、マネジドケアや院内処方薬は医療費に見合う価値を追求するものなのだから、このような新薬はお墨付きを与えられないだろうと思うのが道理ではないか。

しかしＦＤＡは学者の言うことまで規制するわけではない。その意味で、特許の切れた古い薬との比較では必ず特許期間中の薬を推奨し、その結果、特許切れの薬を新しい特許薬に置き換える専門家委員会の躍進は、市場のシェアを保持しつづけるためのほぼ完璧な仕組みといってよい。

ＴＭＡＰの結果を、このプロセスに関わった専門家たちの利益相反に帰するものと考えるのは間違いだろう。地位ある学者が意見を買収されていたと発覚すれば、信用を失う危険がある。これらの専門家たちはまず間違いなく何の圧力もなしに、ある見解に至ったのだろう。抗精神病薬の臨床試験データ報告はすべて自由に利用でき、科学的根拠（エビデンス）に基づいた姿勢を求められたに違いない。

このシステムの力は、英国ＮＩＣＥのガイドラインを見ればはっきりわかる。ＴＭＡＰと同時期に英国では、費用効果のよい治療を推薦する命を受けて、英国国立臨床評価研究所が設立された。ＮＩＣＥのガイドラインはＴＭＡＰの作成したものと似通っていた。エビデンスに基づいた見方というより、専門家（エキスパート）の見方によるコンセンサスだった。作成過程には、精神科医、心理学者ほかメンタルヘルスの利害関係者（ステークホルダー）がエビデンスを照らし合わせ、報告書を起草して選ばれた専門家に送り、コメントを仰いだ。決定は、実験やエビデンスによってではなく、合意によってなされた。これらのガイドラインは製薬業界とは関わりがなかったが、結果的に向精神薬のケースでは、ＴＭＡＰ、つまり企業が公然と出資するガイドライングループのそれと判別のつかないものだった。[24] テキサス州の場合と同じく、英国国民保健サービス（ＮＨＳ）に属する各病院の医療管理者（ディレクター）は、すべての医師にＮＩＣＥのガイドラインを守らせたいと思ったはずだ。ガイドラインに外れた行為はエビデンスを否定するものとされ、不測の事態が起きた場合、法的立場が非常に弱いのだから。

エビデンスをつくりだす

企業がここに見る結果を達成できた陰には、ふたつの重要な事態が関わっている。ひとつには臨床試験のコントロールを握ったこと、そしてもうひとつが、その試験の報告のコントロールを握ったことだ。試験のコントロールは、臨床試験受託機関（ＣＲＯ）の設立によって手中に収めた。試験報告のコントロールは、ゴーストライティングによって達成された。

製薬会社のほとんどが、一九六〇年代半ばから末期にかけて再編成（リストラ）を行なっている。新たな経営とマーケティングが行なわれるようになったのを受けてのことだった。[25] この再編成は、臨床試験の運営と医療文書作成（メディカルライティング）を含む、機能の外注につながった。それまで企業は、学者たちによって始められた無作為化比較試験の結果を支持し、結果のデータは学者側が保持していた。一九七〇年代には、無作為化比較試験は複数拠点化、多国籍化してゆき、もともと企業内にあった臨床試験部門が企業として独立してこれらを運営するようになった。これら新会社には、一九八二年創立のクインタイルズ・トランスナショナル社、一九八三年創立のパレクセル・インターナショナル社、そして一九八七年創立のコーヴァンス社などが含まれている。

二〇〇〇年の時点で、ＣＲＯは製薬業界によって進められる臨床試験プロジェクトの三分の二以上を担当していた。[26] 無作為化比較試験に注がれる業界の資金は、一九八〇年に二十億ドルだったものが、二〇〇一年には三百億ドルを超えている。新会社は試験を実施できる臨床医のデータバンクを提供した。彼らはより柔軟で、学術的医療拠点以外の、たとえば、一般診療所のネットワークなども対象にしていた。さらに、これらのＣＲＯのおかげで、企業とそれを支援する学者の間の「友好関係」を損なうことなく、試験を管理下に置くことができた。学者たちはのちの教育活動と市場の発展に必要となる。

製薬業界はＣＲＯについて、コストと効率を求めた結果だと説明している。しかしこのような民営化された研究は、それまでの臨床研究とは根底から異なっている。ＣＲＯの行なう試験は製薬企業のマーケティング上の利益と完全に連動しており、科学的疑問に答えるものではない。ＣＲＯは情報公開と機密保持に対するコントロールのあり方を見直し、知的財産をまったく新しい方法で管理しはじめた。無作為化比較試験のデータは、学界の拠点同士が連合して試験を行なっていたころとは異なり、完全に企業内で保持されるようになった。

これまでに、これらＣＲＯのうちのいくつかが本書で大きく取りあげた薬の臨床試験を手がけ、その際に偽患者を使っていた件で、研究者やその他の人間が刑務所送りになったことが明らかになっている。[27] これに加えてＣＲＯは現在、独自の治験審査委員会（ＩＲＢ）システムを置き、企業の研究に倫理上の承認を与えるとともに、[28] 西洋市場向けの薬の臨床試験を米国やヨーロッパから移転させ、東欧、アジア、アフリカなどで行なうことを可能にさせた。これは、大学の研究部門ではできなかったことだ。[29]

ある意味、こういう質的変化が起こったのは、作為のない偶然の結果ともいえる。いったん実験が多国籍化すれば、ひとつの組織が運営することは理にかなっている。異なる拠点からのデータはひとつに集めて分析せねばならず、ＣＲＯはそれを行なっている。かくして、試験が大規模になることはそれ自体、学者の手からコントロールを奪う方向に働く。しかし、いかなる歴史の偶然を計算に入れようと、一九八〇年代の企業間に協調して、学者を研究の中心から締めだす方向で知的財産を定義しなおす動きは確かに存在した。[30] ここでひと言付け加えておけば、ほんとうに効く薬には、多拠点による大規模試験は必要ないものだ。

一九七〇年代、学者たちは精神薬理学の研究立ち上げへの関わりを失っていったが、一九八〇年代には研究刊行物をコントロールする力もなくしていった。一九五〇年代以降、企業が自ら医学関係の記事を執筆し、しばしば臨床医の名を使って発表していた間は、うさんくささがつきまとった。登場する臨床医はその分野の指導的立場の人物ではなく、記事は無名の医学雑誌に載るか、後にはその付録として配られた。だが、企業が医療文書作成を新たに登場した専門の文書作成代行業者（ライティング・エイジェンシー）に外注しはじめてから、すべてが変わった。

この変化に一流雑誌がはじめて気づいたのは、一九九〇年代半ばのことだった[31]。これを受けて、諸雑誌は執筆者の審査基準を厳格化した。そのころにはまだ、主要雑誌に発表される企業の試験結果の大半については、ゴーストライティングされているかもしれないという兆候はなかった。だが二〇〇〇年には、『米国医師会ジャーナル（*JAMA*）』『ニューイングランド医学ジャーナル（*NEJM*）』『ランセット』といった主要雑誌に登場する無作為化比較試験のうち、七十五％が製薬会社のスポンサーによるものだった。考えてみれば、企業はもともとこれら重要なマーケティング・ツールの大部分を学者の手にゆだねるつもりなどなかったろう。ここで浮かんでくるのは、一九六〇年代のあり方から大きく変化した大学研究機関における医学の姿だ。

とはいえ、学問の世界は多くの変化を遂げている。これは単に、科学の領域を最大限に広げようというときに必要な進化ではないのか？　この問いは、子どもへの抗うつ薬投与に関する危機（クライシス）の真の意味へと私たちを引き戻す。ＳＳＲＩ危機は、科学的文献に見られる見解と、その見解が基づいていると称する生のデータとの間に、大きな溝があることを示していた。これらのうち大半、もしかしたらすべての論文がゴーストライターの手になるものだったのだ。

その結果ＮＩＣＥのような独立機関も、企業が出資したガイドラインと同じ答えを出した。企業の出資を受ける専門家（エキスパート）も、独立した専門家も同じ刊行論文に基づいて仕事をする。それらの論文は、ＣＲＯの行なった臨床試験に由来し、ライティング・エイジェンシーによって作成された後、その分野の名だたる専門家の名前を入れて完成したものだ。

階層化した学者組織はこの問題にからめとられていることに気づいていないようだ。気づかなかった原因のひとつは明らかに、専門家や雑誌をからめとるプロセスがこっそりと進行したせいである。専門家たちは最近まで、認可を求めて自分たちに提出される資料と実際の試験データとの間に、意図的な違いがあるなどと考える由はまずなかったことだろう。

このプロセスが生んだ結果のひとつは、臨床試験がかつてのような新製品の科学的性格を調査すべくデザインされた行為から、新しい医薬品の開発サイクルを円滑化するべくデザインされた一連の方法へと変化したことだ。となれば、そのような試験は「科学」の歴史のなかで主要な役割を与えるべきものなのか定かではない。もしもそうするなら、私たちは認識しておく必要がある。パラダイムと呼ばれることも多い、ある新しい観点をめぐるその分野の重鎮たちの一見コンセンサスらしきものは、いまやもっともらしく見せるために著名人の名前で権威付けするというマーケティング・プロセスから生まれるのかもしれないことを。しかしもっとわかりやすいのは、現在起こっていることのほとんどが、(医学はさておき) 科学ではなく商業の領域に属するということを認めることだろう。

世界の埋もれたニーズ

エミール・クレペリンはグローバルな視野をもったはじめての精神科医だったのではないだろうか。よく旅をし、遠くはるかインドネシアまで出かけていって、現地の患者にドイツで見られる患者と同様の精神疾患が現われるかどうか調査し、広範囲にわたる各地の観察結果を使って自身の分類法を裏付けようとした。[32] それとは対照的に、今日精神医学のグローバル化を進める原動力となっているのは、文化を超えて共通する障害を見つけるためではなく、疾患とその治療のマーケティングのためである。

このグローバル化の中心となっているのが、無作為化比較試験によるデータだ。科学的手法と得られたデータのユニバーサル化とは、試験がたとえ広告によって集められた少数のボランティアに対して行なわれたものだとしても、その結果は日本にも米国にも、あるいは子どもにも大人にも、すべてのエスニックグループ、年齢、性別に当てはまるとするものだ。ＴＭＡＰのようなガイドラインは日本でもアフガニスタンでもテキサスでも同等に有効なはずだという。

この主張はグローバル化へ通じるとともに、ゆりかごから墓場までのすべての経験を、潜在的な生活様式（ライフスタイル）の病理学へと変化させることにつながっていく。多くの西洋人の心の奥底の内面的経験を変容させてきたそのメカニズムが、地球規模で経験の均一化を招くと予測できる。こうして、疾患とその経験との境はぼやけていく。

ライフスタイル改善はこの文脈でふたつのことを意味している。ひとつ目の意味は信頼度の概念に関係している。産業的視点でいえば、良質の製品とは信頼度の高いものである。たとえば、ハンバーガーのビッグマックがそうだ――ビッグマックは毎回（味も大きさも同じで）、必ず同じ利益を提供する。薬がこの意味で良質の製品となるとき、製薬企業は医療や病気という骨組みを喜んで放棄するようだ。バイアグラの場合、企業がライフスタイルを改善する製品であることを堂々と強調するのは、性機能に効果があるからというだけでなく、そういう理由〔薬の作用の再現性・信頼性が高い〕からでもある。

ライフスタイル改善薬という概念のふたつ目の意味は、信頼度とリスクを結びつけたものである。[33] 過去二十年間の市場におけるベストセラー薬は、脳卒中や心臓発作のような中心的疾患を治療するための薬ではなく、血圧が高いとか血中の脂質レベルが高いといった危険因子（リスクファクター）に作用する薬だった。

企業にとって、リスクを治療の対象にすることの魅力は多々ある。高血圧や高脂質といったリスクを確実に改善することは、病気を治すことよりもはるかに容易だ。降圧剤は確実に血圧を下げる一方、人々の健康状態の水準を上げるうえではほとんど効果がないかもしれない。リスクに狙いを定めた薬剤は、むしろ産業的な意味での品質基準に合いやすい。

ふたつ目の魅力は、もし百人に一人がある疾患に罹患しているとすれば、少なくとも百人に十人はその疾患のリスクを持っているという点だ。昔ながらの医療では病気になった一人しか治療の必要がないが、新たなリスクの強調により、十人のリスク保持者すべてに治療が必要となった。さらに魅力的なことには、疾患の治療は患者の治癒を機に終了するが、病気の素因となるリスクや再発のリスクは果てしなく続くかもしれないのだ。[34]

　最後に、リスクを治療の対象にする場合、使われる薬は広い意味でのライフスタイル改善薬に当たる。治療の多くは、ライフスタイルによる影響を改善するよう働くからだ。脂質低下薬はしばしば、常習的に脂肪分の高い食生活の影響を改善するために使用される。血圧降下薬は、運動不足とアルコール過多が組み合わさった生活の影響を改善するために使われているのかもしれない。私たちはいろいろな意味で、『健康全書』〔一七ページ参照〕のような中世の健康指南書に立ち返っているようだ。そういう書物では、食生活その他を工夫することによって、治療できない疾患にかかるのを未然に防ぐよう薦めている。

　臨床試験はリスクに対する薬の効果を数値化し、それを市場に供給する。現在の臨床試験におけるデータの独占とゴーストライティングという問題とはまた別に、患者と医師にとってはもうひとつの問題がある。学界市場向けと一般市場向けに、それぞれどのような数値を流通させるかを決める選択方法の問題だ。臨床試験は血圧の降下を表わす数値のほかに、ひとりの命を救うためには何人への投薬治療が必要かという数値を導きだす。血圧降下薬でひとりの命を救うためには、八百人に投薬治療しなければならないと知ったら、私たちの判断に影響するだろう。特に性生活を一掃しかねない、もしくは生活の質を大きく損ないかねない薬の服用を迷っているときには。だが、そういう数値は通常伏せられている。加えて、過去十年間のマーケティングによってリスクと疾患の境はぼやかされ、その結果、軽い高血圧を治療しないことと劇症肺炎を治療しないことの間には天と地ほどの差があることに、医師たちは次第に気づかなくなってきている。

　また、マーケティングのレトリックは、理論上自殺リスクがある者と実際に自殺未遂を起こした者とを同一視してしまう。この同一視が、ＳＳＲＩと自殺についての危機（クライシス）を激化させた意見対立のもとにあった。一方の医師たちは自殺リスクをもつ子どもたちが治療を拒まれたと感じ、他方の医師たちはほとんど自殺リスクのない子どもたちがかえってリスクを負わされたと見たのだ。

傷ついた治療者＊

向精神薬市場は、ほかのどんな市場ともほぼ同じような動きをする。そこでは、きめ細かな売上げデータが不可欠だ。読者のほとんどは、ウォールマートやセイフウェイといったスーパーマーケットで、扱う商品や配置の仕方を客のニーズに合わせるために、客の買う物をモニターする能力がどんどん向上していることにお気づきだろう。それでもスーパーマーケット・チェーンの情報収集能力は、製薬企業やＩＭＳヘルス社のような組織と比べれば、何十年も遅れを取っている。

よいビジネスには優れた情報力が欠かせない。だが、製薬企業のビジネスの相手であるほかのヘルスケア関係者たちは、米国の各種健康管理組織（ＨＭＯ）から英国の国民保健サービス（ＮＨＳ）にいたるまで、厳しいビジネスの世界で生き抜くために必要であろう基礎的データすら欠いている。科学者と同様、臨床医にとってもデータはすべての中心であるべきだ。ところが、臨床医はこれまでさまざまな薬を処方された者の数や、それらの薬を服用してきた履歴などについて、何のデータも持たない。

この事実と、医師たちが治療上の重大な有害事象を監督機関に報告するのは百例のうちたった一例であること、またそれらがほぼ雑誌で報告されないこと——雑誌は「逸話（アネクドート）」〔一五二ページ参照〕の掲載に積極的ではない——これらを考え合わせると、ひとつの図式が浮かんでくる。私たちは、治療を受ける人間への有害事象の発生を追跡するよりも、ポストに入れた小包の運命を百倍正確に追跡している、というわけだ。

＊傷ついた治療者（Wounded Healer）とは、ポストユング派のＡ・グッゲンビュール（Adolf Guggenbühl）が治療者の内側にいると想定した元型。

これらの数値から、ふたつの点が浮かびあがってくる。まず、医学雑誌と学界は個々の患者の記述を犠牲にして比較試験の報告を優先したのみならず、第四章で見たように、治療を受けた患者の九十％のデータが歴史のくずかごへ送られる状況をつくりだすのに協力したということ。

二点目は、医師も一般市民も向精神薬はペニシリンのようによく効くものと信じこまされていることだ。とくに米国人は科学と進歩への信奉が厚く、最も差し迫った問題、つまり人生というわずらわしく危険でありふれた営みの解決を助けてくれる薬を求めてやまない。企業はこのニーズをつくりだすため多大な貢献をした。専門家（エキスパート）を担ぎ出し、何よりも切迫した問題、つまり子どもたちの将来の安全と幸福への答えが手に入ったと人々に説いて回らせた。このような期待感が『双極性の子ども』の驚異的売上げを生んだのだった。双極性障害の診断を手に入れることは、ほとんど神聖ともいえるものを手にする権利を得ることである、と。

臨床医の思考回路が型にはめられ、売り込まれる商品以外の手を何も思いつけない状況になったとすれば、その分野はもはや科学的ではないと断じる根拠は十分だろう。データの矛盾が発覚しても、製薬企業のマーケティング部門にとって不都合な考え方が生じる可能性がほとんどゼロなら、そのマーケティング能力は全体主義の域に達しているといってかまわないはずだ。

ここに至って、科学とマーケティングの根本的対立が鮮明になる。マーケティングの目的がコンセンサスをつくること、また治療の世界でいえば専門家（エキスパート）のコンセンサスをつくることであるのに対して、科学の目的は（多くの科学思想によれば）コンセンサスを打ち破ることなのだ。科学は、矛盾する観察結果や相反する事象に目をとめることを糧として成り立つべきであり、そこから既存の推測やコンセンサスへの論駁が導きだされる。製薬会社にとっても、こういうやり方は有益なはずだ。新薬の発見の大部分は、今日でさえ、ある薬が本来の目的とは違う、予想外の働きをしていることに誰かが気づくことによってなされているのだから——バイアグラの場合のように。

もし辻褄のあわない観察を誰も気にとめなかったとしたら、進歩の見込みなどあるのだろうか？　過去最高のブランド薬ともいえるテリアカは、結局、千年以上も生きつづけたではないか。ある程度の希望はふたつの点に見出せる。一点目。現在の惨状に至った原因は、ほとんどが学者と臨床医が統計の理解を怠ったことによる。[35]本書ではこれまで統計といわず、一貫して「情報還元主義（informational reductionism）」という言葉を使ってきた。統計学的アプローチを取るからといって、精神医学の歴然たる現状のごとく個々人の多様性を還元（単純化）して集合的な均一化へと向かうのが必然であるわけではけっしてないのだ。これらの問題については、やがて理解されるようになるはずだ。

二点目の希望は、医師たちの役割にある。日常的側面から見れば、ここで描いたような一連の動きのせいで、多くの精神科医の日々の経験はほんとうに悲惨なものとなった。トマス・ビトカーはほぼ三十年も前に、産業界の手法がヘルスケア組織に取り入れられたら医師の生活を侵害するだろう、と予言している。[36]ビトカーは、製薬業界が十年前に経験したのと同じ再編（リストラ）が臨床ケアの場に起こったらこうなるだろうという世界を描いてみせた。臨床的出会いはその構成要素に分解され、そして明らかに病気の経過を左右する能力のないマネージャーによってまた組み直されるだろう、医師という資源の管理を通じて最大の品質（産業的意味での品質）を達成することを目的に――というのである。予言はすべて的中し、現在の精神科医は、薬物療法を管理するためにわずかな時間で患者面接を行なう、という非常に限定された形で仕事をしている。[37]

そんな短い時間中に病気かもしれない人について何もわかるはずがないこと、多くの精神科医たちが根本的に反対するカテゴリー的な疾病診断基準、さらにこれまた不適切だと感じる者の多い薬物治療を命じるアルゴリズム――これらが組み合わさり、多くの精神科医にとって、深くやる気を損なう状況が生まれている。

医師という仕事が工場や事務所勤務と似たものになったと言われても、これまでずっと工場や事務所で働かねばならなかった人も多いなかでたいした説得力をもたないかもしれないし、この変化そのものに変革への希望を見出すことはあまりできない。しかし、医師たちの身に起きたことについては、もしかしたらその変化のせいで、処方薬が処方箋でしか買えないと決まった時点で医師のために用意された役割を、ようやく彼らが果たす状況になったという見方もひとつある。傷ついた治療者というテーマ――医師の病気が医療行為をどう変化させるかというテーマについてはかなりの文献がある。かつて、傷ついた治療者はたまに現われる程度で、病苦を得ることにより患者の状況を分かちあった。だが現在の状況では、傷つきやすさは以前のように患者特有のものではなく、すべての医師に広がっている。

一九六〇年代の臨床試験データの出現は、インフォームド・コンセントという現代的考え方の基盤となった。[38] それ以前には、患者が意を決して医師の権威に逆らってみたとしても、もし医学的に意味があればまあ検討してみましょうと受け流されるのが落ちだった。しかし無作為化比較試験（RCT）により、採用可能な治療法の成果について大量のデータが生まれ、患者はデータを根拠に主張できるようになり、医師はデータについて説明の義務を負うようになった。

処方箋なしに入手できない薬が定められたのは、単純に一九五〇年代、六〇年代の患者たちがデータや問題点を十分に理解していないと考えられたためだ。だが医師ならば、必要に応じて製薬会社から関連データを引きだし、新しい強力な療法のリスクと効果の潜在的可能性を正しく判断することができるはずだ。

ところが、現在では、患者と医師の双方が新たな共通の問題に直面している。それは、データにアクセスする方法がないことだ。公開されているデータにはほとんど価値がない。もし、医師やその親族が病気になったとしても、頼れるものは何もないのだ。今、彼らは、過去のどんな患者にも劣らず傷つきやすく、進むべき道は患者と共通の目的、つまり双方のインフォームド・コンセント〔すなわち患者と医師が十分に情報を得たうえで治療に進むこと〕しかない。生存と安全は単なるウォンツではなく、ニーズだ。製薬業界はそのニーズを満たすことから、ますます遠ざかりつつある。

このニーズを満たすこと〔患者と医師に十分な情報を提供すること〕には、単に個々の治療的出会いを安全なものにするという以上の大きな意味がある。治療のほんとうの効果とリスクに関するデータが参照できれば、企業が一見、効き目はすばらしくリスクはほぼない薬をマーケティングすることによってかきたてる熱狂が冷まされる。そして、熱が冷めれば、今日地球上で最も巧妙なマーケティング、人間の浮き沈みから手品のように病気を取りだしてみせるマーケティングを支える巨万の利益に制限がかかるだろう。これが実現してやっと、医療はかつてのあり方に近いと言えるものへ立ち返るのではないだろうか。

笛吹き男

躁うつ病は、今日の医療の問題点を象徴する強力なシンボルとなっている。主だった療法は「気分安定化」の大見出しのもとにまとめられ、病気本体はほとんど意味をなさない名前につけかえられている。主な治療薬が特許を与えられた理由は、特許システムが提供するはずの斬新さと公共の利益という目的を骨抜きにし、システムをあざわらうかのようだ。

かつて、スターリンは人間の魂のエンジニアと呼ばれた。民衆の意見を自在に形成する能力があったからだ。現在ではマーケットの導きにより、患者たちが、双極性をはじめ流行の病名を告白しようと列をなしている。またマーケットは、かつてそれぞれ独自の声をもっていた医師たちを、「ひとりの指導者、ひとつの声」〔ムッソリーニの言葉〕流のガイドライン・プロセスにより沈黙させる。マーケットは現在の製品に批判的な者たちを主流から追い落とし、黙らせるように計らう。そのやり方からは、ブランド・ファシズムという言葉が浮かんでくる。

こうしてスターリン主義のレトリックの陰ですべてが崩壊していった間に、結果としてメンタル・ヘルスが悪化したことを示す明らかな根拠がある。精神病院の病床を占める患者の絶対数は一九五〇年代に減少しはじめるが、一年当たりの任意入院、強制入院の総数は同時期から着々と増加している。ウェールズ北部では、入院件数は十五倍にものびた。[39] 統合失調症患者の自殺率は、十倍以上となっている。[40] 欧米諸国のほかの主要疾患には見られないことだが、重症の精神病患者の平均余命は短くなっている。[41] 躁うつ病患者は、気分安定薬の登場以前と比べて、入院率が数倍になった。[42] どこかほかの医療分野でこのような傾向が立証されたとしたら、激しい抗議が巻きおこり、システムが崩壊するはずだ。

　私たちはこの物語の対岸へとたどりついた。しかし、ここへきて話は主人公（ヒーロー）不在の物語となってしまった。現代に生きる者たちをヒーローとして描くのが難しいせいではない。近年の画期的成果（ブレイクスルー）を誇示する論文のどれをとっても、著者のうち誰ひとり、彼らが賞賛する研究に意味ある形で参加していないのだ。もし中心的存在がいるとすれば、ほとんどアンチヒーローといえる、マイケル・シェパードだろう。彼は人生の終焉に向け、ヒロシマ後の原爆考案者が感じたであろう心境を味わった。[43]

　恐怖の最終段階に、システムは子どもたちを飲みこみはじめた。その様は否応なくハーメルンの笛吹き男を思い起こさせる。一九五〇年代、製薬業界は致死性の感染症や悪性高血圧症のような病気をなくすことによって人類の自由の幅を広げた。有名な笛吹き男ほどの華々しさはないものの、大昔からの禍の撃退は大歓迎すべき成果だった。しかし、笛吹き男が正当な報酬を拒否されて復讐に出た、あのおとぎ話と同じように、社会は笛吹き男が病気をなくすためだけに力を使うことしか認めず、医師たちを門番に据えて利益を阻んだのだった。業界内の多くにとって理解できない仕打ちだったろう。

　当然のごとく、企業は疾患を売りだすことに方針転換し、医師たちはそのプロセスに取りこまれていった。精神医学の教授は、たとえハーヴァード大学であろうが、講演一回に数千ドル払ってもまだ自社の営業担当者より安価な人材だ。子どもたちの世代が、今、連れ去られようとしている。そして、私たちにはそれを食い止める力はないようだ。エミール・クレペリンが流行性感染症で我が子が死んでいくのを止められなかったように。

結び　過去と未来の実験室

一九五〇年代末から一九六〇年代初頭にかけてはじめて開催された主要な精神薬理学大会に招集された代表者たちは、世界中からやってきていた——キリスト教圏、ヒンズー教圏、イスラム教圏、ユダヤ、日本、そして南米。もちろん、ヨーロッパや北米からも出席していた。彼らが集った理由は、はじめて発見された躁病治療薬、クロルプロマジンが国境や文化の壁を越えるものだったからだ。属する社会階層や基礎的教育に共通するところがあったせいもあり、会議場内で共に過ごし、また見知らぬ街を共に歩きまわるうち、彼らは気づいた——ときにかなりの驚きをもって——国や宗教や民族が違っていても、互いを結びつけるもののほうが、分け隔てるものよりもずっと多いのだと。もし、子どもたちを入れ替えて育てたとしても、成長の結果にたいして影響しないのではないかと感じた者も多かったかもしれない。しかし、これら外国人のうちひとりでも学問の繭の外にとびだし、ひとりきりで一九五〇年代のロンドンやニューヨークやデリーや東京に降り立った者がいたとすれば、激しいカルチャーショックのとまどいを覚えたに違いない。

これらの精神薬理学者のうち誰かが、トマス・ウィリスが脳の各部の働きを調べていた十七世紀のオックスフォードを訪ね、英国神経科学の先駆者たちに会ったとしても、やはり多くの共通点を見つけたことだろう。そして共通点は科学に関する部分だけではなかっただろう。ウィリスは用心して研究を進めねばならなかったが、一九六〇年代、リベラルといわれていたオランダのヘルマン・ファン・プラークもまったく同様だった。

新しい脳の精神薬理学は、大方からあまりに唯物主義的であると見られていて、その実践の草分けであったファン・プラークは殺害の脅しや抗議を受けていた[1]。

精神薬理学は新たな脳を生みだした。ウィリスに続いて、十八世紀、十九世紀には脳の異なった機能が脳の異なった領域に存在することが推測されるようになった。脳がそういうものである可能性は、それが人間とは何かということとどう関係してくるのかを心配する者たちにとって、ゆゆしき問題だった。しかし、十九世紀の実験的研究により、同世紀後半には脳が電気的に働いているという見方に到達した。興味深いことに、この発見は妥協案をもたらしたようだ。多くの者たちは、こう信じつづけることができた。人間は機械のようなもので、その脳のなかに電気の霊あるいは魂が宿っている——必要とあらば、魂は機械から切り離されても活動できる——魂はある意味非物質的、少なくとも粒子などではない、と。

最初の変化の予兆は、第一次大戦直前の数年に現われた。ヘンリー・デイルらが英国やドイツでヒスタミンその他の物質が末梢神経伝達の役割を担っていることを立証しはじめたのだ[2]。これら初期の大発見（ブレイクスルー）が一九二〇年代、三〇年代にいたってオットー・レーヴィの有名なアセチルコリンに関する研究や、ウォルター・キャノンのアドレナリン、ノルアドレナリンの研究につながった。しかし、これら神経ホルモンが末梢神経伝達に関わっていること、薬物治療が神経伝達の影響を調整、遮断するよう働くことを示す根拠が蓄積されていっても、化学物質による神経伝達という概念には根強い抵抗が存在した。

末梢における化学物質による神経伝達を唱えている科学者ですら、脳が同様の方法で作動しているとは信じられなかった。ヘンリー・デイルはジャック・ガダム、マルテ・フォークト、ヴィルヘルム・フェルトベルクをかたわらに従え、一九六〇年ロンドンでのチバ財団シンポジウムにおいてアルヴィド・カールソンと対面し、約束の地へ民を導いたモーセにも似た瞬間を迎えた。カールソンはセロトニン、ドパミン、ノルアドレナリンが主要な神経伝達物質であるという根拠を説明したが、デイルとその一派は同じ根拠を、それらの化学物質が脳内で見つかった場合には毒として働くことを示していると解釈したのだ。(3) 脳の働きを化学物質による神経伝達の点から説明することへの抵抗はかくも深かった。

化学物質による神経伝達は、ある意味では十七世紀にパラケルススの流れを汲むファン・ヘルモントらによって予示されていたとも言えよう。初期の化学博士たちは、化学的相互作用が発酵などのように濛気（もうき）（vapor）を出すプロセスを引き起こすと知っており、この濛気あるいは精（スピリット）が「仕事」をしていると考えていた。(4) この濛気というのは、ガレノス派の医学における体液や、後の電気の霊とある意味、それほど変わらない。しかし、一九六〇年代に台頭しはじめた生化学的精神薬理学は、濛気でもなく、精でもなく、微粒子だった。

一九四〇年代、五〇年代の生理学者が抵抗を示した原因は、間違いなく脳の複雑さ、化学物質としての脳がどうやって働くのかを想像する難しさ、そして、これは容易に想像できることだが、神経の塊とその液体のスープを操作し実験することの困難さなどにもあった。しかし生理学者たちの抵抗はある程度、精神的（スピリチュアル）なものもあったに違いない。ここでいう精神的とは、人の人生になんらかの説明をつける力、私たちがなぜ恋におち、なぜさまざまな理想にとりつかれるのかをある程度理解する力、そしていくつかの真実を子どもたちに語り伝えていく力を指している。

プロザックやジプレキサがこれほどありふれた商品となっている今日、信じがたいことであろうが、一九六〇年代から八〇年代後期にかけて神経科学に反対する者たちの呼びかけのひとつは、神経科学はエスニック・グループや貧困層などにあるとされる生物学上の瑕疵（かし）を根拠に、社会的偏見を政治の場へひそかに持ちこもうとしている、との主張だった。(5)

より一般的には、微粒子からなるこの新しい脳は自己の連続性についての問いを投げかけていた——死後へと続く可能性ばかりではなく、むしろ化学物質のバランスが変化する中、まさにこの一瞬一瞬の自己の連続性についての問いを。私たちはどうやって化学物質から姿を現わすのか？　心は——もしくは魂は——この新しい脳にどうなじむのか？　もし、躁うつ病のような疾患が化学的異常をともなうのなら、ゆがんだ分子と私たち自身の間に線引きはあるのか、それとも自己全体が何らかの意味で病んでいるのか？

現代の精神薬理学が生まれた一九六〇年代、欧米世界はウィリスのいた十七世紀英国に劣らぬ混迷の中にあった。政治と既成秩序の正当性が厳しく問われたのだ。三百年前に新たな民主主義が生まれつつあったように、一九六〇年代にも新たな世界規模の民主的秩序が形をとりはじめていた。そこでは、女性やエスニック・グループや若者が、それ以前には手にしなかった役割を占めていた。一六六〇年代と同様に世界はひっくり返り、「民衆（ピープル）」が既成秩序を転覆させるかに思われた。(6)

ウィリスは神経科学者であり、臨床医でもあった。そして彼が直面した人間の魂はどこに存在するのかという問題は、ファルレやカールバウムをも悩ませていた。ほかの病気についてはどう考えるにせよ、行動の病気となれば、躁うつ病のような病気を理解する能力は私たちが人間の機能をどう見ているかにほぼ完全に制約されている。いったん臨床の舞台に現われた脳は、それ以降今日まで欠かすことのできない物語の背景になった。躁うつ病のような病気を私たちがどう見るかは、必ず、私たちが自己とその脳、そして人間の責任の問題をどう見るかに緊密に結びついている。

電気けいれん療法（ＥＣＴ）のような治療によって気分障害を管理することは、医療全般のなかでもとりわけ激しい論争を呼びつづけている。(7) このような問題について、過剰に精神的（スピリチュアル）な視点は一九六〇年代以降鳴りをひそめたが、内なる魔神（デーモン）を呼びさますことは難しくはない。たとえば、流行の向精神薬ブランドの「放し飼い版」とも言える動物用は、家畜管理の必需品となっている。家畜のストレスを減らし、ケージでの飼育を可能にするためだ。ブランド化の真意は私たちに同じことをするためではないと、言い切れるだろうか？

しかし、物語（ストーリー）もまた変化している。現代の神経科学が扱う脳は、その姿がより幅広く見えてくるどころか、企業のマーケット部門が生みだしたごたまぜの絵の陰に消えてしまいかねない。そしてここにこそ現在の

「精神的（スピリチュアル）」な問題がひそんでいる。9・11の飛行機は化学的アンバランスの世界への拒絶を標榜したわけではなかったが、欧米の価値観への攻撃であった。

企業のなかで、最大の利益をあげる製薬企業たちは、世界貿易センタービルへのいかなる攻撃とも、無関係では済まされない。リーバイスのジーンズなどの商品がよく欧米流のやり方の成果として取りあげられるが、欧米のヘルスケアはさらに重要な欧米流拡大の推進力だったと言えないだろうか。短命な消費者の購買量は確かに少ないが、欧米流のやり方が買われた主な理由は、一九八〇年代までそれが長寿をともなっていたからだ。ペニシリンやインスリンなどの商品は、リーバイスやｉＰｏｄにはけっしてできない方法で私たちを引き寄せた。健康の世界（oikumene）はヒポクラテスの時代から西洋の価値観の中心にあったのだ。

だが、もはやそうではない。次なるペニシリン、インスリン、あるいは画期的ハイテク製品を拒否する人間はこの世界にほとんどいないだろうが、そのことと、私たちの希望と恐れをマクベスの魔女たちのように弄ぶのとはまったく別の話だ。この希望と恐れを操ることこそ、マーケティングの本質なのだ。画期的（ブレイクスルー）の商品よりも、むしろこの操作がますます製薬企業の株価を支えるようになっている。

変化の構図をことのほかうまく言い当てたのがチャールズ・メダワーだ。「私は恐れる。私たちはやみくもにファルマゲドン〔医薬の意のファルマ＋アルマゲドン〕の方向へ突き進んでいるのではないか。ファルマゲドンは第一級のパラドックスだ。個々人が何かすばらしい薬の恩恵に与（あずか）っている間に、全体としての私たちは健康を見失い、健康の感覚をなくしてしまう。喩え話として、車での旅と気候変動の関係を考えてみよう——ふたつは切っても切れない関係にあるが、たぶん運転者にとっては少しも結びつかないだろう。旅の結果としての気候変動が想像できないように、ファルマゲドンの概念もほとんどの個人的医療体験とはまったく相容れないはずだ[8]」

躁うつの物語（ストーリー）ほど、生物学と政治や商業との間に深まりゆく溝をよく浮かび上がらせるものはない。神経科学の発展はもともと、特許法を整備したり、そういう法でブランド化のような現象とうまくつきあっていったりすることとは何の本質的つながりもない。つながりは構造的、歴史的なものである。

商業広告の表現（レトリック）は、ゲノムを解読することによって病気の遺伝学的〔先天的〕原因を解明すると主張しつづけているが、それとは対照的に、私たちは遺伝子活性化のパターンがどれほど人と環境との相互作用の歴史を表わしているか、また、どんな環境要因が病気を引き起こすかなどを学びつつある。私たち自身についての生物学（biology）が環境を理解する道となるのだ。科学的発展の成果がさらなる抑圧の方法を提供しかねないということを忘れずにいれば、私たちの生物学の探究は解放の源となりうる。愛、そして、おそらく利他主義などの本能の根源もそこにあるのだから。

また、時間の流れという枠から見た大きな断絶もある。その例は、特に女性たちが経験する事柄に見られる(9)。また、今の人たちがこれほど簡単にモノを手に入れられることは、過去を知る世代にとってほとんど考えられないほどの変化だろう。製薬企業で働く若い世代の科学者は、自動化・コンピュータ化された今日のシステムにいながら、一九五〇年代の企業実験室の様子を想像しようとしてもほとんどできないだろう。せいぜい高校時代にやったようなことを手がかりに理解するほかない。

これは歴史にとって鍵となる永遠の問題だ——いかにして変化や断絶を伝えていくのか？　最も重要な事柄は数千年を経ても変わりなく、いかなる物語（ストーリー）でも今日に通じるものにするためには、連続性を見つけださなくてはならないのだ。人々はつねに恋に落ち、理想に突き動かされ、人間であるとはどういうことなのかを子どもたちに伝える言葉を探し求めてきた。こういう連続性に議論の余地はなさそうだ。

その他の連続性は、ひとつずつ検討する必要がある。そうすれば、少なくとも双極性障害に現在日常的に使用されている気分安定薬カクテルとガレノスのテリアカが、一見驚くほど似ているのに気づくことができる〔第一章、第六章参照〕。また、二十一世紀の医師たちが自分の経験よりも権威の指示に基づいて働いている様子が、ガレノス派の最良の医師たちと何ら変わらないことにも気づく〔第一章、第八章参照〕。今日、ガイドラインを踏み外す医師たちはパラケルスス同様に、除名される危険を負う。医療における商業的要因の支配力は、中世も今もほぼ同等だといえる。第一章では、ヒポクラテス、ウィリス、そしてクレペリンの時代に、治療不能な伝染病にかかった子どもの親の経験したことは、現代に躁うつ病を患う子どもの親の経験と共通するものがあるのではないかと示唆した。第八章では、現在の特許法の成り立ちにふれた――そこから、世界中の貧しい地域でＡＩＤＳの流行に直面しながらなすすべもない親たちと、今、双極性（バイポーラー）の子どもをもつ親たちの境遇が結びついた。

過去と現代のほぼ疑いのない連続性はひとまず措くとしよう。しかし、同様にほぼ疑う余地のない非連続性（断絶）がひとつ、ウィリスとともに出現した世界と、私たちの現状との間に存在する。それは、科学界の革命によって生まれた世界におけるデータの中心的役割である。この科学界の革命は、観察しうるデータに訴えることによって物事に決着をつけようとする姿勢や、長年不確定だった事柄を決着するのに役立つデータを導きだす能力の拡大を引き起こした。

データは民主主義や近代経済の台頭にも中心的役割を果たした。人民による人民の統治にとって、人民が何名いるのか知ることはまさに要（かなめ）であり、私たちの私たちによる政府は成立以来ずっと証拠（エビデンス）に反応してきた。たとえば、ある地域の住民の寿命が他の地域の住民よりも短いとか、ある課税方式が他の課税方式よりも良くない結果を生むといった証拠に反応するのである。

つまり、製薬企業が現在データを独占してしまうことは、私たちの現代性そのものへの深刻な脅威なのだ。それは私たちの科学、民主主義、価値観、そして経済さえも脅かしている。

薬は大学や企業の実験室でつくりだされていると一般には思われているが、それは誤りだ。本書を読めば明らかだと思うが、企業は化学物質をつくりはするものの、新しい薬がつくられる実験室は、私たち自身なのだ。私たちの役割には、直接的意味と、やや間接的な意味がある。まさに身体的（フィジカル）な意味としては、新しい薬は私たちが健康なボランティアとして、また後には臨床試験に参加する患者として、実際に服用に合意して効果を見ること抜きには成立しない。社会による参加がなければ、薬はないのだ。

　そういう研究に積極的に参加しようという意欲は、世界大戦による地球規模の惨禍から生まれてきた。初期の比較試験の発達は、薬不足という状況が要求するものだった。私たちが参加した前提は、リスクを冒すことで身体を害するかもしれないけれども、それが私たちの友人や親類や子どもたちを含む、社会にとっての利益になるからだった。参加は無料で行なわれた。はじめこの方法はうまくいき、われらが祖先たちが何千年来苦しめられてきた伝染病などの病禍から、救われる範囲を広げてくれた。

　しかし、現在では、無料で差しだされるこれらのデータが企業によって独占されている。企業はその中から部分的に選り抜いたものを、科学の旗印のもと、私たちに売り込もうとする。このビジネスモデルが、こういう企業を地球上で最大の利益をあげる存在にしている。その手法はますます、私たちの友人や親類や子どもたちの心身の健康を危険にさらしているようだ。

　そこまで直接的、身体的（フィジカル）ではない意味としては、企業は私たちの内なる望みや恐れを取り出し、それをもとに薬を忠実に消費させる戦略を練りあげている。私たちがもし全体主義体制下にいて薬を消費するよう命じられたとしても、これほど忠実には消費しないだろう、というほどに。

　そして、この従順さをもたらしている手法が、私たちは何者であるかという概念にも影響を及ぼしはじめている。その影響力は、神経科学のいかなる成果にも劣らない。最新の神経科学ともじつはなんの関連もない、化学薬品をめぐる業界内の俗説は、たとえ、その伝えるものが絵になり、ぬり絵本になっていても〔二三三ページ参照〕、子どもたちに手渡すべきではない。私たちが自分自身を言い表わすために使う言葉が、特許期限切れの薬がすたれ、新しい特許薬が登場するタイミングと同期して、予測可能な周期で切り替わっていくとは不気味なことだ。

かつて企業は私たちを病気から救うことで、私たちの経験に影響を与えてきた。だが今、彼らが私たちの経験をコントロールする力は、新たな病気から私たちを守る力と反比例して急激に高まっているように思われる。彼らの戦略はかえって本来健康だった経験を毒しているようだ。

この戦略の最もよい見本が、躁うつ病だ。その理念型について、またこういう重度の感情障害の分類中、理念型がいくつあるのかについてはまだはっきりしない部分があるかもしれないが、そのような障害がすべての文化に連続して存在していたことはほぼ間違いない。そういう病状の治療法を求める私たちの切実な思いは、先人たちとの連続性を示すもうひとつの点でもある。だが、私たちは今、かえって自ら治療法を探す力を抑制し、その一方で企業が双極性障害を利用して、幼児向け強力精神安定薬（メジャー・トランキライザー）の売上げを拡大することにより短期的利益を求めることを奨励するシステムを保持している。幼児にメジャー・トランキライザーを与えるのは、風邪を引いた子どもに癌の化学療法を受けさせるようなものだ。ここに、私たちが医療に託してきた希望との大きな断絶がある。

原理主義は、人間であることの最も重要な点を私たちが見失っているというメッセージによって人の心をつかむ。その原理主義に私たちの文明は脅かされているように見える。だからこそ、そしてまた、子どもの双極性障害がつくりだされたことは大きな警鐘であるからこそ、私たちをこの岸へと運んできた潮流を海図に記しておく必要がある。

監訳者あとがき

本書は、デイヴィッド・ヒーリー著、*Mania: A Short History of Bipolar Disorder*. Johns Hopkins University Press, 2008 の全訳である。原題をそのまま訳すと『マニア（マニー）――双極性障害小史』ということになるが、邦題のタイトルは少し内容に立ち入って『双極性障害の時代――マニーからバイポーラーへ』とした。原著はジョンズ・ホプキンス大学出版局から刊行されている「疾病史（Biographies of Disease）」シリーズのうちの一冊である。

まず訳語について記しておく。

先に原題の訳を『マニア（マニー）』と記したように、日本の精神医学の学術用語は、明治期に輸入されたドイツ精神医学の影響のため（現在それらは薄らいでいるとはいえ）ほぼドイツ語読みにするのが慣例になっている。原文の英語をそのまま読むと、たとえばマニアやメランコリアになるところを、本書では慣例にしたがってマニーやメランコリーと読むように記している。さらに複雑なのは、これらにギリシャ・ローマ時代の文献や、ラテン語、フランス語表記が混じる箇所がある。そうした部分も、従来の読み方に沿って初出時にルビをふって示した。また、そもそもマニア（マニー）という概念の中身が変遷していることを論じるのが本書の大きなテーマであるが、これも注などを入れて理解しやすいように工夫を凝らしたつもりである。

それら以外にも、詳細な原著の注に加えて、さらに読みやすさを考えていくつかの訳注を加えている。短いものは割注を本文にそのまま挿入し、長くなるものは＊を付けて見開きページの最後に傍注の形で記載した。そのほかに、原文にない語を訳文で補っている場合には〔 〕に入れて記した。

歴史用語については、現代風に直さず、従来の用語そのままの表記を残した部分がある（例えば麻痺性痴呆、早発性痴呆、背徳症等である）。さらに「mad」「fool」等が引用文中などに多数出てくる箇所があるが、それらの箇所は「狂気に陥った」といった表現を使わざるをえなかったことをお断りしておく。

＊

著者のデイヴィッド・ヒーリーに関しては、『抗うつ薬の時代』『抗うつ薬の功罪』や、『ヒーリー精神科治療薬ガイド』等、いくつかの著作がすでに訳されて、それらの邦訳ではヒーリーの著作を精力的に紹介してきた田島治によるていねいな紹介が行なわれている。さらにはヒーリーのサイトを訪れれば、最近の活動や講演を含め、ほぼすべての研究業績などを知ることができる（http://davidhealy.org/）。したがって以下簡単な紹介にとどめたいと思う。

デイヴィッド・ヒーリーは、一九五四年ダブリンに生まれ、ダブリンとケンブリッジで医学と精神医学を学び、その後英国精神薬理学会の事務局長を経て、現在、カーディフ大学（北ウェールズ）心理学的医学部門で教鞭をとる精神科医である。先のサイトに見るような膨大な数にのぼるそれぞれ創意あふれる論文、共著論集があるが、以下に入手しやすい主要な単著を挙げる。これらはこの領域のすでに「古典」と呼ぶにふさわしい地位を獲得している。

The Antidepressant Era. Harvard University Press, 1999（『抗うつ薬の時代――うつ病治療薬の光と影』林建郎・田島治訳、星和書店、二〇〇四）

The Creation of Psychopharmacology. Harvard University Press, 2002.

Let Them Eat Prozac: The Unhealthy Relationship between the Pharmaceutical Industry and Depression. James Lorimer & Company Ltd. 2003; New York University Press, 2004（『抗うつ薬の功罪――ＳＳＲＩ論争と訴訟』田島治監修、谷垣暁美訳、みすず書房、二〇〇五）

Mania: A Short History of Bipolar Disorder. Johns Hopkins University Press, 2008（本書）*Pharmageddon*. University of California Press. 2012.

これらと並行して、忘れてならないものに、世界各国の精神薬理学者へのインタヴュー集であり、地味ながらヒーリーの各著作の個性記述的な部分の深みと魅力の源泉になっている三巻の大著、*The Psychopharmacologists*. vol. 1-3, Chapman & Hall 1996, Edward Arnold 1999, 2000がある。また精神科関連の専門職に限らず患者・家族も気軽に参照でき、しかもさまざまな知識が盛り込まれた精神科治療薬のガイドブックも、最新のものは五版を重ね、*Psychiatric Drugs Explained*. 5th edition, Churchill Livingston, 2009（『ヒーリー精神科治療薬ガイド』冬樹純子訳、田島治・江口重幸監訳、みすず書房、二〇〇九）として刊行されている。さらには、精神医学史家のショーターとタッグを組んで電気けいれん療法の歴史について論じた*Shock Therapy*. Rutgers University Press, 2007や、医療人類学領域へのヒーリーの影響を刻む（彼自身一章を記している）論集*Global Pharmaceuticals*. Duke University Press, 2006等も出版されている。

＊

さて本書であるが、その内容を簡単にまとめると、躁病と狂気（マニーにはこうした意味もある）それから現在の双極性障害にいたる精神医学の歴史である。『ヒポクラテス集成』に描かれたマニアから始まり、体液学説、ウィリスの描くマニア、十九世紀はじめの精神病院の設立以降の記述の変遷がはじめの数章でたどられている。その後、循環性の狂気をめぐるパリでのバイヤルジェとファルレの闘争や、カールバウムの記述やクレペリンの躁うつ病が紹介される第三章があり、それ以降は何度読んでもそのたびあらたに刺激される、リチウムの歴史、スコウとシェパードの論争（そこには秋元波留夫が現われる）、躁うつ病から双極性障害への視点の変化、「気分安定薬」の誕生とバルプロ酸やカルバマゼピンの歴史（ここでは大熊輝雄の業績が紹介されている）が論じられる。それらは、ペリスの晩年の日々を描く哀切に満ちた記述をはじめ、登場人物の個性が浮き立つエピソードをまじえて物語られている。

そして第七章以降は、双極性障害と診断される子どもたち（それも二歳や四歳）と、彼らへの薬剤投与による医療事故がとりあげられる。そうした「治療」を可能にした、製薬会社が大きく介在して製作された科学的データと臨床試験論文、さらには企業のマーケティングを中心とした「疾患の売り込み」等々、雪崩を打つような勢いで展開する精神医学の「変質」過程が描かれている。一般の読者はもちろん、とくにリチウムをはじめとする気分安定薬を服用したり処方したりしている読者は、特別な感慨にとらわれるだろう。それらは盤石の科学的根拠があるとされる、治療のファーストラインを飾る薬剤であるが、いずれも、さまざまな精神医学者による論争や人間ドラマに彩られ、製薬会社の思惑に左右され、偶然性に溢れる曲折の末に臨床の場に登場していることを改めて知ることになるからだ。

全体を貫くこうした骨太のストーリーをとりまくようにして、さらに興味をかきたてられるエピソードや批判的視点がちりばめられている。例をあげれば、英国の裁判事例を中心とした、マニーや部分的狂気と司法精神医学（責任能力）の関わり合いを論じた部分、ヒーリーの地元であるウェールズの一精神病院の長年の入院患者の統計をもとにした微小史（ミクロストリア）とその分析、精神分析が登場するまでにすでに繊細な観察眼で行われていた臨床記述の紹介、二〇世紀末から合言葉のように唱えられている「エビデンスに基づく医療（ＥＢＭ）」に対する明確で強力な批判。この最後のものは、ＥＢＭが今日の精神医学の核心に「情報還元主義」（ヒーリーの造語）的な――つまり患者の主訴の情報のみを集めて操作的診断基準に当てはめ、即診断と治療に結びつける――粗雑な方法論をもたらしたのではないかという批判であり、これに対し、ヒーリーは本来の生物学的精神医学の立場から、精神療法的な領域をあえて再考するように促す「プラセボ」効果の議論などを説得的に展開している。

*

ところで、ヒーリーと共著もある精神医学史家のエドワード・ショーターは、『精神医学歴史事典（*A Historical Dictionary of Psychiatry*）』（2005）の序文で、精神医学のおよそ二〇〇年の歴史をふり返るとき、あるパターンが見てとれると述べている。すなわち、他の医学領域とは異なり、それまで積み重ねられてきた方法や視点を一顧だにせず放棄し、その時節の流行に大きく左右された理論に飛びつき、大胆な発想がひと時舞台のスポットライトを浴びたかと思うと、すぐに姿を消すような、変化と非連続を特徴としてきた、と。

力動精神医学はまぎれもなくこうした歴史の連続だった。一七五五年、伝統的な宗教的祓魔師(エクソルシスト)ガスナーに勝利したメスメルはこのように述べたと言われている。「ガスナーは動物磁気について知らないで患者を治していた」と。その後あらたなパラダイムが現われては同様の言説を形成していったのではないか。「動物磁気者(メスメリスト)は催眠について知らないで患者を治していた」、「催眠療法家はヒステリーについて知らないで患者を治していた」、「ヒステリー研究者は暗示について知らないで……」と言うように。これは少し前の外傷性論者、今日の認知行動療法や双極性障害にまで引き続く現象ではないと誰が言い切れるだろうか。目の前の流行概念を論じることで、まるで科学の最終段階の高みに立って過去をふりかえり、睥睨しようとするヒュブリスがそこにはないだろうか。

例えばある時期には、本書第三章で紹介されている、ウェルニッケ、クライスト、レオンハルトが提示した視点があった。日本では従来「非定型精神病」と呼ばれるような、一群の病態を明らかにするものである。これはネオ・クレペリン主義的枠組みを横断するもうひとつ別の重要な視点をわれわれに示すものであった。ここで今日の操作的診断基準への批判を行なおうとは思わないが、こうした少し前の時代の臨床家や研究者が心血を注いで明らかにしようとした複雑な領域を、単純化してわかりやすく区画整理したような気になることで、臨床像を丹念に追い、診断の可能性と限界を見極めながら進む臨床能力は大きく損なわれたのではないか。私はかねてからそのように感じているが、まさにその話題が本書で論じられていることのひとつなのである。

＊

やや脇道に入るが、以下にヒーリーの著作との出会いを含めて個人的な経験を書くことを許していただきたい。私とヒーリーの著作との出会いは、一九九九年にさかのぼる。その秋米国ケンブリッジに滞在していた私は、ハーヴァード大学の直営書店の店頭に横積みにされている地味な装丁の本を目にすることになる。副題も何もない

The Anti-Depressant Era と言うタイトルと著者名が印刷されたハードカバーである。このタイトルで何か新しい話題があるのかとページを開いてぱらぱら読みだすともう止まらなかった。数日間午後になると通いつめて続きを読み、結局購入して一気に読んだ。内容は本書同様、抗うつ薬を中心とする精神薬理学の現代史であったが、精神科医が、科学的合理性に従い自らもそれに依っていると確信している科学的根拠(エビデンス)がいかに製薬企業のマーケティング戦略と不可分のものであるか。その構造を知らないで、自分は科学的真理の側に立ち、製薬企業の利害とは無縁だと信じて疑わないことがいかに無邪気(ナイーヴ)な思い込みに過ぎないかをとことん論じたものであった。精神薬理学の領域から、こうした人間科学・社会科学的領域にまで越境した批判的視点が提示されたことに、本当に驚かされたのを覚えている。

それを契機に私はヒーリーの著書の熱心な読者になったが、翌二〇〇〇年秋から二〇〇一年の春にかけて、いわゆる「トロント事件」が発生して、彼は文字どおり世界の注目を浴びることになる。それは、いったんは決定されたヒーリーのカナダ・トロント大学への移籍が、就任に先立つ講演等を理由に急遽中止になったという事件である。メディアが書くまでもなく、その背後には大学に巨額の研究資金を提供している製薬会社の影響や、学界有力者の影響が取り沙汰された。(詳細は「Toronto Affair」で検索すると当時のさまざまなメディアが伝えた内容を知ることができるし、世界の研究者がこの事件の動向を注目し、他人事ではなくヒーリーを支援したのがわかる。この事件については『抗うつ薬の功罪』のあとがきでも紹介されていて、この契機となった講演「精神薬理学と自己管理」は、雑誌『みすず』五二二号(二〇〇四年十一月号、pp. 18-32)に掲載されている。)

こうした経緯を、当時私は息をのむ思いで見守っていた。おそらくはヒーリーとそう遠くない世代に属するであろう自分が、(不遜な仮定であるが)彼と同じような立場に立たされたとする。つまり圧倒的な経済力・影響力を誇るグローバルな製薬企業を相手に論じ、約束されていた就職ポストを潰され、それと一体となった関連学界の絶大な力をもつ重鎮からの威迫にさらされながら、冷静かつ情熱的に、事態の核心を突き、発展を遂げる論文や著作を次々に発表していくこと、いわば最善手を打ち続けることがはたして可能だろうか。私はこうした問いを自問することになった。それは考えれば考えるほど不可能なことであり、彼の新しい論文や著作を読むたびに、その気骨溢れる強靭さに思いめぐらすことになった。

さてその後、ヒーリーが来日した折、開催された講演会に参加し、本人を知る機会があった。「ファルマゲドン」や「エビデンスに歪められた医療（evidence-biased medicine）」等の苛烈な表現から、他者を論難することにたけた熱狂（ファナティック）的な人物を想像される読者がいるかもしれないが、実際には少し口ごもりながら丹念に話を紡いでいく、その誠実な人柄がにじみ出るような人物であり、それに魅了されたことも付け加えておきたい。

*

ヒーリーの議論、とくに本書の第七章以降で論じられている（次作『ファルマゲドン』等にもつながる）議論には誇張もあろうかと疑う読者や、企業が臨床試験結果によるエビデンスの確立を最大限のマーケティング・ツールとし、精神科医がそれにただロボットのように従うという図式を事実とは考えにくいと感じる読者もいるかもしれない。精神科医の中にもそういう感想をいだく人はいるだろう。しかしここに書かれていることは、残念ながら真実なのである。精神科領域の薬剤の臨床試験は、出版バイアスが顕著なものの代表として論じられているほどである。（例えば E.H. Turner らの論文 Selective publication of antidepressant trials and its influence on apparent efficacy. *New England Journal of Medicine*, 358: 252-260, 2008 を参照されたい。PubMed で無料検索できる。）

二〇〇八年には、アメリカで精神薬理学界のトップと製薬企業との「不健全」な癒着ぶりが大々的に報じられた。二〇〇九年には、欧米主要医学雑誌に投稿する際に著者に課せられる利益相反の開示がさらに一段と厳しくなり、その後の派手派手しさが抑えられた北米の精神医学会の様子などを見ると、学界や医療メディアは製薬企業の影響力にたいする自浄的な力を少しずつ回復しつつあるように見える。こうした大きな流れを作り出したもののすべてとは言わないが、その要所要所で、『抗うつ薬の時代』から『抗うつ薬の功罪』、そして本書『双極性障害の時代』にいたるヒーリーの議論や、彼が推進している薬害リスクを含めた裁判等の支援活動が影響を及ぼしているのではないか。その前線は依然として流動的な中間地帯（ノーマンズランド）である。本書の邦訳が、こうした流れを過去のものとするために少しでも役に立てばと思う。

これから数十年が経った将来、今日の精神医療の複雑で混沌とした有様をふり返って、その構造や力動を何とか解明したいと考える人物がきっと現われるに違いない。その時、『抗うつ薬の功罪』と本書『双極性障害の時代』に記された一連の事実が、二〇世紀末から二一世紀初頭の精神医療の幾重にも錯綜した年代記を解読するうえで、そのストーリーの核心になることを痛切に知ることになるであろう。本書に刻まれているのは、ヒーリー以外の誰にも書くことができない、生身の研究者や精神科医や患者・家族が織りなす、感情病と双極性障害をめぐる、精神薬理学と精神医学をめぐる、さらには科学と企業と医療倫理をめぐる現在史なのである。

*

さいごになるが、文化精神医学や精神医学史に関心があるものの、精神薬理学を専門にしているわけではない私に、本書の邦訳に関わる機会が与えられたのは、この本がおもに疾病の歴史と、その社会的・文化的文脈を論じるものだからであろう。先に記したような著者ヒーリーへの心よりの敬意が反映されて、文意や訳語への誤解が少なからんことを祈るばかりである。（なお文中敬称はすべて省略させていただいた。）

本書の出版を進められたみすず書房、翻訳家の坂本響子さん、編集の市原加奈子さんの忍耐強くきめ細かな作業によってこの邦訳は誕生することになった。ここに感謝の気持ちとともに記しておきたい。

二〇一二年一〇月

江口重幸

148; Sinaikin PM (2004). Coping with the medical model in clinical practice or "How I learned to stop worrying and love DSM." *Journal of Critical Psychology, Counselling and Psychotherapy*, 204–213.

38. Shorter E, Healy D (2007). *Shock Therapy. A History of Electroconvulsive Therapy in Mental Illness*. Rutgers University Press, New Brunswick, N.J., chapter 11.
39. Healy D, Savage M, Michael P, Harris M, Hirst D, Carter M, Cattell D, McMonagle T, Sohler N, Susser E (2001). Psychiatric bed utilisation: 1896 and 1996 compared. *Psychological Medicine* 31, 779–790.
40. Healy D, Harris M, Tranter R, Gutting P, Austin R, Jones-Edwards G, Roberts AP (2006). Lifetime suicide rates in treated schizophrenia: 1875–1924 and 1994–1998 cohorts compared. *British Journal of Psychiatry* 188, 223–228.
41. Colton CW, Manderscheid RW (2006). Congruencies in increased mortality rates, years of potential life lost, and causes of death among public mental health clients in eight states. *Prevention of Chronic Disease*. www.cdc.gov/pcd/issues/2006/ apr/05_0180.htm.
42. Harris M, Chandran S, Chakroborty N, Healy D (2005). Service utilization in bipolar disorder, 1890 and 1990 compared. *History of Psychiatry* 16, 423–434.
43. Shepherd M (1998). Psychopharmacology: Specific and non-specific. In Healy D, *The Psychopharmacologists*, volume 2, pp. 237–258.

結び　過去と未来の実験室

1. Healy D (1997). *The Antidepressant Era*. Harvard University Press, Cambridge, Mass., chapter 5.〔『抗うつ薬の時代』林建郎・田島治訳，星和書店，2004〕
2. Valenstein ES (2005). *The War of the Soups and the Sparks*. Columbia University Press, New York.
3. Vane JR, Wolstenholme GE, O'Connor M (1960). *Adrenergic Mechanisms*. Ciba Foundation Symposium, J & A Churchill Ltd, London; Carlsson A (1996). The rise of neuropsychopharmacology: Impact on basic and clinical neuroscience. In Healy D, *The Psychopharmacologists*, volume 1, Chapman & Hall, London, pp. 51–80.
4. Debus AG (1991). *The French Paracelsians*. Cambridge University Press, Cambridge.
5. Gottesman I (1998). Predisposed towards predispositions. In Healy D, *The Psychopharmacologists*, volume 2, Arnold, London, pp. 377–408.
6. Healy D (2002). *The Creation of Psychopharmacology*. Harvard University Press, Cambridge, Mass., chapters 4 and 8.
7. Shorter E, Healy D. (2007). *Shock Therapy. A History of Electroconvulsive Therapy in Mental Illness*. Rutgers University Press, New Brunswick, N.J., chapter 11.
8. www.socialaudit.org.uk/6070225.htm.
9. Shorter E (1982). *A History of Women's Bodies*. Penguin, Harmondsworth, Middlesex.〔『女の体の歴史』池上千寿子・太田英樹訳，勁草書房，1992〕

ーク，オハイオ，サウスカロライナ，メリーランド，ミズーリ各州およびワシントン DC，もしくは各州内の管区で採用された.

23. Healy D (2006). Manufacturing Consensus. *Culture, Medicine & Psychiatry* 30, 135–156.
24. Healy D (2008). Trussed in evidence: Guidelines, tramlines and faultlines. *Transcultural Psychiatry*, in press.
25. Healy D (2002). *The Creation of Psychopharmacology*. Harvard University Press, Cambridge, Mass.
26. Davies H (2001). The role of the private sector in protecting human subjects. Talk to Institute of Medicine, August 21, www.acrohealth.org/policy/pdfs/ testimony_082101.pdf; Getz K, De Bruin A (2000). Breaking the development speed barrier. *Drug Information Journal* 34, 725–736.
27. 以下を参照. Stecklow S, Johannes L (1997). Questions arise on new drug testing. Drug makers relied on clinical researchers who now await trial. *Wall Street Journal*, August 15; Eichenwald K, Kolata G (1999). Drug trials hide conflict for doctors. *New York Times*, May 16, pp. 1, 28, 29; A doctor's drug studies turn into fraud. *New York Times*, May 17, pp. 1, 16, 17; Boseley S (1999). Trial and error puts patients at risk. *Guardian Newspaper*, July 27, p. 8.
28. Lemmens T, Freedman B (2000). Ethics review for sale? Conflict of interest and commercial research review boards. *Milbank Quarterly* 78, 547–584.
29. Petryna A (2006). Globalizing human subjects research. In Petryna A, Lakoff A, Kleinman A (eds.), *Global pharmaceuticals. Ethics, markets, practices*. Duke University Press, Durham, pp. 33–60.
30. Drahos P, Braithwaite J (2002). *op. cit.*
31. Angell M (2004). *The Truth about the Drug Companies*. Random House, New York〔『ビッグ・ファーマ――製薬会社の真実』栗原千絵子・斉尾武郎訳，篠原出版新社，2005〕; Kassirer JP (2004). *On the Take*. Oxford University Press, New York; Krimsky S (2003). *Science in the Private Interest*. Rowman & Littlefield, Lanham, Md.〔『産学連携と科学の堕落』宮田由紀夫訳，海鳴社，2006〕
32. Kraepelin E (1987). *Memoirs*. Trans. Cheryl Wooding-Deane, Ed. Hippius H, Peters G, Ploog D, Springer Books, New York.〔『クレペリン回想録』影山任佐訳，日本評論社，2006〕
33. Healy D (2004). Shaping the intimate. Influences on the experience of everyday nerves. *Social Studies of Science* 34, 219–245.
34. Heath I (2006). Combating disease mongering: Daunting but nonetheless essential. *PLoS Medicine* 3, e146. April. Available on www.plosmedicine.org.
35. Healy D (2006). The Antidepressant Tale: Figures signifying nothing? *Advances in Psychiatric Treatment* 12, 320–328.
36. Bittker TE (1985). The industrialization of American psychiatry. *American Journal of Psychiatry* 142, 149–154.
37. Sinaikin PM (2003). Categorical diagnosis and a poetics of obligation: An ethical commentary on psychiatric diagnosis and treatment. *Ethical Human Sciences and Services* 5, 141–

ダでは1993年まで起こらなかった.

8. Applbaum K (2006). 著者への私信.
9. Applbaum K (2004). *The Marketing Era*. Routledge, New York. アップルバウムは「埋もれたニーズを, 組織を前進させるなにより重要なモデルと考えた.」それらは「マーケットリサーチの構成概念と並行して働く自己利益的な推測だった.」「消費者の願いを実現すると称する努力のなかで, 企業はニーズや願望を, マーケッターが開発するまで潜在的だった, または見過ごされていた価値ある要素, つまり資源をとりだす採掘場として見なした. この職業の生き方は, どのような埋もれたニーズが存在し, そのどれにマーケティングをしかけるかを見きわめることにある. マーケティングの科学とは, これらのニーズを, 指定の商品やサービスを立ち上げ, 売り込むための客観的な分類に確定する業務システムである.」
10. Applbaum K (2004). *op. cit.* 次も参照. Applbaum K (2006). Pharmaceutical marketing and the invention of the medical consumer. *PLoS Medicine* 3, issue 4, e189, publicly available on plosmedicine.org, April 2006.
11. Pedersen V, Bogeso K (1998). Drug hunting. In D Healy, *The Psychopharmacologists*, volume 2, Arnold, London, pp. 561–580.
12. このパラグラフはTom BanとKal Applbaumの示唆に負うところが大きい.
13. Healy D (1997). *The Antidepressant Era*. Harvard University Press, Cambridge, Mass., chapter 5.〔『抗うつ薬の時代』林建郎・田島治訳, 星和書店, 2004〕
14. *Ibid*., chapter 6.
15. *Ibid*., chapter 6.
16. Ellenberger H (1955). A comparison on European and American psychiatry. *Bulletin of the Menninger Clinic* 19, 43–52.
17. Goodwin F, Ghaemi SN (1997). Prospects for a scientific psychiatry. *Acta Neuropsychiatrica* 9, 49–51.
18. Coyle JT, Pine DS, Charney DS, Lewis L, Nemeroff CB, et al. (2003). Depression & Bipolar Support Alliance Consensus Statement on the unmet needs in the diagnosis and treatment of mood disorders in children and adolescence. *Journal of the American Academy of Child and Adolescent Psychiatry* 42, 1494–1503.
19. Sheldon TA, Smith GD (1993). Consensus conferences as drug promotion. *Lancet* 341, 100–102.
20. Gilbert DA, Altshuler KZ, Rego WV, Shon SP, Crismon ML, Toprac MG, Rush AJ (1998). Texas Medication Algorithm Project: Definitions, rationale, and methods to develop medication algorithms. *Journal of Clinical Psychiatry* 59, 345–351.
21. Hughes CW (1999). The Texas children's Medication Algorithm Project: Report of the Texas consensus conference panel on medication treatment of childhood major depressive disorder. *Journal of the American Academy of Child and Adolescent Psychiatry* 38, 1442–1454.
22. 2004年までの各時期に, これらのガイドラインはペンシルヴェニア, カリフォルニア, コロラド, ネバダ, イリノイ, ケンタッキー, ニューメキシコ, ニューヨ

61.
47. Healy D (2004). *Let Them Eat Prozac*. New York University Press, New York.〔『抗うつ薬の功罪—— SSRI 論争と訴訟』田島治監修・谷垣暁美訳, みすず書房, 2005〕
48. Emslie G, Mann JJ, Beardslee W, Fawcett J, Leon A, Meltzer H, Goodwin F, Shaffer D, Wagner K, Ryan N (2004). *ACNP*. Preliminary report of the task force on SSRIs and suicidal behavior in youth. January 21.
49. 15 例すべてが効果を実証できなかったと論じる根拠は十分にある. Healy D (2006). Manufacturing consensus. *Culture, Medicine & Psychiatry* 30, 135–156 を参照.
50. www.fda.gov/ohrms/dockets/ac/04/transcripts/4006T1.htm.
51. Healy D (2006). Manufacturing Consensus. *Culture, Medicine & Psychiatry* 30, 135–156.
52. Keller MD, Ryan ND, Strober M, Klein RG, Kutcher SP, Birmaher B, Hagino OR, Koplewicz H, Carlsson GA, Clarke GN, Emslie GJ, Feinberg D, Geller B, Kusumakar V, Papatheodorou G, Sack WH, Sweeney M, Wagner KD, Weller E, Winters NC, Oakes R, McCafferty JP (2001). Efficacy of paroxetine in the treatment of adolescent major depression: A randomized, controlled trial. *Journal of the American Academy of Child and Adolescent Psychiatry* 40, 762–772.
53. Central Medical Affairs Team. Seroxat/Paxil. Adolescent Depression. Position Piece on the Phase 111 studies. October 1998. SmithKline Beecham Confidential Document, available from the author. これは *Canadian Medical Association Journal* のウェブサイトからも入手できる.

第八章　人間の魂のエンジニア

1. Mol AM (2006). *De logica van het zorgen*. Van Gennep, Amsterdam. Trans. (2008). *The Logic of Care*. Routledge, London.
2. Coyle JT, Pine DS, Charney DS, Lewis L, Nemeroff CB, Carlson GA, Joshi PT, Reiss D, Todd RD, Hellander M, and the Depression & Bipolar Support Alliance Consensus Development Panel (2003). Depression & Bipolar Support Alliance Consensus Statement on the unmet needs in the diagnosis and treatment of mood disorders in children and adolescents. *Journal of the American Academy of Child and Adolescent Psychiatry* 42, 1494–1503.
3. この用語を含む文書はこれにとどまらない. ハーヴァード, イェール, オックスフォード大学もその仲間に加えられているようだ：Chengappa KR, Goodwin GM (2005). Characterizing barriers, challenges and unmet needs in the management of bipolar disorder. *Bipolar Disorders* 7, supp. 1, 5–7.
4. Drahos P, Braithwaite J (2002). *Information Feudalism. Who Owns the Knowledge Economy*. Earthscan, London.
5. Swann JP (1988). *Academic Scientists and the Pharmaceutical Industry. Cooperative Research in Twentieth Century America*. Johns Hopkins University Press, Baltimore.
6. Liebenau J (1987). *Medical Science and Medical Industry*. Macmillan Press, Basingstoke.
7. 論争が起きた時期は国によりさまざまだった. ドイツでは 1967 年だったが, カナ

31. National Institute for Health and Clinical Excellence（NICE）（2006）. *Bipolar Disorder.* Clinical Guideline 38. Available on www.nice.org.uk.
32. Klein R（2000）. Children and psychopharmacology. In Healy D, *The Psychopharmacologists*, volume 3, Arnold, London, pp. 309–332; Rapoport J（2000）. Phenomenology, psychopharmacotherapy and child psychiatry. In Healy D, *The Psychopharmacologists*, volume 3, pp. 333–356. とはいうものの，バーバラ・フィッシュ，マグダ・キャンベル，ジョヴィアン・シミアン，ジョン・ウエリーのように，子どもに薬を処方した精神科医もいた．
33. Jung CG（1923）. *Psychological Types.* Harcourt, Brace, New York.
34. Pavlov IP（1928）. *Lectures on Conditioned Reflexes.* Trans. Gantt WH, International Publishers, New York.
35. Eysenck HJ（1947）. *Dimensions of Personality.* Routledge and Kegan Paul, London; Eysenck HJ（1990）. *Rebel with a Cause.* WH Allen, London.
36. Sulser F（2000）. From the presynaptic neuron to the receptor to the nucleus. In Healy D, *The Psychopharmacologists*, volume 3, pp. 239–258.
37. Kretschmer EA（1934）. *Textbook of Medical Psychology.* Trans. Strauss EB, Oxford University Press.
38. Sheldon WH（1942）. *The Varieties of Temperament.* Harper, New York. 次も参照．Gottesman I（1998）. Predisposed to predispositions. In Healy D, *The Psychopharmacologists*, volume 2, pp. 377–408.
39. Rees WL, Healy D（1997）. The place of clinical trials in the evolution of psychopharmacology. *History of Psychiatry* 8, 1–20.
40. Claridge G, Healy D（1994）. The psychopharmacology of individual differences. *Human Psychopharmacology* 9, 285–298.
41. Temkin O（1963）. The scientific approach to disease: Specific entity and individual sickness. In Crombie AC（ed.）, *Scientific Change*, Heinemann, London, pp. 629–647; Rosenberg CE（2002）. The tyranny of diagnosis: Specific entities and individual experience. *Milbank Quarterly* 80, 237–260; Rosenberg CE（2003）. What is disease? In memory of Owsei Temkin. *Bulletin of the History of Medicine* 77, 491–505.
42. 序章および次の文献を参照．Goldberg C（2007）. Bipolar labels for children stir concern. *Boston Globe*, February 15.
43. Healy D（2006）. Manufacturing consensus. *Culture, Medicine & Psychiatry* 30, 135–156; Rosenheck R（2005）. The growth of psychopharmacology in the 1990s: Evidence-based practice or irrational exuberance? *International Journal of Law & Psychiatry* 28, 467–483.
44. Healy D, Nutt D（1997）. British Association for Psychopharmacology consensus on statement on childhood and learning disabilities psychopharmacology. *Journal of Psychopharmacology* 11, 291–294.
45. Sharav VH（2003）. The impact of FDA modernization act on the recruitment of children for research. *Ethical Human Sciences and Services* 5, 83–108.
46. *Newsweek*（2002）. Depression. 3 million kids suffer from it. What you can do? October 7, 52–

17. Geller B, Craney J, Bolhoffer K, DelBello MP, Axelson D, Luby J, Williams M, Zimerman B, Nickelsburg MJ, Frazier J, Beringer L (2003). Phenomenology and longitudinal course of children with a prepubertal and early adolescent bipolar disorder phenotype. In Geller B, DelBello MP (eds.), *Bipolar Disorder in Childhood and Early Adolescence*, Guilford Press, New York, pp. 25–50.
18. Biederman J, Faraone S, Mick E, Wozniak J, Chen L, Ouellette C, Marrs A, Moore P, Garcia J, Mennin D, Lelon E (1996). Attention-deficit hyperactivity disorder and juvenile mania: An overlooked co-morbidity? *Journal of the American Academy of Child and Adolescent Psychiatry* 35, 997–1008; Faraone SV, Biederman J, Mennin D, Wozniak J, Spencer T (1997). Attention-deficit hyperactivity disorder with bipolar disorder: A familial subtype? *Journal of the American Academy of Child and Adolescent Psychiatry* 36, 1378–1387.
19. Lewinsohn P, Klein D, Seeley J (2000). Bipolar disorder during adolescence and young adulthood in a community sample. *Bipolar Disorder* 2, 281–293.
20. National Institute of Mental Health Research Roundtable on Prepubertal Bipolar Disorder (2001). *Journal of the American Academy of Child and Adolescent Psychiatry* 40, 871–878.
21. Healy D, Le Noury J (2007). Paediatric bipolar disorder. An object of study in the creation of an illness. *Int J Risk & Safety in Medicine* 19, 209–221.
22. Kowatch RA, Fristad M, Birmaher B, Wagner KD, Findling RL, Hellander M, and the Child Psychiatric Workgroup on Bipolar Disorder (2005). Treatment guidelines for children and adolescents with bipolar disorder. *Journal of the American Academy of Child and Adolescent Psychiatry* 44, 213–235.
23. Groopman J (2007). What's Normal?—The difficulty of diagnosing bipolar disorder in children. *New Yorker*, April 9, pp. 28–33.
24. Cooper W, Arbogast PG, Ding H, Hickson GB, Fuchs C, Ray WA (2006). Trends in prescribing of antipsychotic medications for U.S. children. *Ambulatory Pediatrics* 6, 79–83.
25. Blader JC, Carlson GA (2006). Increased rates of bipolar disorder diagnoses among U.S. child, adolescent and adult inpatients, 1996–2004. *Biological Psychiatry* 62, 107–114.
26. Harpaz-Rotem I, Rosenheck R (2004). Changes in outpatient psychiatric diagnosis in privately insured children and adolescents from 1995 to 2000. *Child Psychiatry and Human Development* 34, 329–340; Moreno C, Laje G, Blanco C, Jiang H, Schmidt AB, Olfson M (2007). National trends in outpatient diagnosis and treatment of bipolar disorder in youth. *Archives of General Psychiatry* 64, 1032–1039.
27. Harris J (2005). *op. cit.*
28. Dilsaver S (2005). Review of Harris J. The increased diagnosis of juvenile bipolar disorder: What are we treating? *Journal of Bipolar Disorders* 4, 8.
29. Tollefson GD (1997). Zyprexa Product Team: 4 Column Summary. Zyprexa MultiDistrict Litigation 1596, Document ZY200270343.
30. Krishnamoorthy J, King BH (1998). Open-label olanzapine treatment in five preadolescent children. *Journal of Child and Adolescent Psychopharmacology* 8, 107–113.

controlled trial. *Lancet* 365, 2007–2013.

第七章　最新の熱狂（マニア）

1. Brooks K (2000). No small burden. Families with mentally ill children confront health care shortcomings, undeserved stigma of "bad parenting." *Star-Telegram*, July 19.
2. Kluger J, Song S (2002). Young and bipolar. Once called manic depression, the disorder afflicted adults. Now it's striking kids. Why? *Time*, August 19, 30–41.
3. Volkmar FR (2002). Changing perspectives on mood disorders in children. *American Journal of Psychiatry* 159, 893–894.
4. Papolos D, Papolos J (2000). *The Bipolar Child*. Random House, New York.〔『子どもの双極性障害——親と専門家のためのガイド』紅葉誠一訳，東京書籍，2008〕
5. Isaac G (2001). Bipolar not ADHD. Unrecognized epidemic of manic-depressive illness in children. Writers' Club Press, Lincoln, Neb.
6. Findling RL, Kowatch RA, Post RM (2003). *Pediatric Bipolar Disorder. A Handbook for Clinicians*. Martin Dunitz, London.〔『児童青年期の双極性障害——臨床ハンドブック』十一元三監訳・岡田俊訳，東京書籍，2008〕
7. Anglada T (2004). *Brandon and the Bipolar Bear*. Trafford Publishing, Victoria, B.C.
8. Hebert B (2005). *My Bipolar Roller Coaster Feeling Book*. Trafford Publishing, Victoria, B.C.
9. www.jbrf.org/cbq/cbq_survey.cfm. Accessed December 1, 2005.
10. www.jbrf.org/juv_bipolar/faq.html. Accessed December 1, 2005.
11. Papolos D, Papolos J (2000). *op. cit.*, p. 14.
12. Harris J (2005). The increased diagnosis of juvenile "bipolar disorder," what are we treating? *Psychiatric Services* 56, 529–531.
13. Baethge C, Glovinsky R, Baldessarini RJ (2004). Manic-depressive illness in children: An early twentieth century view by Theodore Ziehen (1862–1950). *History of Psychiatry* 15, 201–226. また，Homburger A (1926). *Vorlesungen uber Psycho pathologie des Kindesalters*. Reprint, Wissenschaftliche Buchgesellschaft, Darmstadt, 1967, chapter 30, pp. 462–483.
14. Mick E, Biederman J, Dougherty M, Aleardi M (2004a). Comparative efficacy of atypical antipsychotics for pediatric bipolar disorder. *Acta Psychiatrica Scandinavica* 1110, 50, 29; Mick E, Biederman J, Aleardi M, Dougherty M (2004b). Open trial of atypical antipsychotics in pre-schoolers with bipolar disorder. *Acta Psychiatrica Scandinavica* 1110, 51, 29.
15. Carlson G (1990). Child and adolescent mania: Diagnostic considerations. *Journal of Child Psychology and Psychiatry* 31, 331–342; Werry JS, McClellan JM, Chard L (1991). Childhood and adolescent schizophrenic, bipolar and schizoaffective disorders: A clinical and outcome study. *Journal of the American Academy of Child and Adolescent Psychiatry* 30, 457–465.
16. Geller B, Williams M, Zimmerman B, Frazier J (1996). Washington University in St Louis Kiddie Schedule for Affective Disorders and Schizophrenia (Wash- U-KSADS). St. Louis, Washington University.

102. ポストをはじめとするNIMH内部の研究者は，例えば，経頭蓋磁気刺激法（TMS）のような，見込みのある新しい治療法は特許化するようにという激しい圧力を受けた．Shorter E, Healy D.（2007）. *op. cit.*, chapter 11.
103. www.bipolarhelpcenter.com/resources/mdq.jsp.
104. Moynihan R, Cassels A（2005）. *Selling Sickness*. Nation Books, New York.〔『怖くて飲めない！——薬を売るために病気はつくられる』古川奈々子訳，ヴィレッジブックス，2006〕
105. Tollefson GD（1997）. *op. cit.*
106. Healy D（2002）. *op. cit.*, chapter 3.
107. Warawa E（2000）. From neuroleptics to antipsychotics. In D Healy, *The Psychopharmacologists*, volume 3, pp. 505–521.
108. US Patent No. 5,229,382, filed on May 22, 1992（a continuation of an application filed on April 23, 1991）. European patent, EP0,454,436, filed on April 24, 1991. 109. Details from Wyden P（1997）. *Conquering Schizophrenia*. Alfred A Knopf, New York.
110. Tohen M, Calabrese JR, Sachs G, Banov MD, Detke HC, Risser R, Baker RW, Chou JC-Y, Bowden CL（2006）. Randomized, placebo-controlled trial of olanzapine as maintenance therapy in patients with bipolar I disorder responding to acute treatment with olanzapine. *American Journal of Psychiatry* 163, 247–256.
111. www.prnewswire.com/cgi-bin/micro_stories.pl?ACCT=916306&TICK=LLY.
112. *Staying Well . . . with Bipolar Disorder*. Relapse Prevention Booklet. Produced in Association with the Manic-Depressive Fellowship Sponsored by Eli Lilly and Company, p. 17.
113. De Hert M, Thys E, Magiels G, Wyckaert S（2005）. *Anything or Nothing. Self-guide for people with Bipolar Disorder*. Uitgeverij Houtekiet, Antwerp, p. 35.
114. Healy D（2006）. *op. cit.*
115. Colton CW, Manderscheid RW（2006）. Congruencies in increased mortality rates, years of potential life lost, and causes of death among public mental health clients in eight states. *Prevention of Chronic Disease*. www.cdc.gov/pcd/issues/2006/ apr/05_0180.htm.
116. Tondo L, Baldessarini RJ, Hennen J, Floris G, Silvetti F, Tohen M（1998）. Lithium treatment and risk of suicidal behavior. *Journal of Clinical Psychiatry* 59, 405–414.
117. Healy D（2006）. *op. cit.*
118. Zyprexa Primary Care Sales Force Resource Guide. Zyprexa MDL 1596. ZY20006 1996.
119. Drahos P, Braithwaite J（2002）. *Information Feudalism. Who Owns the Knowledge Economy*. Earthscan, London.
120. 次を参照．Lieberman JA, Stroop TS, McEvoy JP, Swartz MS, *et al.*（2005）. Effectiveness of antipsychotic drugs in patients with chronic schizophrenia. *New England Journal of Medicine* 353, 1209–1223. 著者はこの点について調べてみたが，このような脂質値の上昇を引き起こしうる薬物は，ほかにひとつも見つかっていない．ただしシクロスポリン（免疫抑制薬）は引き起こす可能性があると思われる．
121. Marson A, Jacoby A, Johnson A, Kim L, Gamble C, Chadwick D（2005）. Immediate versus deferred antiepileptic drug treatment for early epilepsy and single seizures: A randomized

Journal of Clinical Psychiatry 56, 108–112.

86. Grinspoon L, Bakalar JB (1995). The use of cannabis as a mood stabilizer in bipolar disorder: Anecdotal evidence and the need for clinical research. *Journal of Psychoactive Drugs* 30, 171–177.
87. Bowden C, Brugger A, Swann A (1994). Efficacy of divalproex vs lithium and placebo in the treatment of mania. *Journal of the American Medical Association* 271, 918–924; Bowden CL (1998). New concepts in mood stabilization: Evidence for the effectiveness of valproate and lamotrigine. *Neuropsycho-pharmacology* 19, 194–199.
88. Harris M, Chandran S, Chakroborty N, Healy D (2003). Mood stabilizers: The archaeology of the concept. *Bipolar Disorders* 5, 446–452; commentary by P Grof.
89. Tollefson GD (1997). Zyprexa Product Team: 4 Column Summary. Zyprexa MultiDistrict Litigation 1596, Document ZY200270343.
90. Allan Young, Newcastle, Lecture at Yorkshire.
91. Berk M, Dodd S (2005). Bipolar II disorder: A review. *Bipolar Disorder* 7, 11–24.
92. Healy D (2004). *Let Them Eat Prozac*. New York University Press, New York, chapter 5. 〔『抗うつ薬の功罪――SSRI 論争と訴訟』田島治監修・谷垣暁美訳，みすず書房，2005〕
93. American Psychiatric Association (2003). Meeting Program.
94. Oepen G, Baldessarini RJ, Salvatore P (2004). "On the periodicity of manicdepressive insanity," by Eliot Slater (1938); translated excerpts and commentary. *Journal of Affective Disorders* 78, 1–9.
95. Healy D (2006). Neuroleptics and mortality: A 50-year cycle. *British Journal of Psychiatry* 188, 128.
96. Torrey EF (2002). The going rate on shrinks. Big pharma and the buying of psychiatry. *The American Prospect*, July 15, pp. 15–16.
97. Heath J, Potter A (2005). *The Rebel Sell. How the Counterculture Became Consumer Culture*. Capstone, Chichester.
98. アップルバウムはこれを次のように表現している．「精神医学会の役割を考えてみると，……製薬会社は，主要なプログラムが薬物療法を支持していない学会には出資する気がないように見受けられる．製薬会社の関心と精神医学会の開催との関係は，決してあからさまなものではない．……しかし，その影響力は直接的な説得力というより，「構造力」をもつと考えられる．……学会の開催そのものを見れば，程度の差はあれ，この影響を直接にみることができる．」Applbaum K (2004). How to organize a psychiatric congress. *Anthropological Quarterly* 77, 306.
99. 私が参加している言い訳は，フィールドワークのためということだ．おそらく，皆同じことをしているだろう．
100. この議論について，まさにこういう反論が，著者の以下の論文に対して匿名の評者から寄せられた．Healy D (2006). The latest mania. Selling bipolar disorder. *PLoS Medicine*. http://dx.doi.org/10.1371/journal.pmed.0030185.
101. Post RM (2000). *op. cit.*, pp. 296–302.

299–301. Trans. Hickish G, Healy D（1999）. *Ten Years that Changed the Face of Mental Illness*. Dunitz, London.

67. Berger FM, Schwartz RP（1948）. Oral myanesin in the treatment of spastic and hyperkinetic disorders. *Journal of the American Medical Association* 137, 772–774.
68. Berger FM. 著者によるインタビュー. January 15, 2006.
69. Berger FM. 著者によるインタビュー. January 1, 2006.
70. Berger FM（1955）. Miltown, a long-acting mephenesin-like drug. *Federation Proceedings* 14, 318–319.
71. Bein HJ（1970）. Biological research in the pharmaceutical industry with reserpine. In Ayd FJ, Blackwell B（eds.）, *Discoveries in Biological Psychiatry*, 142–152.
72. セロトニン再取り込み阻害薬の分野に遅れて参入したスミスクライン・ビーチャム社が，30年後，まさにこれと同じことをした．パロキセチンを選択的セロトニン再取り込み阻害薬（SSRI）と呼んで売り出し，圧倒的成功をおさめたのである．
73. 皮肉なことながら，気分安定薬の提唱者たちはこのことを知らずに，現在，双極性障害の患者へ抗うつ薬を投与することに反対している．
74. 1964年の *British Journal of Psychiatry* に掲載された，ノルトリプチリンの広告．
75. Morton Mintz（1967）. *By Prescription Only*. Houghton Mifflin, Boston.〔『治療の悪夢——薬をめぐる闘い』佐久間昭・平沢正夫訳，東京大学出版会，1968〕
76. Azima H, Arthurs D, Silver A（1961）. The effect of aminophenidone in anxiety states, a multi-blind study. *American Journal of Psychiatry* 118, 159–160.
77. Azima H, Arthurs D（1961）. A controlled trial of thalidomide, a new hypnotic agent. *American Journal of Psychiatry* 118, 554–555.
78. Chouinard G, Steinberg S, Steiner W（1987）. Estrogen-progesterone combination: Another mood stabilizer? *American Journal of Psychiatry* 144, 826–827.
79. Chouinard G, Beauclair L, Geiser R, Etienne P（1990）. A pilot study of magnesium aspartate hydrochloride（Magnesiocard）as a mood stabilizer for rapid cycling bipolar affective disorder patients. *Progress in Neuro-Psychopharmacology & Biological Psychiatry* 14, 171–180.
80. Hollister L（1987）. Strategies for research in clinical psychopharmacology. In Meltzer HY, et al.（eds.）, *Neuropsychopharmacology. The Third Generation of Progress*, Raven Press, New York, p. 35.
81. Leonard BE（1992）. *Fundamentals of Psychopharmacology*. J Wiley & Sons, Bristol; Ayd FJ Jr（1996）. *Lexicon for Psychiatry, Neurology and the Neurosciences*. Williams and Wilkins, Baltimore.
82. Gorman J（1992）. *The Essential Guide to Psychiatric Drugs*. St Martin's Press, New York.
83. Gruber AJ, Cole JO（1991）. Antidepressant effects of flupenthixol. *Pharmacotherapy* 11, 450–459.
84. Healy D（1990）. The psychopharmacological era: Notes toward a history. *Journal of Psychopharmacology* 4, 152–167.
85. Zarate CA, Tohen M, Banov MD, Weiss MK, Cole JO（1995）. Is clozapine a mood stabilizer?

er G (2001). Drug discovery and commercial exploitation. *Drug News Perspective* 14, 197–207.

53. Melody Petersen (2002). Madison Avenue plays growing role in drug research. *New York Times*, November 22.
54. Pandey AC, Crockatt JG, Janney CA, Werth JL, Tsarouchag G. (2000). Gabapentin in bipolar disorder: A placebo-controlled trial of adjunctive therapy. *Bipolar Disorder* 2, 249–255.
55. K. アップルバウムの指摘によると，米国の研修医に無料で提供される向精神薬の *Physicians' Desk Reference*（『医師用卓上参考書（医薬品の添付文書集)』）は，グラクソ・スミスクライン社が出資によるものだが，その最新版にはひとつだけ広告が載っている．それはこの本の中で唯一のカラーページであり，カードのように分厚い紙質なので，手に取るたびに自然とこのページが開くようになっている．ラミクタール（ラモトリギンの商品名）の広告である．そこには子どもたちの世話に忙しい魅力的な女性の写真があって，およそこんなことが書かれている――彼女は今のところ安定しています．でも，それはいつまでもつでしょう？
56. Post RM (2000). *op. cit.*, pp. 296–302.
57. Findling RL, Kowatch RA, Post RM (2003). *Pediatric Bipolar Disorder. A Handbook for Clinicians*. Martin Dunitz, London〔『児童青年期の双極性障害――臨床ハンドブック』十一元三監訳・岡田俊訳，東京書籍，2008〕; Post RM (2002). Treatment resistance in bipolar disorder. Royal College of Psychiatrists Meeting, Newcastle, England. October 17. 著者から入手できる論文要旨集より．
58. Shorter E (2002). Looking backwards: A possible new path for drug discovery in psychopharmacology. Nature reviews. *Drug Discovery*, Perspective 1, 1003–1006.
59. もっとも 1950 年代の催眠薬という語は，第一義的には眠らせる薬ではなく，催眠状態を誘発するのに役立つ可能性がある薬を指していた．
60. Litchfield H (1960). Aminophenylpyridone, A new mood stabilizing drug. *Archives of Pediatrics* 77, 133–137.
61. Cantelmo AL 1960. Clinical evaluation of aminophenylpyridone (dornwal): A new drug for stabilizing emotional behavior. *Current Therapeutic Research, Clinical and Experimental* 2, 72–75.
62. Cass LJ, Frederik WS, Teodoro J (1960). Evaluation of calmative agents. *American Practitioner and Digest of Treatment*, April, 285–288.
63. Janssen P (1998). From Haloperidol to Risperidone. In Healy D, *The Psychopharmacologists*, volume 2, pp. 39–70.
64. Berger FM (1970). Anxiety and the discovery of the tranquilizers. In Ayd F, Blackwell B (eds.), *Discoveries in Biological Psychiatry*, Lippincott, Philadelphia, 115–129.
65. Berger FM, Bradley W (1946). The pharmacological properties of alpha, beta-dihydroxy-gamma-(2-methylphenoxy)-propane (myanesin). *British Journal of Pharmacology* 1, 265–272.
66. Thuillier J (1981). *Les dix ans qui ont change la folie*. Editions Robert Laffont, Paris, pp.

38. Okuma T (2000). The discovery of the psychotropic effects of carbamazepine. In Healy D, *The Psychopharmacologists*, volume 3, pp. 259–280.
39. 竹崎治彦，花岡正憲（1971).「躁うつ病および症候性操―，うつ状態に対する Carbamazepine（Tegretol）の効果」，精神医学 13, 173–183.
40. Okuma T, Kishimoto A, Inoue K, Matsumoto H, Ogura A, Matsushita T, Nakao T, Ogura C (1973). Anti-manic and prophylactic effects of carbamazepine (Tegretol) on manic-depressive psychosis—A preliminary report. *Folia Psychiatrie und Neurologie Japonica* 27, 283–297; 大熊輝雄，岸本朗，井上絹夫 *et al.* (1975).「Carbamazepine（Tegretol）の躁うつ病に対する治療効果ならびに予防効果について」，精神医学 17, 617–630.
41. Okuma T, Kishimoto A (1977). Anti-manic and prophylactic effects of Tegretol. In *Abstracts of the 6th World Congress of Psychiatry Honolulu*, Ciba-Geigy, Summit, N.J.
42. Okuma T, Inanaga K, Otsuki S (1979). Comparison of the antimanic efficacy of carbamazepine and chlorpromazine: A double blind controlled study. *Psychopharmacology* 66, 211–217.
43. Okuma T (2000). *op. cit.*, pp. 259–280.
44. Takahashi R, Sakuma A, Itoh H (1975). Comparison of the antimanic efficacy of lithium carbonate and chlorpromazine in mania. Report of collaborative study group on treatment of mania in Japan. *Archives of General Psychiatry* 32, 1310–1318.
45. Okuma T, Yamashita I, Takahashi R (1990). Comparison of the antimanic efficacy of carbamazepine and lithium carbonate by double-blind controlled study. *Pharmacopsychiatry* 23, 143–150.
46. Ballenger JC, Post RM (1980). Carbamazepine in manic-depressive illness: A new treatment. *American Journal of Psychiatry* 137, 782–790.
47. Lewin J, Sumners D (1992). Successful treatment of episodic dyscontrol with carbamazepine. *British Journal of Psychiatry* 161, 261–262.
48. Post RM (2000). Three decades of research on bipolar illness. In Ban TA, Healy D, Shorter E, *The Triumph of Psychopharmacology and the Story of CINP*, Animula Publishing, Budapest, pp. 296–299.
49. Silberman EK, Post RM, Nurnberger J, Theodore W, Boulenger AP (1985). Transient sensory, cognitive and affective phenomena in affective illness. *British Journal of Psychiatry* 146, 81–89; Post RM, Rubinow D, Ballenger JC (1986). Conditioning and sensitization in the longitudinal course of affective illness. *British Journal of Psychiatry* 149, 191–201; Post RM, Weiss SRB (1989). Kindling and manic-depressive illness. In Bolwig TG, Trimble MR (eds.), *The Clinical Relevance of Kindling*. J Wiley & Sons, London, pp. 209–230.
50. 第三章参照．Falret JP (1860 and 1861). Sur l'etat mental des épileptiques. *Archives of General Medicine* (December 1860 and 1861).
51. Shorter E, Healy D. (2007). *Shock Therapy. A History of Electroconvulsive Therapy in Mental Illness*. Rutgers University Press, New Brunswick, N.J., chapter 11.
52. Satzinger G (1993). A provocative reminiscence. *Drug News Perspective* 6, 623–627; Satzing-

nia. *Archives of General Psychiatry* 48, 62–68.

23. Bowden CL, Brugger AM, Swann AC, Calabrese JR, Janicak DG, Petty F, Dilsaver SC, Davis JM, Rush AJ, Small JG, Garza-Trevino ES, Risch SC, Goodnick PJ, Morris DD (1994). Efficacy of divalproex, lithium and placebo in the treatment of mania. *Journal of American Medical Association* 271, 918–924.
24. Forty-fourth Psychopharmacologic Drugs Advisory Committee Meeting (1995). NDA 20-320: Depakote. Transcript of Proceedings. Department of Health and Human Services. Washington, D.C., February 6.
25. Comité Lyonnais de Recherches Thérapeutiques en Psychiatrie (2000). The birth of psychopharmacotherapy: Explorations in a new world—1952–1968. In Healy D, *The Psychopharmacologists*, volume 3, pp. 1–54.
26. Harris M, Chandran S, Chakroborty N, Healy D (2003). Mood stabilizers: The archaeology of the concept. *Bipolar Disorders* 5, 446–452.
27. Healy D (1997). *The Antidepressant Era*. Harvard University Press, Cambridge, Mass., chapter 2.〔『抗うつ薬の時代』林建郎・田島治訳，星和書店，2004〕
28. Domenjoz R (2000). From DDT to imipramine. In Healy D, *The Psychopharmacologists*, volume 3, pp. 357–370.
29. Maxwell RA, Eckhardt SB (1990). *Drug Discovery. A Casebook and Analysis. Carbamazepine*. Humana Press, Clifton, N.J., pp. 193–206.
30. Schindler W (1961). 5-H-dibenzazepines. US patent 2,948,718. Chemical Abstracts 55, 1671; Maxwell RA, Eckhardt SB (1990). *Drug Discovery. A Casebook and Analysis*, pp. 193–206.
31. Theobald W, Kunz HA. Zur pharmacologie des antiepilepticums 5-carbamoyl-5H-dibenz (b,f) azepine. *Arzneimittelforschung* 13, 122–125.
32. Hernandez-Peon R (1964). Anticonvulsant action of G 32885. In Bradley P, Flugel F, Hoch P (eds.), *Neuropsychopharmacology*. Proceedings of the 3rd CINP Congress, Elsevier, Amsterdam, pp. 303–311.
33. Bonduelle M, Bouygues P, Sallou C, Chemaly R (1964). Bilan de l'expérimentation clinique de l'anti-épileptique G 32883. In Bradley P, Flugel F, Hoch P (eds.), *Neuropsychopharmacology*. Proceedings of the 3rd CINP Congress, Elsevier, Amsterdam, pp. 312–316.
34. Bonduelle M, Bouygues P, Sallou C, Groebius S (1964). Expérimentation clinique de l'antiépileptique G 32883 (Tegretol)—Résultats portant sur 100 cas observés en trois ans. *Revue Neurologie* 110, 209–215.
35. Lorge M (1964). Über ein neuartiges Antiepilepticum der Iminostilbenreihe (G 32883). In Bradley P, Flugel F, Hoch P (eds.), *Neuropsychopharmacology*. Proceedings of the 3rd CINP Congress, Elsevier, Amsterdam, pp. 299–302.
36. Cereghino JJ, Brock JT, Van Meter JC, Perry JK, Smith LD, White BG (1974). Carbamazepine for epilepsy. A controlled prospective evaluation. *Neurology* 24, 401–410.
37. Healy D (2002). *The Creation of Psychopharmacology*. Harvard University Press, Cambridge, Mass.

chopharmacotherapy: Explorations in a new world — 1952–1968. In Healy D, *The Psychopharmacologists*, volume 3, Arnold, London, pp. 1–54.

9. Revol L, Achaintre A, Balvet P, Beaujard M, Berthier C, Broussolle P, Lambert P, Perrin J, Requet A (1956). *La thérapeutique par la chlorpromazine en pratique psychiatrique*. Masson & Cie, Paris; Achaintre E (1985). Histoire du Comité Lyonnais de Recherches Thérapeutiques en Psychiatrie (CLRTP). Docteur en Médicine Thèse, L'université Claude Bernard, Lyon.
10. Lambert PA, Revol L (1960). Classification psychopharmacologique et clinique des différents neuroleptiques. Indications therapeutiques générales dans les psychoses. *Pressse Médicale* 68, 1509–1511. 次も参照. Lambert PA, Revol L (1969). Classification of neuroleptics. *Comprehensive Psychiatry* 10, 50–58.
11. Lambert PA, Guyotat J (1961). Un nouvel antidépresseur sédatif derive de l'iminobenzyle; le 7162RP-Essais thérapeutiques. *Presse Médicale* 69, 1425–1428.
12. Guyotat J, Marin A, Dubor P, Bonhomme P, Rozier P (1960). L'Imipramine en dehors des états dépressifs. *Le Journal de Médicine de Lyon*, April, 367–375.
13. Carraz G, Lebreton S, Boitard M, Borselli S, Bonnin J (1965). A propos de deux nouveaux anti-epileptiques de la serie n-dipropylacetique. *Encéphale*, 458–465; Lambert PA, Borselli S, Midenet J, Baudrand C, Marcou G, Bouchardy M (1968). L'action favorable du Depamide sur l'évolution à long terme des psychoses maniaco-depressives. *Comptes Rendus Congrès de Psychiatrie et de Neurologie de Langue Française*, Masson, Paris, pp. 489–495.
14. Lambert PA, Borselli S, Marcou G, Bouchardy M, Carraz G (1966). Propriétés neuro-psychotropes du Dépamide: Action psychique chez les épileptiques et les malades présentant des troubles caractériels. *Comptes Rendus Congrès de Psychiatrie et de Neurologie de Langue Française*, pp. 1034–1039.
15. Lambert PA in Comité Lyonnais de Recherches Thérapeutiques en Psychiatrie (2000). The birth of psychopharmacotherapy: Explorations in a new world—1952–1968. In Healy D, *The Psychopharmacologists*, volume 3, pp. 1–54, p. 47 からの引用.
16. Lambert PA, Carraz G, Borselli S, Bouchardy M (1975). Le dipropylacetamide dans le traitement de la psychose maniaco-dépressive. *Encéphale*, 25–31.
17. Lambert PA (1984). Acute and prophylactic therapies of patients with affective disorders using valpromide. In Emrich HM, Okuma T, Muller AA (eds.), *Anticonvulsants in Affective Disorders*, Elsevier, Amsterdam, pp. 33–44.
18. Ruffat M (1996). *175 Years of French Pharmaceutical Industry. History of Synthelabo*. Editions la Decouverte, Paris.
19. Emrich HM, von Zerssen D, Kissling W, Moller H-J, Windorfer A (1980). Effect of sodium valproate on mania: GABA-hypothesis of affective disorders. *Archiv fur Psychiatrie und Nervenkrankheiten* 229, 1–16.
20. United States Patent 4,988,731. Date of Patent Jan 29th 1991.
21. United States Patent 5,212,326. Date of Patent May 18th 1993.
22. Pope HG, McElroy SL, Keck PE, Hudson JI (1991). Valproate in the treatment of acute ma-

76. Fish F（1962）. *Fish's Schizophrenia*. John Wright & Sons, Bristol〔『精神分裂病』山下格監訳，金剛出版，1980〕; Fish F（1964）. *An Outline of Psychiatry*. John Wright & Sons, Bristol.
77. Fish F（1964）. The influence of the tranquilizers on the Leonhard schizophrenic syndromes. *Encephale* 53, 245–249.
78. 次を参照．Ban T（2004）. Neuropsychopharmacology and the history of pharmacotherapy. In Ban T, Shorter E, Healy D（eds.）, *Reflections on Twentieth Century Psychopharmacology*, Animula, Budapest, pp. 697–721; Ban TA（2006）. The neurotransmitter era in neuropsychopharmacology. In Ban TA, Ucha Udabe R（eds.）. *The Neurotransmitter Era in Neuropsychopharmacology*, Editorial Polemos, Buenos Aires, pp. 265–274.
79. Ban TA（1987）. Prolegomenon to the clinical prerequisite. Psychopharmacology and the classification of mental disorders. *Progress in Neuro-Psychopharmacology & Biological Psychiatry* 11, 527–580; Ban T（1996）. They used to call it psychiatry. In Healy D, *The Psychopharmacologists*, volume 1, pp. 540–580.
80. クレペリンの墓石には以下のように刻まれている．Dein Name mag vergeben, Bleibt nur dein Werk bestehen（汝の名は消えゆくとも，そのなせる業は生き続ける）. In Kraepelin E（1987）. *Memoirs*. Trans. Cheryl Wooding-Deane, Ed. Hippius H, Peters G, Ploog D, p. 270.〔『クレペリン回想録』〕

第六章　米国におけるブランド化

1. Chouinard G, Steinberg S, Steiner W（1985）. Estrogen-progesterone combination: Another mood stabilizer? *American Journal of Psychiatry* 144, 826.
2. Sachs GS（1996）. Bipolar mood disorder: Practical strategies for acute and maintenance phase treatment. *Journal of Clinical Psychopharmacology* 16, supp. 1, 32s–47s; Bowden CL（1998）. New concepts in mood stabilization: Evidence for the effectiveness of Valproate and Lamotrigine. *Neuropsychopharmacology* 19, 194–199; Ghaemi SN（2001）. On defining "mood stabilizer." *Bipolar Disorder* 3, 154–158.
3. Burton BS（1882）. On the propyl derivatives and decomposition products of ethyl acetoacetate. *American Chemical Journal* 3, 385–395. p. 389 からの引用.
4. Meijer JW, Meinardi H, Binnie CD（1983）. The development of antiepileptic drugs. In Parnham MJ, Bruinvels J（eds.）, *Discoveries in Pharmacology*, volume 1, Elsevier, Amsterdam, pp. 447–477.
5. Meunier G, Carraz G, Meunier Y, Eymard P, Aimard M（1963）. Propriétés pharmaco-dynamiques de l'acide n-dipropylacétique. *Thérapie* 18, 435–438.
6. Carraz G, Lebreton S, Boitard M, Borselli S, Bonnin J（1965）. À propos de deux nouveaux anti-epileptiques de la série n-dipropylacétique. *Encéphale*, 458–465.
7. Carraz G, Boucherle A, Lebreton S, Benoit-Guyon JL, Boitard M（1964）. Le neurotropisme de la structure n-dipropylacétique. *Thérapie* 19, 917–920.
8. Comité Lyonnais de Recherches Thérapeutiques en Psychiatrie（2000）. The birth of psy-

58. *Ibid.*, p. 33.
59. Gentile S (2005). The role of estrogen therapy in postpartum psychiatric disorders: An update. *CNS Spectrums* 10, 944–952.
60. Robertson E, Jones I, Haque S, Holder R, Craddock N (2005). Risk of puerperal and non-puerperal recurrence of illness following bipolar affective (postpartum) psychosis. *British Journal of Psychiatry* 186, 258–259; Chaudron LH, Pies RW (2003). The relationship between postpartum psychosis and bipolar disorder: A review. *Journal of Clinical Psychiatry* 64, 1284–1292.
61. Fink M, Taylor MA (2003). *Catatonia*. Cambridge University Press, Cambridge.〔『カタトニア——臨床医のための診断・治療ガイド』鈴木一正訳，星和書店，2007〕
62. Jones M (2000). Cure it with drugs. *New York Times Magazine*, October 15, pp. 88–89.
63. Moynihan R, Cassels A (2005). *Selling Sickness*. Nation Books, New York.〔『怖くて飲めない！——薬を売るために病気はつくられる』古川奈々子訳，ヴィレッジブックス，2006〕
64. Nager A, Johansson L-M, Sundquist K (2005). Are sociodemographic factors and year of delivery associated with hospital admission for postpartum psychosis? A study of 500,000 first-time mothers. *Acta Psychiatrica Scandinavica* 112, 47–53.
65. Healy D, Savage M, Michael P, Harris M, Hirst D, Carter M, Cattell D, McMonagle T, Sohler N, Susser E (2001). Psychiatric bed utilisation: 1896 and 1996 compared. *Psychological Medicine* 31, 779–790.
66. Tschinkel S, Harris M, Le Noury J, Healy D (2007). Postpartum psychosis: Two cohorts compared, 1875–1924 and 1994–2005. *Psychological Medicine* 37, 529–536.
67. Taylor MA, Fink M (2006). *Melancholia Defined*. Cambridge University Press, Cambridge.
68. Perris C (1992). A cognitive-behavioral treatment program for patients with a schizophrenic disorder. *New Directions for Mental Health Services* 53, 21–32.
69. Perris C (1986). *Kognitiv terapi I teori och praktik*. Natur och kultur, Stockholm.
70. Herlofson J (2000). Obituary. Carlo Perris. *Scandinavian Journal of Behaviour Therapy* 29, 97–99. ここで紹介した内容の一部は Hjordis Perris と Jan-Otto Ottosson から得た情報にも依拠している．
71. Chalassani P, Healy D, Morriss R (2005). Presentation and frequency of catatonia in new admissions to two acute psychiatric admission units in India and Wales. *Psychological Medicine* 35, 1667–1675.
72. Craddock N, Owen M (2005). *op. cit.*
73. Bentall RP (2003). *Madness Explained*. Allen Lane, London.
74. Marshall BL, Katz S (2002). Forever functional. Sexual fitness and the aging male body. *Body & Society* 8, 43–70; Katz S, Marshall BL (2004). Is the functional “normal”? Age, sex and the biomarking of successful living. *History of the Human Sciences* 17, 53–75.
75. Elliot C (2003). *Better than Well. American Medicine Meets the American Dream*. WW Norton & Co, New York; Rothman SM, Rothman DJ (2003). *The Pursuit of Perfection. The Promise and Perils of Medical Enhancement*. Pantheon Books, New York.

Limitations of diagnostic criteria and assessment instruments for mental disorders. *Archives of General Psychiatry* 55, 109–115.
43. Spitzer RL（1998）. Diagnosis and need for treatment are not the same thing. *Archives of General Psychiatry* 55, 116.
44. Horwitz AV, Wakefield JC（2006）. The epidemic in mental illness: Clinical fact or survey artifact? *Contexts* 5, 19–23.
45. 次の文献より. Carey B（2005）. Most will be mentally ill at some point, study says. *New York Times*, June 7.
46. Jamison KR（1993）. *Touched by Fire. Manic-Depressive Illness and the Artistic Temperament.* Simon & Schuster, New York.
47. Jamison KR（1995）. *An Unquiet Mind. A Memoir of Moods and Madness.* A. Knopf, New York.〔『躁うつ病を生きる――わたしはこの残酷で魅惑的な病気を愛せるか？』田中啓子訳，新曜社，1998〕
48. Ellis HA（1926）. *A Study of British Genius.* New York, Houghton Mifflin.
49. Storr A（1976）. *The Dynamics of Creation.* Penguin, Harmondsworth, Middlesex.〔『創造のダイナミックス』岡崎康一訳，晶文社，1976〕
50. Porter R（1987）. *Social History of Madness.* Weidenfeld & Nicolson, London.〔『狂気の社会史――狂人たちの物語』目羅公和訳，法政大学出版局，1993〕
51. Andreasen NJC（1987）. Creativity and mental illness: Prevalence rates in writers and their first degree relatives. *American Journal of Psychiatry* 144, 1288–1292; Claridge G, Pryor R, Watkins G（1990）. *Sounds from the Bell Jar. Ten Psychotic Authors.* Macmillan Press, London.
52. Hayden D（2003）. *Pox. Genius, Madness, and the Mysteries of Syphilis.* Basic Books, New York.
53. Goodwin FK, Jamison KR（1990）. *Manic Depressive Illness.* Oxford University Press, New York.
54. Perris C（1974）. *op. cit.*, pp. 1–77; Perris C（1990）. The importance of Karl Leonhard's classification of endogenous psychoses. *Psychopathology* 23, 282–290; Brockington IF, Perris C, Meltzer HY（1982）. Cycloid psychoses. Diagnosis and heuristic value. *Journal of Nervous and Mental Disease* 170, 651–656; Brockington IF, Perris C, Kendell RE, Hillier VE, Wainwright S（1982）. The course and outcome of cycloid psychosis. *Psychological Medicine* 12, 97–105.
55. Perris C（1988）. The concept of cycloid psychotic disorder. *Psychiatric Developments* 1, 37–56.
56. Brockington IF（1996）. *Motherhood and Mental Illness.* Oxford University Press, Oxford.〔『母性と精神疾患』保崎秀夫監訳・北村俊則訳，学芸社，1988〕
57. Kraepelin E（1899）. *Psychiatrie. Ein Lehrbuch für Studirende und Ärzte.* Barth, Leipzig, volume 2. Trans. Ayed S（1960）, Science History Publications, Canton, Mass., p. 28.〔第8版の邦訳は「クレペリン精神医学」シリーズ（みすず書房）所収〕

with recurrent depression. *American Journal of Psychiatry* 133, 905–908.
28. Akiskal HS (1983). Diagnosis and classification of affective disorders. New insights from clinical and laboratory approaches. *Psychiatric Developments* 2, 123–160; Akiskal HS (2002). The bipolar spectrum—the shaping of a new paradigm in psychiatry. *Current Psychiatry Reports* 4, 1–3.
29. Endicott J, Nee J, Andreason N, Clayton P, Keller M, Coryell W (1985). Bipolar II: Combine or keep separate? *Journal of Affective Disorders* 8, 17–28.
30. Coryell W, Endicott J, Andreasen N, Keller M (1985). Bipolar I, bipolar II, and non-bipolar major depression among the relatives of affectively ill probands. *American Journal of Psychiatry* 142, 817–821.
31. Guze S (2000). *op. cit.*; Klerman GL (1977). The neo-Kraepelinian revival in American psychiatry: Its history, promise and prospect. Scientific Symposium on the retirement of Eli Robins, St. Louis, Missouri, May 27.
32. Gottesman I (1998). Predisposed to predispositions. In Healy D, *The Psychopharmacologists*, volume 2, pp. 377–408.
33. Akiskal HS (2005). Bipolarity is clinically expressed as a spectrum. *Journal of Bipolar Disorders* 4, 3–5.
34. Sheehan D (2000). Angles on panic. In Healy D, *The Psychopharmacologists*, volume 3, pp. 479–504; Berk M, Dodd S (2005). Bipolar II disorder: A review. *Bipolar Disorder* 7, 11–21.
35. Angst J (1990). Recurrent brief depression. A new concept of depression. *Pharmacopsychiatry* 23, 63–66.
36. Angst J (1997). Recurrent brief psychiatric syndromes: Hypomania, depression, anxiety, and neurasthenia. In Judd LL, Saletu B, Filip V (eds.), *Basic and Clinical Science of Mental and Addictive Disorders*, Karger, Basel, pp. 33–38.
37. Stoll AL, Tohen M, Baldessarini RJ, Goodwin DC, Stein S, Katz S, Geenens D, Swinson RP, Goethe JW, McGlashan T (1993). Shifts in diagnostic frequencies of schizophrenia and major affective disorders at six North American psychiatric hospitals, 1972–1988. *American Journal of Psychiatry* 150, 1668–1673.
38. Health care reforms for Americans with severe mental illnesses: Report of the National Advisory Mental Health Council (1993). *American Journal of Psychiatry* 150, 1447–1465.
39. Kessler RC, McGonagle KA, Zhao S, *et al.* (1994). Lifetime and 12-month prevalence of DSM-IIIR psychiatric disorders in the United States: Results from the National Comorbidity Study. *Archives of General Psychiatry* 51, 8–19.
40. Angst J (1998). The emerging epidemiology of hypomania and bipolar II disorder. *Journal of Affective Disorders* 50, 163–173.
41. Anthony JC, Folstein M, Romanoski AJ, *et al.* (1985). Comparison of the lay diagnostic interview schedule and a standardized psychiatric diagnosis. *Archives of General Psychiatry* 42, 667–675.
42. Regier DA, Kaelber CT, Rae DS, Farmer ME, Knauper B, Kessler RC, Norquist GS (1998).

cology. *History of Psychiatry* 8, 1–20; Coppen A (1996). Biological psychiatry in Britain. In Healy D, *The Psychopharmacologists*, volume 1, Chapman & Hall, London, pp. 265–286; Claridge G, Healy D (1994). The Psychopharmacology of Individual Differences. *Human Psychopharmacology* 9, 285–298.

14. Perris C (1966). *op. cit.*, p. 185.
15. Craddock N, Owen M (2005). *op. cit.*
16. Angst J, Marneros A (2001). Bipolarity from ancient to modern times: Conception, birth and rebirth. *Journal of Affective Disorders* 67, 3–19.
17. Schildkraut JJ (1965). The catecholamine hypothesis of affective disorders. A review of supporting evidence. *American Journal of Psychiatry* 122, 519–522. 次も参照． Healy D (1997). *The Antidepressant Era*. Harvard University Press, Cambridge, Mass., chapter 5.〔『抗うつ薬の時代』林建郎・田島治訳，星和書店，2004〕
18. Katz MM, Cole JO, Barton WE (eds.) (1968). *The Role and Methodology of Classification in Psychiatry and Psychopharmacology*. Government Printing Office, Washington, D.C.; Williams TA, Katz MM, Shields JA (1972). *Recent Advances in the Psychobiology of Depressive Illness*. Superintendent of Documents, Government Printing Offices, Washington D.C., Proceedings of the Williamsburg Conference in Virginia 1969.
19. Spitzer RL, Endicott J, Robins E (1975). Research diagnostic criteria (RDC) for a selected group of functional disorders. New York State Department of Mental Hygiene, Biometrics Branch, New York.
20. Robins E, Guze SB (1972). Classification of affective disorders: The primary-secondary, the endogenous-reactive, and the neurotic-psychotic concepts. In Williams TA, Katz MM, Shields JA (1972), *Recent Advances in the Psychobiology of Depressive Illness*. Superintendent of Documents, Government Printing Offices, Washington, D.C., Proceedings of the Williamsburg Conference in Virginia 1969, pp. 283–293.
21. Guze S (2000). The Neo-Kraepelinian revolution. In Healy D, *The Psychopharmacologists*, volume 3, pp. 395–414.
22. Guze S (1997). George Winokur, 1925–1996. *Archives of General Psychiatry* 54, 574–575.
23. Winokur G, Clayton PJ (1967). Family history studies: I, Two types of affective disorders separated according to genetic and clinical factors. In Wortis J (ed.), *Recent Advances in Biological Psychiatry*, volume 10, Plenum, New York, pp. 35–50.
24. Winokur G, Clayton PJ, Reich T (1969). *Manic-Depressive Illness*. Mosby, St. Louis.
25. Dunner DL (2002). After bipolar II and rapid cycling. In Ban TA, Healy D, and Shorter E, *From Psychopharmacology to Neuropsychopharmacology in the 1980s and the Story of CINP as Told in Autobiography*, Animula Publishing, Budapest, pp. 242–244.
26. Fieve RR (2000). Lithium: From introduction to public awareness. In Ban TA, Healy D, Shorter E, *The Triumph of Psychopharmacology and the Story of CINP*, Animula Publishing, Budapest, pp. 258–260.
27. Dunner DL, Fleiss JL, Fieve RR (1976). The course of development of mania in patients

109. Smirk FH, McQueen EG (1955). Comparison of rescinamine and reserpine as hypotensive agents. *Lancet* 2, 115–116; Wallace DC (1955). Treatment of hypertension. Hypotensive drugs and mental changes. *Lancet* 2, 116–117.
110. これらの点についての詳細は，以下を参照のこと． Healy D (2002). *op. cit.*, chapter 7.
111. Shepherd M (1993). The placebo: From specificity to the non-specific and back. *Psychological Medicine* 23, 569–578.
112. Shepherd M (1998). *op. cit.*
113. Shepherd M (1995). Two faces of Emil Kraepelin. *British Journal of Psychiatry* 166, 174–183.

第五章　躁うつ病の翳り

1. Kraepelin E (1987). *Memoirs*. Trans. Cheryl Wooding-Deane, Ed. Hippius H, Peters G, Ploog D, Springer Books, Berlin, p. 54.〔『クレペリン回想録』影山任佐訳，日本評論社，2006〕
2. Kraepelin E (1918). Hundert Jahre Psychiatrie. *Zeitschrift der Neurologie* 38, 161–275. Trans. Baskin W (1962). *One Hundred Years of Psychiatry*. Philosophical Library, New York, p. 121.
3. Kraepelin E (1920/1992). The manifestations of insanity. *History of Psychiatry* 3, 509–529.
4. Kraepelin E (1918). *op. cit.*, p. 129.
5. Neumarker K-J, Bartsch AJ (2003). Karl Kleist (1879–1960)—pioneer of neuropsychiatry. *History of Psychiatry* 14, 411–458.
6. Kleist K (1928). Über zykloide, paranoide und epileptoide Psychosen und uber die Frage der Degenerationspsychosen. *Schweizer Archive für Neurologie und Psychiatrie* 23, 3–37.
7. Craddock N, Owen M (2005). The beginning of the end of the Kraepelinian dichotomy. *British Journal of Psychiatry* 186, 364–366.
8. Leonhard K (1961). Cycloid psychoses—endogenous psychoses which are neither schizophrenic nor manic-depressive. *Journal of Mental Science* 107, 633–648.
9. Leonhard K (1999). *Classification of Endogenous Psychosis and their Differentiated Etiology*. Translated from German by Charles H Cahn, Springer Books, New York.
10. Gottesman I (1998). Predisposed to predispositions. In Healy D, *The Psychopharmacologists*, volume 2, London, Chapman & Hall, 377–408.
11. Angst J (1966). *Zur Ätiologie und Nosologie endogener depressiver Psychosen*. Springer, Berlin. Trans. Angst J (1973). The Etiology and nosology of endogenous depressive psychoses. A genetic, sociological and clinical study. *Foreign Psychiatry* 2, 1–94.
12. Perris C (1966). A study of bipolar (manic depressive) and unipolar recurrent depressive psychoses. *Acta Psychiatrica Scandinavica* 42, supplement 194; Perris C (1968). The course of depressive psychoses. *Acta Psychiatrica Scandinavica* 44, 238–248; Perris C (1974). A study of cycloid psychoses. *Acta Psychiatrica Scandinavica*, supplement 253.
13. Rees WL, Healy D (1996). The role of clinical trials in the development of psychopharma-

cation by prophylactic administration of imipramine and lithium. *International Pharmacopsychiatry* 2, 1–11; Schou M (1968). Lithium in psychiatric therapy and prophylaxis. *Journal of Psychiatric Research* 6, 67–69; Angst J, Weiss P, Grof P, Baastrup PC, Schou M (1970). Lithium prophylaxis in recurrent affective disorder. *British Journal of Psychiatry* 116, 604–614.

92. Baastrup PC, Poulsen JC, Schou M, Thomsen K, Amdisen A (1970). Prophylactic lithium: Double-blind discontinuation in manic-depressive and recurrent depressive disorders. *Lancet* 2, 326–330.
93. Lader MH (1968). Prophylactic lithium? *Lancet* 2, 103; Saran BM (1969). Lithium. *Lancet* 2, 1208–1209.
94. Coppen A, Noguera R, Bailey J, Burns BH, Swami MS, Hare EH, Gardner R, Maggs R (1971). Prophylactic lithium in affective disorders. Controlled trial. *Lancet* 2, 275–279.
95. Mindham RS, Howland C, Shepherd M (1972). Continuation therapy with tricyclic antidepressants in depressive illness. *Lancet* 1, 854–855.
96. Glen AIM, Johnson AL, Shepherd M (1984). Continuation therapy with lithium and amitriptyline in unipolar depressive illness: A randomised double blind controlled trial. *Psychological Medicine* 14, 37–50.
97. Sheard MH (1971). Effect of lithium on human aggression. *Nature* 230, 113–114.
98. Tupin JP, Smith DB, Clanon TL, Kim LI, Nugent A, Groupe A (1973). The long-term use of lithium in aggressive prisoners. *Comprehensive Psychiatry* 14, 311–317.
99. Cole JC, Healy D (1996). The evaluation of psychotropic drugs. In Healy D, *The Psychopharmacologists*, Chapman & Hall, London, pp. 239–263.
100. Fieve RR, Platman SR, Plutchik RR (1968). The use of lithium in affective disorders. *American Journal of Psychiatry* 125, 487–498.
101. Healy D (2002). *op. cit.*, chapter 7.
102. Gattozzi AA (1970). *Lithium in the Treatment of Mood Disorders*, US Dept of Health, Education, and Welfare, Public Health Service, National Clearing House for Mental Health Information, Publication No. 5033.
103. Anonymous (1980). Review of Schou M, Stromgren E (1979). *Origin, Prevention and Treatment of Affective Disorders*. Academic Press, London. *Psychological Medicine* 10, 387. Written by Shepherd.
104. Grof P (1998). Fighting the recurrence of affective disorders. In Ban TA, Healy D, Shorter E, *The Rise of Psychopharmacology and the Story of CINP*, pp. 101–105.
105. これらの図は，公表された研究に基づく．未公表の研究が含まれていたら，実薬とプラセボとの差はより少なくなるだろう．
106. Davies DL, Shepherd M (1955). Reserpine in the treatment of anxious and depressed patients. *Lancet* 2, 117–120.
107. Healy D, Savage M (1998). Reserpine exhumed. *British Journal of Psychiatry* 172, 376–378.
108. Shepherd M (1998). *op. cit.*

70. Schou M (1998). *op. cit.*, pp. 259–284.
71. Johnson FN (1984). *op. cit.*, p. 71 からの引用.
72. Baastrup PC (1964). The use of lithium in manic depressive psychosis. *Comprehensive Psychiatry* 5, 396–408.
73. Hartigan GP (1961). Experiences of treatment with lithium salts. 次の文献に完全な形で収録されている. Johnson FN (1984). *op. cit.*, pp. 183–187.
74. Hartigan GP (1963). The use of lithium salts in affective disorders. *British Journal of Psychiatry* 109, 810–814.
75. Schou M (1963). Normothymotics, "mood-normalizers": Are lithium and imipramine drugs specific for affective disorders? *British Journal of Psychiatry*, 109, 803–809.
76. Schou M (1981). Address on receiving an honorary doctorate. University of Aix-Marseilles, October 29.(名誉博士号を授与されるに当たっての挨拶)
77. Baastrup PC, Schou M (1967). Lithium as a prophylactic agent: Its effect against recurrent depression and manic depressive psychosis. *Archives of General Psychiatry* 16, 162–172.
78. Goldberg D (1995). Michael Shepherd, 1923–1995. *Psychological Medicine* 25, 1109–1111.
79. Shepherd M (1998). Psychopharmacology: Specific and non-specific. In Healy D, *The Psychopharmacologists*, volume 2, pp. 237–258.
80. Davies DL, Shepherd M (1955). Reserpine in the treatment of anxious and depressed patients. *Lancet* 2, 117–120.
81. Healy D (1997). *op. cit.*, chapter 3.
82. Healy D (2002). *op. cit.*, chapter 3.
83. Baastrup PC, Schou M (1967). Lithium as a prophylactic agent: Its effect against recurrent depression and manic depressive psychosis. *Archives of General Psychiatry* 16, 162–172.
84. Blackwell B, Shepherd M (1968). Prophylactic lithium: Another therapeutic myth? An examination of the evidence to date. *Lancet* 1, 968–970. 次も参照. Blackwell B (1969). Lithium: Prophylactic or panacea? *Medical Counterpoint*, November, 52–59.
85. Blackwell B, Shepherd M (1968). *op. cit.*, 968.
86. *Ibid.*, 969.
87. Blackwell B (1969). Need for careful evaluation of lithium. *American Journal of Psychiatry* 125, 1131; Kline NS (1969). Dr Kline Replies. *American Journal of Psychiatry* 125, 1131–1132.
88. Shephed M (1974). Discussion. In *Psihofarmakologija 3: Proceedings of the 3rd Yugoslav Psychopharmacological Symposium, Opatija 1973, Medicinska Noklada*, pp. 329–330.
89. Grof P (1998). Fighting the recurrence of affective disorders. In Ban TA, Healy D, Shorter E, *The Rise of Psychopharmacology and the Story of CINP*, pp. 101–105.
90. Angst J, Weis P (1967). Periodicity of depressive psychoses. In Brill AA, Cole J, Deniker P, Hippius H, Bradley PB (eds.), *Neuropsychopharmacology*, Excerpta Medical Foundation ISC 129, Amsterdam, pp. 703–710.
91. Angst J, Dittrich A, Grof P (1969). Course of endogenous affective psychoses and its modifi-

niaque par les sels de lithium. *L'Avenir Médical* 49, 673–679.
52. Duc N, Maurel H (1953). Le traitement des états d'agitation psychomotrice par le lithium. *Le Concours Médical* 75, 1817–1820.
53. Carbère J, Pochard M (1954). Le citrate de lithium dans le traitement des syndromes d'excitation psychomotrice. *Annales Médico-Psychologiques* 112, 566–572.
54. Teulie M, Follin M, Begoin M (1955). Etude de l'action des sels de lithium dans états d'excitation psychomotrice. *Encéphale* 44, 266–285.
55. Oules J, Soubrie R, Salles P (1955). À propos du traitement des crises de manie par les sels de lithium. *Comptes Rendus du Congrès des Médecins Aliénistes et Neurologistes de Langue Française*, 570–573; Oules J (1955). Discussion. *Annales Medico-Psychologiques* 113, 679; Sivadon P, Chanoit P (1955). L'emploi du lithium dans l'agitation psychomotrice à propos d' une expérience clinique. *Annales Médico-Psychologiques* 133, 790–796.
56. Maissin CM-TLP (1955). Le traitement de la manie par le citrate de lithium. Thesis presented for the Doctorate of Medicine in the Faculty of Medicine, Paris (医学部において医学博士号取得のために発表された論文), p. 48.
57. *Ibid.*, p. 47.
58. Plichet A (1954). Le traitement des états maniaques par les sels de lithium. *Presse Medical* 62, 869–870.
59. Kingstone E (1960). The lithium treatment of hypomanic and manic states. *Comprehensive Psychiatry* 1, 317–320; Kingstone E (1998). Lithium in Canada. In Ban T, Shorter E, Healy D (eds.), *The Rise of Psychopharmacology and the Story of CINP*. Animula, Budapest, pp. 98–100.
60. Healy D (2002). *op. cit.*; Ban T, Shorter E, Healy D (eds.) (1998). *op. cit.*
61. Schou M (1959). Therapeutic and toxic properties of lithium. In Bradley P, Deniker P, Radouco-Thomas C (eds.), *Proceedings of the First International Congress of Neuropharmacology, Rome, September 1958*, Elsevier, Amsterdam, pp. 687–690.
62. Schou M (1962). *Proceedings of the Third CINP Congress*, Elsevier, Amsterdam, p. 600.
63. Johnson FN, Cade JFJ (1975). The historical background to lithium research and therapy. In Johnson FN (ed.), *Lithium Research and Therapy*, Academic Press, Burlington, Mass., pp. 9–21.
64. Schou M (1998). *op. cit.*, pp. 259–284.
65. Healy D (2002). *op. cit.*, chapter 2.
66. Jenner A (2000). Catatonia, pink spots and antipsychiatry. In Healy D, *The Psychopharmacologists*, volume 3, pp. 135–156.
67. Healy D (1997). *op. cit.*, chapter 5.
68. Richter D, Healy D (1995). The origins of mental health oriented neuroscience in Britain. *Journal of Psychopharmacology* 4, 392–399; Richter D (1989). *Life in Research*. Stuart Phillips Publications, Kingswood, Surrey.
69. Stromgren E. Cited in Schioldann JA (2001). *op. cit.*, p. 127.

うつ薬の時代』林建郎・田島治訳，星和書店，2004〕
32. Healy D (2004). *Let Them Eat Prozac*. New York University Press, New York.〔『抗うつ薬の功罪—— SSRI 論争と訴訟』田島治監修・谷垣暁美訳，みすず書房，2005〕
33. Johnson FN (1984). *op. cit.*, chapter 3.
34. Cade JFJ (1970). The story of lithium. In Ayd FJ, Blackwell B (eds.), *Discoveries in Biological Psychiatry*, Lippincott, Philadelphia, p. 223; Johnson FN (1984), *op. cit.*, chapter 3.
35. Cade JFJ (1949). Lithium salts in the treatment of psychotic excitement. *Medical Journal of Australia* 2, 349–353. 次も参照． Cade JFJ (1967). Lithium in psychiatry: Historical origins and present positioned. *Australian and New Zealand Journal of Psychiatry* 1, 61–62.
36. *Ibid.*
37. Cade JFJ (1970). *op. cit.*, pp. 218–229.
38. Roberts EL (1950). A case of chronic mania treated with lithium citrate and terminating fatally. *Medical Journal of Australia* 37, 251–262.
39. Ashburner JV (1950). A case of chronic mania treated with Lithium citrate and terminating fatally. *Medical Journal of Australia* 37, 386.
40. Wynn V, Simon S, Morris RJ, McDonald IR, Denton DA (1950). The clinical significance of sodium and potassium analyses of biological fluids: Their estimation by flame spectrophotometry. *Medical Journal of Australia* 37, 821–836.
41. Noack CH, Trautner EM (1951). The lithium treatment of maniacal psychosis. *Medical Journal of Australia* 38, 219–222.
42. Glesinger B (1954). Evaluation of lithium in treatment of psychotic excitement. *Medical Journal of Australia* 41, 277–283.
43. Trautner EM, Morris R, Noack CH, Gershon S (1955). The excretion and retention of ingested lithium and its effect on the ionic balance of man. *Medical Journal of Australia* 42, 280–291.
44. Cade JFJ (1970). *op. cit.*, pp. 218–229.
45. Johnson FN (1984). *op. cit.*, chapter 5.
46. Rice D (1956). The use of lithium salts in the treatment of manic states. *Journal of Mental Science* 102, 604–611.
47. Talbott JH (1950). The use of lithium salts as a substitute for sodium chloride. *Archives of Internal Medicine* 85, 1–10.
48. Gershon S, Yuwiler A (1960). Lithium ion: A specific psychopharmacological approach to the treatment of mania. *Journal of Neuropsychiatry* 1, 229–241.
49. Despinoy M, Romeuf J de (1951). Emploi des sels de lithlium en thérapeutique clinique. *Comptes Rendus du Congrès des Médecins Aliénistes et Neurologistes de Langue Francaise*, 509–515.
50. Reyss-Brion R, Grambert J (1951). Essai de traitment des états d'excitation psychotique par le citrate de lithium. *Journal de Médecine de Lyon* 32, 985–989.
51. Deschamps M, Denis M (1952). Premiers resultats du traitement des états d'excitation ma-

ry. *Archives of Neurology* 41, 978–981 からの引用.
14. Mitchell SW (1870). On the use of bromide of lithium. *American Journal of Medical Science* 60, 443–445.
15. Hammond WA (1871). *A Treatise on Diseases of the Nervous System*. Appleton, New York; Yeragani VK, Gerson S (1986). Hammond and lithium: Historical update. *Biological Psychiatry* 21, 1101–1102.
16. Deutsch A (1944). The history of mental hygiene. In *One Hundred Years of American Psychiatry*, American Psychiatric Association, Columbia University Press, New York, pp. 367–384.
17. Aulde J (1887). The use of lithium bromide in combination with solution of potassium citrate. *Medical Bulletin* (Philadelphia), 9, 35–39, 69–72, 228–233.
18. *Ibid*., 229.
19. *Ibid*., 230.
20. Haig A (1884). Influence of diet on headache. *Practitioner* 33, 113–118; Haig A (1892). *Uric Acid as a Factor in the Causation of Disease. A Contribution to the Pathology of High Arterial Tension, Headache, Epilepsy, Mental Depression, Gout, Rheumatism, Diabetes, Bright's and Other Disorders*. J & A Churchill, London.
21. Schioldann JA (2001). *The Lange Theory of Periodical Depression. A Landmark in the History of Lithium Therapy*. Adelaide Academic Press, Adelaide.
22. Lange C (1886). *Om Periodiske Depressionstilstande of deres Patogenese*. Copenhagen, Jacob Lunds Forlag. Trans. in Schioldann JA (2001). *The Lange Theory of Periodical Depression*.
23. Schioldann JA (2001). *op. cit*.
24. Lange F (1894). *De vigtigste Sindssygdomsgrupper*. Gyldendalske Boghandels Forlag, Copenhagen.
25. Schou HI (1938). Lette og begyndende Sinds-sygdomme og deres Behandlung I Hjemmet. *Ugeskrift for Laeger* 9, 215–220.
26. Schou M (1998). Lithium. In Healy D, *The Psychopharmacologists*, volume 2, Arnold, London, pp. 259–284.
27. Healy D (2002). *op. cit*.
28. Delay J, Deniker P (1952/2007). 38 Cas de psychoses traitees par la cure prolongee et continue de 4560 RP. *Comptes Rendus du Congrès des Mèdecins Aliénistes et Neurologistes de Langue Francaise* 50, 497–502. Trans. Healy D in Deniker P (2007). *European Clinical Psychiatry. An Historical Perspective from Selected Scientific Papers by Pierre Deniker*. Pierre Deniker Association, Paris, pp. 11–22.
29. このような状態は，北米以外では急性および一過性の精神病と呼ばれるであろう．
30. Delay J, Deniker P, Ropert R (1955/2007). Étude de 300 dossiers de maladies psychotiques traits par la chlorpromazine en service fermé depuis 1952. *Encéphale* 528–535. Trans. Healy D in Deniker P (2007). *op. cit*., pp. 31–40.
31. Healy D (1997). *The Antidepressant Era*. Harvard University Press, Cambridge, Mass. 〔『抗

47. Michael P (2003). *Care and Treatment of the Mentally Ill in North Wales. 1800–2000*. University of Wales Press, Cardiff.
48. 政治的な状況については，1990 年代のバンパーステッカーを見るとわかる．それには「ウェールズにアイロンをかけて平たく伸ばせば，イングランドより大きくなる」と書かれていた．
49. ここは，J. R. R. トールキンが『指輪物語』の舞台にした地方である．
50. Berrios GE, Hauser R (1995). *op. cit.*, pp. 280–291.
51. Harris M, Chandran S, Chakroborty N, Healy D (2005). Service utilization in bipolar disorder, 1890 and 1990 compared. *History of Psychiatry* 16, 423–434.

第四章　狂気の石

1. Kraepelin E (1920). Die Erscheinungsformen des Irreseins. *Zeitschrift für die gesammte Neurologie und Psychiatrie* 62, 1–29.（英 訳）Patterns of mental disorder. In Hirsch S, Shepherd M (1974), *Themes and Variations in European Psychiatry*, University Press of Virginia, Charlottesville, pp. 7–30.
2. 次を参照. Healy D (2002). *The Creation of Psychopharmacology*. Harvard University Press, Cambridge, Mass., chapter 2.
3. 次を参照. Johnson FN (1984). *The History of Lithium Therapy*. Macmillan, London, chapter 1.
4. Bellis M (2005). *The History of 7UP*. Charles Leiper Grigg. www.inventors.about.com/library/inventors/bl7up.htm. Accessed July 11.
5. Ure A (1843). Observations and researches upon a new solvent for stone in the bladder. *Pharmaceutical Journal and Transactions* 3, 71–74.
6. Maehle A-H (1999). *Drugs on Trial: Experimental Pharmacology and Therapeutic Innovation in the 18th Century*. Cleo Medica Radopi, Amsterdam.
7. Anon (1860). Calculus in the bladder, treated by litholysis, or solution of the stone by injections of the carbonate of Lithia, conjoined with lithotrity (under the care of Mr Ure). *Lancet* 11, 185–186.
8. Garrod AB (1859). *The Nature and Treatment of Gout and Rheumatic Gout*. Walton & Maberly, London.
9. Garrod AB (1873). Renal calculus, gravel, gout and gouty deposits, and the value of lithium salts in their treatment. *Medical Times and Gazette*, March 8, 246–247.
10. Garrod AB (1876). *A Treatise on Gout and Rheumatic Gout (Rheumatoid Arthritis)*. Longmans, Green & Co, London, p. 372.
11. Trousseau A (1868). *Clinique Médicale de l'Hotel-Dieu de Paris*. J-B Bailliere et Fils, Paris.
12. Gilbrin A-A (1858). De la Diathese Urique. Thesis for the Doctorate of Medicine presented in Paris.（パリで発表された医学博士学位論文）．引用は，Johnson FN (1984). *The History of Lithium Therapy*, p. 142 に示されたフランス語訳からの英訳.
13. Berrios GE (1984). Epilepsy and insanity during the early 19th century. A conceptual histo-

neimittel. Gustav Fischer, Jena; Healy D (1993). One hundred years of psychopharmacology. *Journal of Psychopharmacology* 7, 207–214.
31. Shorter E (1997). *A History of Psychiatry. From the Era of the Asylum to the Age of Prozac*. J Wiley & Sons, New York.〔『精神医学の歴史――隔離の時代から薬物治療の時代まで』木村定訳，青土社，1999〕
32. Kraepelin E (1987). *Memoirs*. Trans. Cheryl Wooding-Deane, Ed. Hippius H, Peters G, Ploog D, Springer Books, Berlin, pp. 60–61.〔『クレペリン回想録』影山任佐訳，日本評論社，2006〕
33. *Ibid.*
34. Kraepelin E (1899). *Psychiatrie. Ein Lehrbuch für Studirende und Ärzte*. Barth, Leipzig, volume 2. Trans. Ayed S (1960), Science History Publications, Canton, Mass., p. 272.〔第 8 版の邦訳は「クレペリン精神医学」シリーズ（みすず書房）所収〕
35. Salvatore P, Baldessarini RJ, Centorrino F, Egli S, Albert M, Gerhard A, Maggini C (2002). Weygandt's "On the Mixed States of Manic-Depressive Insanity": A translation and commentary on its significance in the evolution of the concept of bipolar disorder. *Harvard Review of Psychiatry* 10, 255–275.
36. Kraepelin E (1899). *op. cit.*, pp. 28–33.
37. Fink M, Taylor MA (2003). *Catatonia*. Cambridge University Press, Cambridge.〔『カタトニア――臨床医のための診断・治療ガイド』鈴木一正訳，星和書店，2007〕
38. Kraepelin E (1921). *Manic-depressive Insanity and Paranoia*. Livingstone, Edinburgh.〔「クレペリン精神医学」（みすず書房）として邦訳されているシリーズ *Psychiatrie* の一部〕
39. Meyer A (1896). Book review. *American Journal of Insanity* 53, 298–302.
40. Healy D (2002). Mandel Cohen and the origins of the *Diagnostic and Statistical Manual*, third edition: *DSM-III*. *History of Psychiatry* 13, 209–230.
41. Norman C (1904). Dementia Praecox. *British Medical Journal* 1, 972–975; Healy D (1996). Irish psychiatry in the twentieth century: Notes towards a history. In *150 Years of British Psychiatry*, volume 2, ed. Freeman H and Berrios GE, Athlone Press, London, pp. 268–291.
42. Ion RM, Beer MD (2002). The British reaction to dementia praecox 1893–1913, part 1, *History of Psychiatry* 13, 285–304; part 2, 13, 419–432.
43. Shepherd M (1996). The two faces of Emil Kraepelin. *British Journal of Psychiatry* 167, 174–183; Shepherd M (1998). Psychopharmacology specific and nonspecific. In Healy D, *The Psychopharmacologists*, volume 2, Arnold, London, pp. 237–258.
44. Pichot P (1982). The diagnosis and classification of mental disorders in French-speaking countries: Background, current views and comparison with other nomenclatures. *Psychological Medicine* 12, 475–492.
45. Kraepelin E (1987). *op. cit.*, pp. 55–56.
46. Robins J (1986). *Fools and Mad. A History of the Insane in Ireland*. Institute of Public Administration, Dublin; Healy D (1991). The Role of Irish members in the Medico-Psychological Association. Plus ca change. In *150 Years of British Psychiatry*, volume 1, ed. Berrios GE, Freeman HL, pp. 314–320.

17. Krueger S, Braunig P（2000）. Ewald Hecker. *American Journal of Psychiatry* 157, 1220.
18. Kahlbaum K（1863）, *Die Gruppirung der psychischen Krankheiten und die Eintheilung der Seelenstorungen*. AW Kafemann, Danzig. このうち一部は，1996 年に G.E. ベリオスにより，The relationships of the new groupings to old classification and to a general pathology of mental disorder, *History of Psychiatry* 7, 167–181 として翻訳されている．ヘッカーも，数年後にこの議論をさらにわかりやすい形で提起した．Hecker E（1871/2004）. On the origin of the clinical standpoint in psychiatry. *History of Psychiatry* 15, 349–360.
19. Baethge C, Salvatore P, Baldessarini RJ（2003）. "On Cyclic Insanity," by Karl Ludwig Kahlbaum, MD—A translation and commentary. *Harvard Review of Psychiatry* 11, 78–90; Kahlbaum K（1882）. Über cyklisches Irresein. *Der Irrenfreund-Psychiatrische Monatsschrift für praktische Äerzte* 24, 145–157. 引用は p. 85 より．
20. Hecker E（1871）. Die Hebephrenie. *Archiv für pathologische Anatomie und Physiologie und für klinische Medizin* 25, 394–429. 一部は，以下の文献中で翻訳されている．Sedler MJ, Schoelly M-L（1985）. The legacy of Ewald Hecker: A new translation of "Die Hebephrenie." *American Journal of Psychiatry* 142, 1265–1271.
21. Kahlbaum K（1874）, *Die Katatonie oder das Spannungsirresein*. Kirschwald, Berlin. Trans. Levij Y, Pridan T, Baltimore. Johns Hopkins University Press, 1973.〔『緊張病』渡辺哲夫訳，星和書店，1979〕; Lanczik M（1992）. Karl Ludwig Kahlbaum and the emergence of psychopathological and nosological research in German psychiatry. *History of Psychiatry* 3, 53–58. この症候群に対する現代の米国の反応と症例記述については，以下を参照．Kiernan JG（1877）, Katatonia: A clinical form of insanity. Reprinted in *American Journal of Psychiatry* 151, sesquicentennial supplement, 103–111.
22. Healy D（2002）. *The Creation of Psychopharmacology*. Harvard University Press, Cambridge, Mass., chapter 2.
23. Baethge C, Salvatore P, Baldessarini RJ（2003）. *op. cit.*; Kahlbaum K（1882）. *op. cit.*
24. Baethge C, Salvatore P, Baldessarini RJ（2003）. Introduction: "Cyclothymia, a Circular Mood Disorder," by Ewald Hecker. *History of Psychiatry* 14, 377–399; Hecker E（2003）. Cyclothymia, a Circular Mood Disorder. Trans. Baethge C, Salvatore P, Baldessarini RJ. *History of Psychiatry* 14, 377–399; Hecker E.（1898）. Die Cyklothymie, eine cirkulare Gemuthserkrankung. *Zeitschrift für praktische Äerzte* 7, 6–15.
25. Lange CG（1886）. *Om periodiske depressionstilstande*. Copenhagen, Jakob Lunds.
26. Hecker E（2003）. *op. cit.*, 394.
27. Shorter E（2005）. Hypomania. In *A Historical Dictionary of Psychiatry*, pp. 132–133.
28. Hecker E（2003）. *op. cit.*, 398.
29. Hoff P（1995）. Kraepelin. In Berrios GE, Porter R, *A History of Clinical Psychiatry*, Athlone Press, London, pp. 261–279; Berrios GE, Hauser R（1995）. Kraepelin. In Berrios GE, Porter R, *A History of Clinical Psychiatry*, pp. 280–291; Engstrom EJ（1995）. Kraepelin. In Berrios GE, Porter R, *A History of Clinical Psychiatry*, pp. 292–301.
30. Kraepelin E（1892）. *Ueber die Beinflussing einfacher psychischer vorgange durch einige arz-*

terface of law and medicine. *PLoS Medicine* 3, e372, Sept, available on www.plosmedicine.org.

第三章　循環性の狂気

1. Wyman R (1830). Exaltation and depression. In Hunter R, MacAlpine I (eds.) (1982), *Three Hundred Years of Psychiatry. 1535-1860*, Carlisle Publishing, New York, pp. 810-811.
2. Prichard JC (1837). Moral insanity. In Hunter R, MacAlpine I (eds.) (1982), *op. cit.*, p. 840. 1844年には，カール・フレミングが同じような状態について概略を述べ，Dysthymia mutabilis と名付けた．詳しくは Shorter ES (2005). *A Historical Dictionary of Psychiatry*. Oxford University Press, Oxford, pp. 165-166.
3. Francois-Régis C (1999). Jules Baillarger (1809-1890). In Francois-Régis C, Garrabé J, Morozov D (1999). *Anthology of French Language Psychiatric Texts*. Trans. Crisp J, Institute Sanofi-Synthelabo, Paris.
4. 次の文献に引用されている．Francois-Regis C (1999). *op. cit.*, pp. 181-182.
5. Pichot P (1995). The birth of the bipolar disorder. *European Psychiatry* 10, 1-10.
6. Baillarger J (1854a). Notes sour un Genre de Folie dont les accés sont carecterisé par deux period régulairè, l'une de deprèssion, l'autre d'excitation. *Bulletin del'Académie de Médicine* 19, 340-352.
7. Baillarger J (1854b). De la folie a double forme. *Annales médico-psychologiques* 6, 369-391.
8. Baillarger J (1854a). *op. cit.*
9. この引用およびこれに続く引用箇所は次の文献より．Baillarger J (1854). Dual form insanity. In Francois-Régis C, Garrabé J, Morozov D (1999). *op. cit.*, pp. 186-198.
10. Falret JP (1854). Mémoire sur la folie circulaire. *Bulletin de l'Académie de Médicine* 19, 382-415. 次も参照，Sedler MJ (1983). Falret's discovery: The origin of the concept of bipolar affective illness. *American Journal of Psychiatry* 140, 1127-1133.
11. Falret JP (1854). *Leçons clinique de médecine mentale faites à l'Hospice de Salpêtrière*. Baillière, Paris. この引用およびこれに続く引用箇所については，Sedler MJ (1983). *op. cit.*, 1127-1133, 特に pp.1129-1133 を参照のこと．
12. Baillarger J (1854c). (Discussion of Falret's lecture). *Bulletin de l'Académie de Médicine* 19, 401-415.
13. Pichot P (1995). The birth of the bipolar disorder. *European Psychiatry* 10, 1-10.
14. Billod E (1856). Des diverses formes de lypemania. *Annales Medico-Psychologique* 20, 308-338.
15. Berrios GE (1996). *The History of Mental Symptoms. Descriptive Psychopathology since the Nineteenth Century*. Cambridge University Press, Cambridge.
16. Krueger S (1999). Karl Ludwig Kahlbaum, Address, American Psychiatric Association Meeting, Washington, D.C., May 15, 1999; Braunig P, Krueger S (1999). Karl Ludwig Kahlbaum. *American Journal of Psychiatry* 156, 989.

40. *Ibid.*, p. 260 に引用されている，次の文献より．Haslam J (1798). *Observations on Insanity*. London, Rivington.
41. Crichton A (1798). *An Inquiry into the Nature and Origin of Mental Derangement*. Cadell and Davies, London. 次の文献に引用されている．Jackson SW (1986). *op. cit.*, p. 260.
42. Esquirol JED (1838). *op. cit.*, 英訳版 *Mental Maladies*.
43. Bayle A (1826). *Traité des maladies du cerveau et de ses membranes*. Paris, Gabon. 次の文献も参照．Bayle A (1822). Researches on chronic arachnitis. 次の文献に所収．*Anthology of French Language Psychiatric Texts*, ed. Cousin F-R, Garrabé J, Morozov D, Les Empecheurs de Penser en Rond, Paris, pp. 148–158.
44. Falret J-P (1854). Of the non-existence of monomania. In *Leçons dinique de médecine mentale faites à l'Hospice de la Salpêtrière*, Paris, Baillière; 次も参照．*Anthology of French Language Psychiatric Texts*, pp. 108–126.
45. Walker N (1968). *Crime and Insanity in England*. Edinburgh University Press, Edinburgh; Rosenberg C (1968). *The Trial of the Assassin Guiteau. Psychiatry and the Law in the Gilded Age*. University of Chicago Press, Chicago.
46. Hale M (1736/2003). *Historia Placitorum Coronae*, volume 1, *Lawbook Exchange*. Clark, NJ, chapter 4, p. 30.
47. *Ibid.*, chapter 4, pp. 29–37.
48. 次の文献に引用されている．Walker N (1968). *op. cit.*, p. 56.
49. *Ibid.*, pp. 77 et seq.
50. West DJ, Walk A (1977). *Daniel McNaughton. His Trial and the Aftermath*. Headley Bros, Ashford, Kent.
51. Quen JM (1983). Isaac Ray and the development of psychiatry and the law. *Psychiatric Clinics of North America* 6, 527–538; Zilboorg G (1944). Legal aspects of psychiatry. In *One Hundred Years of American Psychiatry*, American Psychiatric Association, Columbia University Press, New York, pp. 507–588.
52. Ray I (1838). *A Treatise on the Medical Jurisprudence of Insanity*. Belknap, Boston.
53. Haslam J (1817). *Medical Jurisprudence as It Relates to Insanity according to the Law of England*. Callow, London.
54. Pick D (1989). *Faces of Degeneration. A European Disorder c1848–c1918*. Cambridge University Press, Cambridge.
55. Lombroso C (1876). *L'uomo deliquente studiato in rapporto alla anthropologia, alla medicina legale ed. alla discipline carcerarie*. Milan; Lombroso C (2006). *Criminal Man*. Editions 1, 2 (1878), 3 (1884), 4 (1889), 5 (1896). Trans. Gibson M, Rafter NH, Duke University Press, Durham.
56. Rosenberg CE (1968). *op. cit.*
57. スティーヴン・アンソニー・モブリーの裁判を参照のこと．www.wadsworth.com/criminaljustice_d/templates/student_resources/0534629016_gaines/great_debates/ch2.html.
58. Healy D, Herxheimer A, Menkes D (2006). Antidepressants and violence. Problems at the in-

は「クレペリン精神医学」シリーズ（みすず書房）所収〕
22. Descartes R（1649/1989）. *op. cit.*, Article 16（17）.
23. French RK（1969）. *op. cit.*
24. Clark E, Jacyna LS（1987）. *op. cit.*
25. *Ibid.*; Hall TS（1969）. *History of General Physiology*, volume 2, University of Chicago Press, Chicago.
26. Clark E, Jacyna LS（1987）. *op. cit.*, p. 143 に引用されている.
27. Laycock T（1844）. *On the Reflex Functions of the Brain.* 次の文献に引用されている. Dewhurst K（1982）. *Hughlings Jackson on Psychiatry.* Sandford Publications, Oxford.
28. Scull A（2005）. *Madhouse. A Tragic Tale of Megalomania and Modern Medicine.* Yale University Press, New Haven.
29. Healy D（1993）. *Images of Trauma. From Hysteria to Post-traumatic Stress Disorder.* Faber & Faber, London, chapter 9.
30. Freud S（1895）. In *Standard Edition of the Complete Psychological Works of Sigmund Freud*, ed. Strachey J, Hogarth Press, London, volume 1, pp. 295–391.〔「科学的心理学草稿」懸田克躬・小此木啓吾訳, 『フロイト著作集 7』所収, 人文書院, 1974〕
31. Healy D（1996）. Irish psychiatry in the twentieth century: Notes towards a history. In *150 Years of British Psychiatry*, volume 2, ed. Freeman H and Berrios GE, Athlone Press, London, pp. 268–291.
32. Foucault M（1972）. *Histoire de la Folie à l'àge classique.* Gallimard, Paris〔『狂気の歴史——古典主義時代における』田村俶訳, 新潮社, 1975〕; Scull A（1979）. *Museums of Madness.* Allen Lane, London; Scull A（1994）. Somatic treatments and the historiography of psychiatry. *History of Psychiatry* 5, 1–12.
33. Shorter E（1996）. *A History of Psychiatry. From the Era of the Asylum to the Age of Prozac.* J Wiley & Sons, Bristol.〔『精神医学の歴史——隔離の時代から薬物治療の時代まで』木村定訳, 青土社, 1999〕
34. Esquirol JED（1838）. *Des maladies mentales considérées sous les rapports médical hygienique et médico-legal.* Paris, Baillière. Hunt EK による 1845 年の英訳がある. *Mental Maladies: A Treatise on Insanity*, Philadelphia, Lea and Blanchard; republished, Haffner Publishing Company, New York, 1965.
35. *Ibid.*〔英訳版 *Mental Maladies*〕, pp. 199–200.
36. *Ibid.*, p. 203.
37. Prichard JC（1835）. *Treatise on Insanity and Other Disorders Affecting the Mind.* Sherwood, Gilbert & Piper, London. 次を参照. Berrios GE（1999）. J. C. Prichard and the concept of "moral insanity." *History of Psychiatry* 10, 111–116; Prichard JC（1835/1999）. Moral Insanity. *History of Psychiatry* 10, 117–126.
38. 次の文献に引用されている. Shorter ES（2005）. *op. cit.*, p. 228.
39. 次を参照. Jackson SW（1986）. *Melancholia and Depression.* Yale University Press, New Haven, Conn., p. 257.

第二章　脳をめぐって

1. Dumit J (2004). *Picturing Personhood. Brain Scans and Biomedical Identity*. Princeton University Press, Princeton.
2. Martensen RL (2004). *The Brain Takes Shape, an Early History*. Oxford University Press, New York.
3. Descartes R (1649/1989). *The Passions of the Soul*. Hackett Publishing, Indianapolis.〔『情念論』谷川多佳子訳，岩波書店，2008，ほか複数の邦訳がある〕
4. Descartes R (1662/1972). *The Treatise of Man*. Trans. Hall TS, Harvard University Press, Cambridge, Mass.〔「人間論」伊東俊太郎・塩川徹也訳，『デカルト著作集4』所収，白水社，2001〕しかし *The Treatise* は，事実上 1633 年の著作である．
5. Lloyd GER (ed.) (1950). *Hippocratic Writings*. Trans. Chadwick J, Mann WN, Penguin Books, Harmondsworth, Middlesex, p. 250.
6. *Ibid*., p. 248.
7. Martensen RL (2004). *op. cit*.; Zimmer, C. (2004). *Soul Made Flesh*. William Heinemann, London.
8. *Ibid*.
9. Zimmer C (2004). *op. cit*.
10. Martensen RL (2004). *op. cit*.
11. Porter R (2003). *Flesh in the Age of Reason*. Allen Lane, London.
12. Koutouvidis N, Marketos SG (1995). The contribution of Thomas Sydenham (1624–1689) to the evolution of psychiatry. *History of Psychiatry* 6, 513–520.
13. Conrad LI, Neve M, Nutton V, Porter R, Wear A (1995). *The Western Medical Tradition. 800 BC to AD 1800*. Cambridge University Press, Cambridge.
14. ここでいう理性とは，経験よりも論理を優先することに近い．
15. Hill C (1972). *The World Turned Upside Down*. Penguin Books, Harmondsworth, Middlesex.
16. Febvre L (1982). *The Problem of Unbelief in the Sixteenth Century*. Harvard University Press, Cambridge, Mass.
17. Shapin S (1994). *A Social History of Truth: Science and Civility in Seventeenth Century England*. University of Chicago Press, Chicago.
18. Clark E, Jacyna LS (1987). *Nineteenth Century Origins of Neuroscientific Concepts*. University of California Press, Berkeley.
19. Willis T (1664). Cerebri anatome: Cui accessit nervorum descriptio et usus. London. Trans. Pordage S (1681), *The Anatomy of the Brain and Nerves*; republished, Feindel W (ed), McGill University Press, Montreal, p. 124.
20. Pinero JML (1983). *Historical Origins of the Concept of Neurosis*. Trans. Berrios D, Cambridge University Press, Cambridge; French RK (1969). *Robert Whytt, the Soul and Medicine*. Wellcome Institute for the History of Medicine, London.
21. Kraepelin E (1899). *Psychiatrie. Ein Lehrbuch für Studirende und Ärzte*. Barth, Leipzig, volume 1. Trans. Metoui H (1960), Science History Publications, Canton, Mass.〔第 8 版の邦訳

p. 39 に引用されている．アレタイオスのほかの言葉も参照．

24. Diethelm O（1971）. *Medical Dissertations of Psychiatric Interest before 1750.*
25. *Ibid.*, pp. 72–73 に引用されている．
26. Fink M, Taylor MA（2003）. *Catatonia.* Cambridge University Press, Cambridge.〔『カタトニア――臨床医のための診断・治療ガイド』鈴木一正訳，星和書店，2007〕
27. Porter R（1997）. *The Greatest Benefit to Mankind. A medical history of humanity from antiquity to the present.* HarperCollins, London.
28. *The Medieval Health Handbook, "Tacuinum Sanitatis"*（1976）. Ed. Luisa Cogliati Arano, George Braziller, New York.
29. Paracelsus（1979）. *Selected Writings.* Ed. Jolande Jacobi, Princeton University Press, Princeton, p. liii.〔『自然の光』大橋博司訳，人文書院，1984〕
30. *Ibid.*, p. 84.
31. Pagel W（1980）. *Paracelsus: An Introduction to Philosophical Medicine in the Era of the Renaissance.* Karger, Basel; Ball P（2006）. *The Devil's Doctor. Paracelsus and the World of Renaissance Magic and Science.* William Heinemann, London.
32. Maehle A-H（1999）. *Drugs on Trial: Experimental Pharmacology and Therapeutic Innovation in the Eighteenth Century.* Editions Rodopi, Amsterdam.
33. Porter R, Porter D（1989）. The rise of the English drugs industry: The role of Thomas Corbyn. *Medical History* 33, 277–295.
34. Diethelm O（1971）. *op. cit.*, p. 32.
35. Henningus Unverzagt（1614）. *De Melancholia.* Helmstadt. 次の文献に引用されている．Diethelm O（1971）. *op. cit.*, p. 33.
36. C Vater. 次の文献に引用されている．Diethelm O（1971）. *op. cit.*, pp. 38–39.
37. Sydenham T（1716）. *The Practice of Physick.* Trans. William Salmon, London. 次の文献に引用されている．Diethelm O（1971）. *op. cit.*, pp. 90–91.
38. 次の文献に引用されている．Zimmer C（2004）. *Soul Made Flesh.* William Heinemann, London, p. 246.
39. Healy D（1993）. *Images of Trauma. From Hysteria to Post-traumatic Stress Disorder.* Faber & Faber, London, chapters 1–3.
40. *Ibid.*, chapter 4.
41. Fink M, Taylor MA（2003）. *Catatonia.*〔『カタトニア』〕; Chalassani P, Healy D, Morriss R（2005）. Presentation and frequency of catatonia in new admissions to two acute psychiatric admission units in India and Wales. *Psychological Medicine* 35, 1667–1675.
42. Hare E（1981）. The two manias: A study of the evolution of the modern concept of mania. *British Journal of Psychiatry* 138, 89–99.
43. Berrios GE（1981）. The two manias. *British Journal of Psychiatry* 139, 258–259.
44. Kiple K（ed.）（1997）. *Plagues, Pox and Pestilence. Disease in History.* Weidenfeld and Nicolson, London.
45. ケンブリッジがようやく臨床学科を開設したのは，1970 年代に入ってからである．

4. ヒポクラテスの著作にはさまざまな翻訳があるが，歴史的知識に欠けており，そのため不正確である．ここに挙げた記述は，本著者が訳し，ロイド編による上の文献，Lloyd GER（ed.）（1950）. *ibid.* の p. 138，および www.bium.univ-paris5.fr/histmed/medica/hipp_va.htm にて閲覧できるギリシア語の原文およびフランス語訳によって補完したものである．*Hippocrates*, volume 1, trans. Jones WR, Loeb Classical Library では，p. 276.
5. phrenitis という言葉は，たとえばチャドウィックなどが「脳熱」（brain fever）と訳している．しかしヒポクラテスは，発熱の見られるほとんどのケースにおいて，πυρετός を使って明確に区別している．しかもヒポクラテスは脳という概念も，脳熱という言葉が含み持つ脳の炎症という概念ももっていなかったろう．
6. ひとつの語を訳すのはただでさえ難しいが，加えてガレノスの時代以降これが δυσάνιος なのか δυσήνιος なのか，不明のままだ．どちらであるかによって，意味が変わってくる．
7. この語が dysthymic と訳されるのはまれである．dysthymic という語がふたたび使われだしたのは，ごく最近のことなのだ．
8. 一般的には convulsions（けいれん）と訳されるが，より原義に近い spasms のほうがいいかもしれない．
9. Lloyd GER（ed.）（1950）. *op. cit*, pp. 134–135.
10. *Ibid.*, p. 215.
11. *Ibid.*, p. 152.
12. Lloyd GR（1979）. *Magic, Reason and Experience. Studies in the Origin and Development of Greek Science*. Cambridge University Press, Cambridge.
13. Tranter R, Healy H, Cattell D, Healy D（2002）. Functional variations in agents differentially selective to monoaminergic systems. *Psychological Medicine* 32, 517–524.
14. Lloyd GER（ed.）（1950）. *op. cit.*, p. 249.
15. *Ibid.*, p. 248.
16. *Oxford Classical Greek Dictionary*（2002）. Oxford University Press, Oxford.
17. ここで使われている本来の意味での dysphoria は，明らかに気分の状態ではなく，疼痛に近いものを指している．
18. Lloyd GER（ed.）（1950）. *op. cit.*, pp. 128–129.
19. Brockington IF（1996）. *Motherhood and Mental Illness*. Oxford University Press, Oxford.〔『母性と精神疾患』保崎秀夫監訳・北村俊則訳，学芸社，1988〕; Marland H（2004）. *Dangerous Motherhood. Insanity and Childbirth in Victorian Britain*. Palgrave Macmillan, New York.
20. www.perseus.tufts.edu/cgi-bin/ptextlookup=Plt.+Phaedrus+244b.
21. 次の文献を参照．Diethelm O（1971）. *Medical Dissertations of Psychiatric Interest before 1750*. Karger, Basel, pp. 17–19.
22. Goodwin FK, Jamison KR（1990）. *op. cit.*; Angst J, Marneros A（2001）. Bipolarity from ancient to modern times: Conception, birth and rebirth. *Journal of Affective Disorders* 67, 3–19.
23. Jackson SW（1986）. *Melancholia and Depression*. Yale University Press, New Haven, Conn.,

原　注

はじめに——躁病(マニー)にまつわる数々の物語

1. アレックスの話は，私が2002年に知った実例を忠実になぞっている．ごく最近になって，ボストン生まれの4歳のレベッカ・ライリーの話が新聞の一面記事になった．この子の死が，2歳のときから受けていた双極性障害の治療と関連しているかもしれないことが明らかになったからだ．http://ahrp.blogspot.com/2007/02/4-year-old-rebecca-riley-casualty-of.html.
2. Daston L (2005). *The History of Science as European Self-Portraiture*. Praemium Erasmianum Foundation, Amsterdam.
3. これは「ハード」サイエンス〔物理学，化学，生物学，地学，天文学などの自然科学〕の進歩を手放しで受け容れる歴史である．ここでは，知識の獲得や世界を熟知することについて，科学が後戻りしたり進歩を止めたりするなどとは考えもしない．「新しい考えはときに，古い考えの提唱者が没してはじめて真の意味で受容される」という，おそらくニールス・ボーアなら賛成したであろう見解を反映したものだからだ．
4. Healy D (2004). Psychopharmacologie et histoire: Un manifeste. *Psychiatrie, Sciences Humaines et Neurosciences* 2, 3–7.
5. Cowen P (2004). *The Creation of Psychopharmacology* の書評. *Psychological Medicine* 34, 173–180.

第一章　狂乱(フレンジー)と昏迷(ストゥポール)

1. Goodwin FK, Jamison KR (1990). *Manic Depressive Illness*. Oxford University Press, New York; Angst J, Marneros A (2001). Bipolarity from ancient to modern times: Conception, birth and rebirth. *Journal of Affective Disorders* 67, 3–19. 次も参照のこと. Nordic Psychiatry Academy, January 20, 2006. http://gdp.videoarkiv.net/janssen-cilag/20012006_JC_DK_nordic_academy/default.html, accessed March 28, 2006.
2. Kraepelin E (1899). *Psychiatrie. Ein Lehrbuch für Studirende und Ärzte*. 6th edition. JA Barth, Leipzig. Trans. Quen, JM, Watson Publishing, Canton, Mass.〔第8版の邦訳は「クレペリン精神医学」シリーズ（みすず書房）所収〕
3. Lloyd GER (ed.) (1950). *Hippocratic Writings*. Trans. Chadwick J, Mann WN, Penguin Books, Harmondsworth, Middlesex.

99, 175, 255
-バイヤルジェによる―― 65–69
-ファルレによる―― 70–72
――と躁うつ病 89, 99, 102, 110
-ランゲによる―― 110
→退行期メランコリー
メルク社 Merck 204, 263
妄想 delusions 48, 50
――と犯罪 55–57
網様体賦活系 reticular activating system 244
モノアミン酸化酵素阻害薬（MAOI） monoamine-oxidase inhibitor 136
モノマニー monomania 45–51, 62, 69
モレル，ベネディクト Morel, Benedict 58, 107

ヤ

病いの行動 illness behavior 256, 264
ヤンセンファーマ社 Janssen Pharmaceuticals 226, 238, 269
ユア，アレクザンダー Ure, Alexander 106
ユング，カール Jung, Carl 243, 244
予防薬 prophylactic medicine
――としてのリチウム 107–109, 111, 131, 132, 134, 137–142, 145
――としての気分安定薬 217, 227, 228
ヨンクマン，F・F Yonkman, F. F. 212

ラ

ライリー，レベッカ Riley, Rebecca 247
ラッシュ，ベンジャミン Rush, Benjamin 47, 209, 230
ラボリ，アンリ Laborit, Henri 114
ラモトリギン（商品名ラミクタール） lamotrigine 203, 204
ランゲ，カール・ゲオルク Lange, Carl Georg 81, 89, 109–112
ランゲ，フレデリク（フリッツ） Lange, Frederick 111, 112
ランベール，ピエール Lambert, Pierre 190–194, 196
リーズ，リンフォード Rees, Linford 135
リスク risk
-治療の対象としての―― 275–277
リスペリドン（商品名リスパダール） risperidone 224, 225, 227, 229, 230, 236, 239, 269
リタリン Ritalin 232
リチウム lithium 103, 104
-黎明期 104–112
-近代的用法の起源 116–121
――とクロルプロマジン 116, 122, 125, 145
-初期の不人気 121–128
-M・スコウによる再発見 128–134
-スコウとシェパードの論争 134–143, 227, 228
-精神薬理学界への影響 143–149, 152, 154
――と双極性障害の概念 145, 146, 157, 165
――と精神医学的疫学の誕生 135, 142, 147, 173
――と気分安定薬の潮流 217, 218
リッチフィールド，ハリー Litchfield, Harry 208
リード，トマス Reid, Thomas 46
リヒター，デレク Richter, Derek 129
リブリウム Librium 209, 211, 212
リペマニー lypemania 47, 48
リリー社 Lilly →イーライリリー社
臨床試験 clinical trials 103, 104, 156, 186, 280
-比較試験の概念の形成 135, 136
――と症例報告 149, 152, 153
――と評価尺度 155
――と薬のマーケティング 253, 271–274, 276
臨床試験受託機関（CRO） Clinical Research Organizations 271–273
臨床の判断と診断 clinical judgment and diagnosis 234, 235
類循環精神病 cycloid psychosis 79, 162, 163, 176–183
ルイス，オーブリー Lewis, Aubrey 134, 136, 141, 168
ルヴォル，ルイ Revol, Louis 191
レイ，アイザック Ray, Isaac 56, 57, 59
レイコック，トマス Laycock, Thomas 41, 75, 83, 159
レオンハルト，カール Leonhard, Karl 79, 163–166, 179, 185
レセルピン reserpine 134, 135, 153, 209, 212, 246
レーマン，ハインツ Lehmann, Heinz 140
ロック，ジョン Locke, John 35–37, 77
ローヌ・プーラン社 Rhône Poulenc 113, 208
ロビンス，イーライ Robins, Eli 170, 171
ロンブローゾ，チェーザレ Lombroso, Cesare 58–60, 243, 246–248

ワ

ワイマン，ルーファス Wyman, Rufus 61–63, 74

——と無作為化比較試験　198
——と気分安定薬の潮流　214, 218, 226, 240
——と子どもへの向精神薬使用　240, 241, 250, 251
——近代化法案　250
ヘイル，マシュー　Hale, Matthew　52, 53, 57, 60
ヘス，W・R　Hess, W. R.　244, 245
ヘッカー，エーヴァルト　Hecker, Ewald　76–78, 80–82
ペッパー，ウィリアム　Pepper, William　108
ペティ，ウィリアム　Petty, William　34
ベリオス，ジャーマン　Berrios, German　24, 292
ペリス，カルロ　Perris, Carlo　23, 165, 166, 176, 181, 184, 185
ベール，オーギュスト　Bayle, Auguste　50, 64
ベル，チャールズ　Bell, Charles　40
ベルセリウス，イェンス・ヤコブ　Berzelius, Jöns Jacobs　105
変質　degeneration　58
ベンゾジアゼピン系薬物　benzodiazepines　212–215
ベンラファキシン（商品名エフェクサー）　venlafaxine　229, 250
ホイット，ロバート　Whytt, Robert　38, 40, 46
法医学的問題　forensic issues　30, 51–60
-司法精神医学　57
ボウデン，チャールズ　Bowden, Charles　195, 217
ポスト，ロバート　Post, Robert　199, 201–203, 205–207, 220, 221
ポープ，アレクサンダー　Pope, Alexander　175
ポープ，ハリソン　Pope, Harrison　195
ホリスター，レオ　Hollister, Leo　216
ホール，マーシャル　Hall, Marshall　40, 41
ボルセーイ，セルジオ　Borselli, Sergio　190, 192

マ

マイナー・トランキライザー　minor tranquilizers　212
マイネルト，テオドール　Meynert, Theodore　84, 161
マイヤー，アドルフ　Meyer, Adolf　87
マカダム社（広告代理店）　MacAdam agency　211, 212
マクノートン，ダニエル　McNaughton, Daniel　56, 57
マクヒュー，ポール　McHugh, Paul　174
マーケティング　marketing
——と無作為化対象試験　150, 156, 185, 268, 271–274
——と最新の「双極性（バイポーラー）」概念　176
-トランキライザーの——　211
-ドーンウォルの——　213
-抗うつ薬の——　214
-気分安定薬の——　215–220
-ジプレキサの——　223, 228
——と臨床試験　253
——と医学　258–263
——と専門家の責任　265–268
——と臨床試験受託機関　272
——と治療ガイドライン　268–270
——と精神医学のグローバル化　274, 275
——と科学　278
マサチューセッツ総合病院（MGH）　Massachusetts General Hospital　218, 236–240, 247, 248
マジャンディ，フランソワ　Magendie, François　40
マニア（マニー）　mania
-ヒポクラテスの——　4–6, 8–10, 255
-産後期の——　10
——とメランコリア（メランコリー）　12, 13, 20, 21, 65–72, 99
-患者の割合　97, 102
——と統合失調症　23, 24
——と精神病院（アサイラム）　44, 45
-初期の分類の試み　44–51
-エスキロールによる——　45–52
-プリチャードによる——　48
-ファルレによる——　50–52
-バイヤルジェとファルレの論争　63–75
→循環精神病；躁病；躁うつ病；双極性障害
ミッチェル，サイラス・ウィア　Mitchell, Silas Weir　108
ミルタウン　Miltown　211, 213
無意識　unconscious　40–42
無作為化比較試験（RCT）　randomized controlled trials　134, 135, 149–154, 198, 204, 206, 280
-マーケティングの要素としての——　150, 156, 185, 268, 271–274
——と抗うつ薬の子どもへの投与　250, 251, 253
→臨床試験
メジャー・トランキライザー　major tranquilizers　212, 291
メダワー，チャールズ　Medawar, Charles　287, 292
メフェネシン（商品名トルセロール）　mephenesin　209–211
メプロバメート（商品名エクワニル，ミルタウン）　meprobamate　208–213
メランコリー　melancholia　2, 46, 47, 49, 51, 81, 82, 97–

パラノイア　paranoia　2, 80
ハリス，ジェニファー　Harris, Jennifer　239
バルデサリーニ，ロス　Baldessarini, Ross　219, 220
ハルテンシュタイン，ヨハネス　Hartenstein, Johannes　203
バルプロ酸　valproic acid　108, 148, 176, 188–196, 198, 200–204, 217, 218, 229
——セミナトリウム　194, 195
→バルプロ酸ナトリウム
バルプロ酸ナトリウム（商品名デパケン）　sodium valproate　188, 190, 193, 195
パレクセル・インターナショナル社　Parexel International　271
バレンジャー，ジェイムズ　Ballenger, James　199, 202
パロキセチン　paroxetine　246, 250
→パキシル
バン，トム　Ban, Tom　186, 262, 292
反クレペリン主義　anti-Kraepelinism　104, 172
『犯罪人』（ロンブローゾ）　*L'uomo deliquente*（Lombroso）　58, 243
反射　reflex　38–43, 75, 83
ヒスタミン　histamine　16, 113, 284
ヒステリー　hysteria　10, 15, 21, 22, 38, 39, 42, 173, 243
『ヒステリー研究』（フロイトとブロイアー）　*Studien über Hysterie*（Freud and Breuer）　84
ビーダーマン，ジョゼフ　Biederman, Joseph　237
ヒッチ，サミュエル　Hitch, Samuel　92
ヒッツィヒ，エドゥアルト　Hitzig, Eduard　161
ビトカー，トマス　Bittker, Thomas　279
ピネル，フィリップ　Pinel, Philippe　39, 45, 64, 65
ヒポクラテス　Hippocrates　4–11, 14, 15, 18, 24–27, 32, 33, 46, 80, 152, 177, 287, 289
評価尺度　rating scales　150, 154, 155, 167, 206, 216, 236
ヒル，ブラッドフォード　Hill, Austin Bradford　134, 136
不－快　dis-ease　4, 247
ファーター，クリスチャン　Vater, Christian　19
ファルマゲドン　Pharmageddon　287
ファルレ，ジャン＝ピエール　Falret, Jean-Pierre　50–52, 58, 60, 63–65, 70–75, 80, 83, 89, 90, 94, 107, 114, 202, 286
ファン・プラーク，ヘルマン　van Praag, Herman　283, 284
フィーヴ，ロナルド　Fieve, Ronald　144, 195
フィッシュ，フランク　Fish, Frank　184, 185
フェノバルビタール　phenobarbitone　197
笛吹き男　Pied Piper　281, 282
物質乱用　substance abuse　60, 82, 172, 201, 221
部分的狂気　partial insanity　45–49, 51, 53, 56, 73, 77, 80
プラセボ対照試験　placebo-controlled study　131, 134–136, 140, 142, 150–152, 154, 156, 227–229
ブラックウェル，バリー　Blackwell, Barry　138, 139
プラトン　Plato　11, 175, 229
ブランド化　branding
-気分安定薬の——　216–218, 225–228
——と特許　260
——と製薬産業　260, 261
-精神医学における——　262–265, 286, 287
→特許薬
プリチャード，ジェームズ　Prichard, James　48, 58, 62, 63, 94
フルオキセチン（商品名プロザック）　fluoxetine　143, 250
→プロザック
ブルックス，カレン　Brooks, Karen　231, 232, 239
ブルッソル，ポール　Broussolle, Paul　191
ブロイアー，ヨーゼフ　Breuer, Josef　84
フロイト，ジークムント　Freud, Sigmund　21, 26, 43, 83, 84, 88, 159, 169, 175
ブロイラー，オイゲン　Bleuler, Eugen　87, 165
ブロイラー，マンフレート　Bleuler, Manfred　168
ブローカ，ポール　Broca, Paul　158
プロゲステロン　progesterone　187, 215
プロザック　Prozac　143, 153, 211, 228, 233, 246, 250, 251, 260, 265, 285
→フルオキセチン
ブロッキングトン，イアン　Brockington, Ian　177
文書作成代行業者　writing agencies　273
ヘア，エドワード　Hare, Edward　24
平均余命　life expectancy　227, 282
ヘイグ，アレクザンダー　Haig, Alexander　109
米国国立衛生研究所（NIH）　National Institutes of Health　136, 195, 199–201
米国国立精神保健研究所（NIMH）　National Institute of Mental Health　144, 170, 171, 195, 201, 205, 220, 221, 237
米国食品医薬品局（FDA）　Food and Drug Administration　150, 200, 207, 269, 270
——とリチウム　112, 119, 122, 143–145
——とバルプロ酸　195

→特許
ドメンホス，ロベルト　Domenjoz, Robert　196
トラウトナー，ベルト　Trautner, Bert　120
トランキライザー（鎮静薬, 精神安定薬）　tranquilizers　126, 209–215, 217, 291
-メジャー・——とマイナー・——への分類　212
——とベンゾジアゼピン　212, 213
トーリー，フラー　Torrey, Fuller　220
トリミプラミン　trimipramine　191
トルソー，アルマン　Trousseau, Armand　107
ドレイ，ジャン　Delay, Jean　114, 152
ドレイパー，ジョン　Draper, John　108
ドーンウォル　Dornwal　209, 213–215

ナ

内因性うつ病　endogenous depression　19, 47, 81, 110, 163, 164, 166, 168, 170
二相精神病　folie à double forme　51, 66, 70, 74
日本　Japan　196–200, 213, 243, 274, 275
入院数（一年当たりの）　admissions per annum　242, 282
尿酸素質　uric acid diathesis　104–107, 109, 111, 112
『人間論』（デカルト）　*Taité de l'homme* (Descartes)　32, 37
認知症　dementia　84, 98, 99, 219
ネオ・クレペリン主義　neo-Kraepelinian movement　76, 77, 104, 172
ネフローゼ　nephrosis　38
年齢（発症，初回入院の）　age at diagnosis　95, 96, 101
-低年齢での診断・治療　206, 236
ノアク，チャールズ　Noack, Charles　120
脳　brain
-ヒポクラテスの記述　8, 9
-ウィリスによる記述　20, 21, 29, 34, 35, 37
-脳科学（神経科学）の成立　30–43
-脳の可視化　30, 31
-ロックによる——　35–37
——と精神病院（アサイラム）　44–50
-ウェルニッケによる——　158–160
——と精神薬理学　283–286
『脳の解剖学』（ウィリス）　*Cerebri anatome* (Willis)　34
ノーマン，コノリー　Norman, Connolly　88
ノリス，ヘザー　Norris, Heather　231–233, 247
ノルトリプチリン（商品名アベンチル）　nortriptyline　214

ハ

肺炎　tuberculosis　151, 152, 276
梅毒　syphilis　11, 53, 83, 109, 175
背徳症　moral insanity　48, 58, 62
『パイドロス』（プラトン）　*Phaedrus* (Plato)　11
バイヤルジェ，ジュール　Baillarger, Jules　51, 63–75, 80, 90, 94, 114
ハーヴェイ，ウィリアム　Harvey, William　31, 32, 34
パヴロフ，イワン　Pavlov, Ivan　244
バーガー，フランク　Berger, Frank　209–212, 241
破瓜病（ヘベフレニー）　hebephrenia　77, 78, 84, 99, 121, 162
バカラー，ジム　Bakalar, Jim　214
パキシル　Paxil　250, 251, 253, 265
→パロキセチン
パーキンソン病　Parkinson's disease　9, 20, 22, 89, 129, 180
ハクスリー，トマス　Huxley, Thomas　42
バストロップ，ポウル　Baastrup, Poul　131–134, 137–142
ハスラム，ジョン　Haslam, John　49, 57
パーソナリティ（人格，性格）　personality　7, 167, 173, 200, 243
-薬物の作用　108, 124, 193, 200, 212
——とロンブローゾの疾患モデル　243
-アイゼンク性格分析　245–247
→パーソナリティ障害
パーソナリティ障害　personality disorders　7, 48, 60, 82, 124, 143, 146, 172, 192
-境界——　21, 173
-多重人格障害　219, 233
ハーティガン，G・P・（トビー）　Hartigan, G. P. (Toby)　131–134, 137
ハドフィールド，マシュー　Hadfield, Mathew　54–57
バートン，ベヴァリー　Burton, Beverly　188
バニー，ウィリアム（ビフ）　Bunney, William (Biff)　144, 201
ハフ，チャールズ　Hough, Charles　214
パーマー，イアン　Palmer, Ian　232, 233, 247
ハモンド，ウィリアム　Hammond, William　108
パラケルスス　Paracelsus　15, 17, 18, 26, 27, 31, 36, 106, 230, 256, 285, 289

——の治療ガイドライン　241, 269, 270
→気分安定薬；躁うつ病
『双極性の子ども』（パポロスとパポロス）*The Bipolar Child*　231–234, 236, 278
操作的診断基準　operational criteria　23, 77, 170, 177, 235
→精神障害の診断・統計マニュアル
早発性痴呆　dementia praecox　60, 78, 84–89, 98, 99
躁病　mania
——とリチウム　116–127, 131–138, 142, 144, 145
-遺伝的負因　161, 162, 165, 166
——とバルプロ酸　193–199, 202
——と抗精神病薬　223, 225, 283
-思春期以前の——　236–240
→躁うつ病；双極性障害；マニー（マニア）
ソナー，ウィリアム　Thoner, William　19
ソラジン　Thorazine　209
ソラノス，エフェソスの　Soranus of Ephesus　12
ゾロフト　Zoloft　250, 251

タ

体液説　humoral system
-ヒポクラテスの四体液説　6, 7, 14, 32
-ガレノスによる体系化　15, 18
-中世の——　17
-17世紀の医師による評価　20, 21, 53
——と19世紀の精神医学の誕生　29, 111
——と脳についての初期のイメージ　34–36
——と精神分析学の人間観　43
——とリチウム　106, 107
大学と医学　universities and medicine　26, 27, 272, 273
体型論　constitutional type　246
退行期メランコリー　involutional melancholia　86, 87, 95, 100, 102, 164, 166, 168, 180
ダーウィン，チャールズ　Darwin, Charles　42
多国籍化，臨床試験の　multinational clinical trials　271, 272
ダナー，デイヴィッド　Dunner, David　171
魂　soul　9, 20, 21, 32, 39–41, 45, 46, 75, 77, 284, 285
治験審査委員会（IRB）　institutional review board　272
遅発性ジスキネジア　tardive dyskinesia　223, 224, 238
注意欠陥多動障害（ADHD）　Attention Deflcit Hyperactivity Disorder　11, 219, 232
鎮静薬　sedatives　208–211, 213
→トランキライザー
ツィーエン，テオドール　Ziehen, Theodore
痛風　gout　104–109
ディスチミア　dysthymia　2, 78, 80, 85
デカルト，ルネ　Descartes, René　29, 32, 33, 37, 39. 40
テキサス薬物アルゴリズム・プロジェクト（TMAP）　Texas Medication Algorithm Project　269, 270, 275
データ　data
——の独占　271–273, 280, 281, 289, 290
——のユニバーサル化　274, 275
デパコート　Depakote　216, 217, 222, 229, 265
テムキン，オウセイ　Temkin, Owsei　247
テリアカ　Theriac　15–18, 206, 279, 288
てんかん　epilepsy　5, 10, 19, 38, 76, 106–108, 192, 197–203, 229, 265
——とリチウム　120, 121, 124
電気けいれん療法（ECT）　electroconvulsive therapy　96, 115, 123–125, 128, 136, 138, 152, 168, 169, 180, 219, 286
統計　statistics　153, 185, 279
統合失調症　schizophrenia
——とマニー　23, 79, 87, 88, 97–99
——と緊張病　79, 183
——概念の登場　84, 88
——と躁うつ病　100, 157, 161, 173, 175, 177
-気分障害との区別　103
——とクロルプロマジン　114, 145, 223
——とリチウム　118–124
——と類循環精神病　162
-抗精神病薬への反応　185
-小児——　237
——と体型論　246
——の自殺率　282
→早発性痴呆
動物磁気術（メスメリズム）　mesmerism　42
『動物の血流と心臓の動きについて』（ハーヴェイ）　*Exercitatio Anatomica de Motu Cordis et Sanguinis in Animalibus* (Harvey)　31, 32
特許　patents　224, 225, 258, 260, 264, 267, 270, 281, 287, 290
——とリチウム　125
——と「新しさ」　194, 195, 228, 229
——と著作権　259
-特許売薬産業の成り立ち　259–261
-製法——と物質——　260
特許薬　patent medicines　270, 290

——第 4 版（DSM－IV）　47, 238, 239, 261
精神病質者（サイコパス）　psychopaths　48, 243
精神分析　psychoanalysis　22, 43, 76, 122, 144, 191, 235
精神薬理学　psychopharmacology
——組織の創設　126
——とリチウム　116, 126, 127, 143, 145, 153
-精神医学研究と治療のためのリヨン委員会　190, 191
——と化学的アンバランス説　262
——と脳および自己の認識　285–287
精神薬理学会　psychopharmacological meetings　126, 127
→米国神経精神薬理学会
生物学的精神医学　biological psychiatry　2, 3, 75, 170, 171, 175, 181, 199–201, 246
製薬産業　pharmaceutical industry
——と評価尺度　155
——と臨床試験　156
-疫学的アプローチの弊害　174, 185
-専門誌や学会への助成　218
——と双極性障害の流行　220
——と若年性躁病　240, 241
——と広告会社　252
——と特許権保護の歴史　259, 260
——主導の医学　260–267
——と治療ガイドライン　269, 270
——と臨床試験受託機関　271, 272
-リストラ（再編成）の影響　271, 279
——と文書作成代行業者　273
-ライフスタイル改善の売り込み　264, 275, 276
-データの独占　280, 289, 290
世俗主義　secularism　29, 30, 59
摂食障害　eating disorders　226
セドヴァル，ヨーラン　Sedvall, Goran　181
セルトラリン（商品名ゾロフト）　sertraline　250
セレクサ　Celexa　250
セロクエル　Seroquel　224, 225
セロトニン仮説　serotonin hypothesis　19, 20, 153, 169, 262
前駆的神経症候群　prodromal nervous syndromes　107
選択的セロトニン再取りこみ阻害薬（SSRI）　selective serotonin reuptake inhibitor　115, 143, 191, 217, 229, 249–252, 258, 262–265, 273, 276
専門家委員会　expert panels　269, 270
→コンセンサス会議；ガイドライン
躁うつ病　manic-depressive disorder
-過去の症例記録に関する誤解　2–6, 11, 21, 23, 24, 247, 253
-シデナムによる症例記述と定式化　20, 21
——に相当する最初の記述　51
-クレペリンによる定式化　60, 75, 83–90, 96, 157
-クレペリン以前の症例記述　62, 63, 95
-ファルレとバイヤルジェの論争　63–75
-診断名の普及　97, 99, 100, 102
——の理念型　89, 90, 102, 291
——とリチウム　104, 123, 127, 132, 134, 138, 140, 145
——と類循環精神病　162, 163, 179
——と DSM　172
——の有病率　173
——と芸術的才能　175, 176
——と産後精神病　177, 179, 181
——の遺伝的研究　183
——と治療薬　193, 199, 205, 218, 227, 281, 282
-子どもの——　231, 233, 236, 238, 239, 242, 289
——と体型論　246
→双極性障害；躁病；マニー（マニア）
双極 I 型，II 型障害　type I and II bipolar disorder　145, 146, 171–174, 176
双極性障害　bipolar disorder　3
-過去の症例記録に関する誤解　2, 3, 10, 11, 21–23, 27, 28
——と操作的診断　22, 145, 172, 234, 235, 237–239
——に相当する最初の記述　51, 63
——とカールバウムのシクロチミア　78–83
——とカールバウムによる緊張病の記述　78, 79
-患者の割合　97, 101
——とリチウム　104, 118, 134, 141–148, 157
——と精神医学的疫学の台頭　142–147, 173, 174
——とレオンハルトの疾病分類　163, 164
——の誕生　165–169
-双極性（バイポーラー）への変化　169–176, 267
-双極 I 型障害と II 型障害　171, 172
-アキスカルらによる分類　173
——と芸術的才能　175
——の有病率　173, 174, 218
——と類循環精神病　176–182
——とフィッシュの発見　184–186
——と気分安定薬　187, 215, 217–230, 265
——と抗けいれん薬　195, 204–206, 265
——の売り込み　222–230
-子どもの——　231–249

シタロプラム（商品名セレクサ） citalopram 229, 250
疾患の経過 course of disorders 19, 73, 75, 83
——とクレペリン
疾病の売り込み desease mongering xvi, 180, 223, 263
疾病分類 classification of disorders
-シデナムによる—— 27, 36, 38
-カレンによる—— 38, 39
-エスキロールによるマニーの分類 44–48
-バイヤルジェによるマニーの分類 69
-クレペリンによる—— 84–87, 103, 157, 161, 169
-1906年英国の診断システム 98, 99
-レオンハルトらによる—— 163–165
-気分障害の下位分類 171–173
-フィッシュによる—— 185
→国際疾病分類；精神障害の診断・統計マニュアル
シデナム，トマス Sydenham, Thomas 20, 21, 27, 36, 38, 173
ジプラシドン（商品名ジオドン） ziprasidone 224
ジプレキサ Zyprexa 143, 223, 226–230, 236, 239–240, 260, 265, 269, 285
ジャクソン，ヒューリングス Jackson, Hughlings 41, 109, 159
若年性双極性障害研究財団 Juvenile Bipolar Research Foundation 234
若年性躁病（小児双極性障害） juvenile mania 233–243, 248
→双極性障害
ジャミソン，ケイ・レッドフィールド Jamison, Kay Redfield 175, 176
シャルパンティエ，ポール Charpentier, Paul 113
シュイナール，ギイ Chouinard, Guy 187, 215, 216
循環性狂気（カールバウムの） cycloid insanity 80, 81, 85
——とクレペリンの「躁うつ病」 85
→循環精神病
循環精神病 folie circulaire 28, 51, 70–74, 98–101, 124, 146, 157, 204
——とクレペリンの「躁うつ病」 88
松果体 pineal gland 32, 35
小児・思春期双極性障害財団 Child and Adolescent Bipolar Foundation 238
『情念論』（デカルト） *Les passions de l'ame*（Descartes） 32
消費者の声，医療への consumer input into medicine 266
情報還元主義 informational reductionism 104, 148, 155, 226, 243, 249, 279
症例についての議論 cases
-最初期の—— 19–22
——と RCT 152–154
処方薬 ethical drugs 259, 260, 280
ジョーンズ，メアリー Jones, Mary 92, 93
シルドクラウト，ジョゼフ Schildkraut, Joseph 169
ジルブラン，アントワーヌ Gilbrin, Antoine 107
進化論 evolutionary theory 42
神経科学 neuroscience 30, 244, 259, 262, 263, 285, 290
神経学 neurology 35
神経遮断薬 neuroleptics 103, 114, 137, 180, 182, 191, 199
神経症 neurosis 38, 39
神経伝達物質 neurotransmitters 46, 115, 244, 245, 262, 284
神経梅毒 neurosyphilis 175
腎結石 renal stones 106
心臓 heart 8, 31, 32, 34
人体測定学 anthropometry 246
『人体の構造について』（ヴェサリウス） *De humani corporis fabrica*（Vesalius） 31
心理学 psychology 35
スカル，アンドルー Scull, Andrew 24
スクイブ社 Squibb 211, 212
スコウ，ハンス・ヤコブ Schou, Hans Jacob 112, 128
スコウ，モーエンス Schou, Morgens 126–143, 146, 149, 154, 193, 202, 227, 253
ストレームグレン，エリック Stromgren, Eric 130, 131, 146, 168
スピッツァー，ロバート Spitzer, Robert 174
スミスクライン＆フレンチ社 SmithKline & French 233
スレイター，エリオット Slater, Eliot 122, 133
生活様式（ライフスタイル）の病理学 life-style pathologies 275
生気論 vitalism 33, 105
精神医学研究と治療のためのリヨン委員会 Comite Lyonnaise pour Recherches et Therapeutiques en Psychiatrie 191
精神錯乱 delirium 8
精神障害の診断・統計マニュアル（DSM） Diagnostic and Statistical Manual of Mental Disorders 36, 261
——第３版（DSM－III） 22, 23, 76, 77, 104, 113, 145, 170, 172, 174, 177, 235, 243

269
——と緊張病　79
-クロルプロマジンとその後継薬の登場　114, 115, 126
-高容量の投与　182, 220
——と双極性障害　185, 193, 222–225, 230
——と気分安定薬　188, 193, 203, 216
-長期的な影響　227
-子どもへの投与　238, 247
——と特許　228, 229, 250
-認知機能改善の売り込み　266
→クロルプロマジン；クロザピン；ジプレキサ；リスペリドン
行動感作，コカインに誘発された　sensitization, cocaine-induced behavioral　201
抗不安薬　anxiolytics　213, 216, 217
コカイン　cocaine　201, 202
国際疾病分類（ICD）　International Classification of Diseases　36, 172, 238
国際神経精神薬理学会（CINP）　Collegium Internationale Neuropsychopharmacologium　126, 127, 133
個人差の心理学　individual differences, psychology of　246–249
ゴーストライティング　ghostwriting　27, 204, 253, 273, 276
骨相学　phrenology　40, 48, 59
コットン，ヘンリー　Cotton, Henry　42
子ども　children
——と軽症のマニー　73
-北ウェールズ病院における入院件数　95
-シェパードのスクリーニング義務化計画　147
——と双極性／単極性のうつ病　166
-抗けいれん薬の処方　206, 207, 238
-ジプレキサの処方　228, 239, 240
——の双極性障害の創出　231–243, 278, 291
——の精神障害と個人差の心理学の視点　243, 246–248
——と SSRI の副作用　249–254, 258, 273, 276, 277
「子どもと青少年の気分障害診断治療における，埋もれたニーズに関するうつ病・双極性障害支援提携コンセンサス・ステートメント」（論文）　“Depression and Bipolar Support AllianceConsensus Statement on the Unmet-Needs in Diagnosis and Treatment ofMood Disorders in Children andAdolescents”　258, 267
コミュニティ・ケア　community care　91
コール，ジョナサン　Cole, Jonathan　136, 216
コルサコフ，セルゲイ　Korsakoff, Sergei　159
コルプ，ローレンス　Kolb, Laurence　144
コンセンサス会議　consensus conferences　267, 268
昏迷　stupor　9, 10, 14, 15, 85

サ

最大の溝，医学界の　Greatest Divide in Medicine　250–254
催眠術　hypnosis　42, 45
殺人　homicides　30, 51–56, 59
殺人モノマニー　homicidal monomania　47, 51
ザッツィンガー，ゲルハルト　Satzinger, Gerhard　203
サマーブルー（染料）　summer blue　113, 115, 196
サリドマイド　thalidomide　198, 207, 214, 215
サルサー，フリドリン　Sulser, Fridolin　245
三環系抗うつ薬　tricyclic antidepressants　196, 197
産後精神病　postpartum problems　86, 163, 168, 177, 179–181, 183
産褥精神病　puerperal psychoses　10, 86, 96, 123
ジェイムズ，ウィリアム　James, William　109
ジェイムズ–ランゲ仮説（情動の）　James-Lange theory of emotions　109, 210
シェパード，マイケル　Shepherd, Michael
——とクレペリン　88, 156
——とレセルピン　134, 135, 153
——と臨床試験のデザイン　134–136, 147, 149, 153, 156, 185
——とM・スコウ　135–140, 227, 268
——とリチウム戦争　138–143, 146–149, 227
——とアングスト　147
——と精神医学的疫学　147, 173, 185
シェリントン，チャールズ　Sherrington, Charles　42
ジオドン　Geodon　224
シクロチミア（循環気質）　cyclothymia　80–82, 167, 172
自殺　suicide
——とプラセボ対照試験　140, 227, 228
——と抗うつ薬　150
——と抗精神病薬の使用　191
——と SSRI　249–253, 258, 276, 277
——率　282
思春期　adolescence
——と双極性障害　236–239
——とマーケティング　263, 264
ジステンパー　distemper　7

222, 223
キャメロン，ユーウェン　Cameron, Ewen　125, 126
ギャロッド，アルフレッド　Garrod, Alfred　106, 107
ギュイヨッタ，ジャン　Guyotat, Jean　191
境界パーソナリティ障害　borderline personality disorder　21, 173
狂気と法律　insanity and law　51–60
強硬症（カタレプシー）　catalepsy　10, 14, 19, 21, 78
強迫性障害　obsessive-compulsive disorder　50, 263
狂乱（フレンジー）　frenzy　2, 4, 8, 9, 14, 22
キングストン，エドワード　Kingstone, Edward　125, 126
緊張病（カタトニー）　catatonia
-古代ギリシャの記録　10
——とカールバウム　14, 78, 79, 86, 162
——とクレペリン　84, 86, 87, 177
-周期性——とイェッシング　129–131
——と ECT　152
——とウェルニッケ　159
-症候群の治療，病因の治療　183
キンドリング　kindling　201–204, 217, 229
クインタイルズ・トランスナショナル社　Quintiles Transnational　271
クエチアピン（商品名セロクエル）　quetiapine　224, 225
グーズ，サム　Guze, Sam　170, 171
グッドウィン，フレッド　Goodwin, Fred　144, 176, 201
クライスト，カール　Kleist, Karl　79, 161–165, 179
クライトン，アレクザンダー　Crichton, Alexander　49, 55
クライン，ネイサン　Kline, Nathan　139, 140, 145
グラクソ・スミスクライン社　GlaxoSmithKline　251, 252
クラーマン，ジェラルド　Klerman, Gerry　77, 176
グリージンガー，ヴィルヘルム　Griesinger, Wilhelm　41, 75, 76, 83
グリンスプーン，レスター　Grinspoon, Lester　216
クレペリン，エミール　Kraepelin, Emil　23–28, 38, 43, 57, 76, 78, 81, 82, 90, 156, 183, 186, 274
——と躁うつ病　21, 28, 60, 63, 75, 83–90, 97, 101–103, 110, 168, 219
——と早発性痴呆　78, 84–89, 98
——と緊張病　79, 86
——とカールバウム　76, 78, 79, 81, 162
——の分類法の基準　85–87, 157, 169
——と退行期メランコリー　86, 87, 95, 96, 164
——と産褥精神病　86, 96, 177, 181
——とウェルニッケ　158–161, 181, 182
——と DSM－III　172
クレペリン主義　Kraepelinism　22, 78, 157, 186
→ネオ・クレペリン主義；反クレペリン主義
クロザピン　clozapine　216, 224, 225, 228
グローバル化，精神医学の　globalization of psychiatry　267, 274, 275
グロフ，ポール　Grof, Paul　141, 142, 148
クロルプロマジン　chlorpromazine　114–116, 121–124, 134, 145, 149, 152, 223, 283
——とリチウム　125, 126, 130, 145
——とバルプロミド　193
——と日本の精神病院　198
-気分安定薬としての——　208, 209, 212, 223
——と遅発性ジスキネジア　223
クーン，ローランド　Kuhn, Roland　115, 152
ケアの力学と論理　care, dynamics　256–257
芸術的才能と精神疾患　artists, creativity and mental illness　3, 88, 175
軽躁病（ヒポマニー）　hypomania　82
ケイド，ジョン　Cade, John　116–125, 127, 138, 143
啓蒙時代　Enlightenment　26, 29, 35
ゲラー，バーバラ　Geller, Barbara　237
ケルシー，フランシス　Kelsey, Frances　214, 215
『健康全書』（中世の健康指南書）　*Tacuinum Sanitatis*　17
抗うつ薬　antidepressants　59, 103, 113, 115
-実薬 vs プラセボ　150–153
——とうつ病のセロトニン仮説　153, 191, 201, 262
——と双極性障害　169, 228, 247, 249
-三環系——　196, 197
-初期のマーケティング　241
——と気分安定薬　217
-子どもへの処方　247, 249–253, 269, 273
→選択的セロトニン再取り込み阻害薬
抗けいれん薬　anticonvulsants　106, 148, 215, 223
-バルプロ酸類の気分障害への適用　190–196, 218, 229
-カルバマゼピンの気分安定特性　197–201
——とキンドリング－クエンチング仮説　202–204, 229
-気分障害の予防薬として　206, 207
-小児・思春期前患者への処方　206, 207, 233, 238, 243
抗精神病薬　antipsychotics　103, 113, 191, 194, 212,

ウォズニアック，ジャネット Wozniak, Janet 247
ウォートン，ラルフ Wharton, Ralph 144
ウォーレス・アンド・ティアナン社 Wallace and Tiernan 215
『うつ病患者の見分け方』（エイド） *Recognizing the Depressed Patient* (Ayd) 263
埋もれたニーズ unmet need 258–268, 274–277
ヴント，ヴィルヘルム Wundt, Wilhelm 83, 245
ウンフェアツァークト，ヘニングス Unverzagt, Henningus 19
英国王立協会 Royal Society 34
英国国立臨床評価研究所（NICE） National Institute of Health and Clinical Excellence 241, 269, 270, 273
エイド，フランク Ayd, Frank 263
エイマール，ピエール Eymard, Pierre 189
疫学的管轄区域調査 Epidemiologic Catchment Area study 173, 174
エクワニル Equanil 211
エスキロール，ジャン・エティエンヌ・ドミニク Esquirol, Jean-Étienne Dominique 24, 44–52, 64–66, 92, 184
エストロゲン estrogen 187, 215
エビデンスに基づく医療 evidence-based medicine 149, 153, 155, 196, 268–270
エフェクサー Effexor 250
エムリヒ，ヒンデルク Emrich, Hinderk 194
エランベルジェ，アンリ Ellenberger, Henri 266
エリス，ハヴロック Ellis, Havelock 175
大熊輝雄 Okuma, Teruo 196, 199
オットソン，ヤン＝オットー Ottosson, Jan-Otto 166
オランザピン（商品名ジプレキサ） olanzapine 222–225
→ジプレキサ
オールド，ジョン Aulde, John 108

カ

ガイギー社 Geigy 115, 196, 198
ガイドライン，治療の guidelines for clinical practice 238, 241, 250, 268–270, 273, 275, 281
化学的アンバランス chemical imbalance 151, 153, 169, 246, 248, 251, 262, 263, 287
ガーション，サミュエル Gershon, Sam 122, 143, 144, 221
仮性てんかん larval epilepsy 107, 202
カーター・ウォーレス社 Carter-Wallace 210, 211
カテコールアミン仮説（うつ病の） Catecholamine hypothesis of depression 129, 169, 170, 201, 244, 262
ガバペンチン gabapentin 194, 203, 204, 265
カラス，ジョルジュ Carraz, George IX, 188–191, 196
ガル，フランツ Gall, Franz 40, 48, 59
カールソン，アーヴィド Carlsson, Arvid 155, 284
カルテル cartels 258
カールバウム，カール Kahlbaum, Karl 28, 63, 84, 86, 90, 94, 159, 160, 162
——と緊張病 14, 78, 79, 86, 162
——と「循環気質」 75–82, 85, 159
——と子どもの躁うつ病 236
カルバマゼピン（商品名テグレトール） carbamazepine 108, 195–204, 243
——と大熊輝雄 196, 199
ガレノス，ペルガモンの Galen of Pergamon 10, 14–19, 21, 26, 31, 33, 78
ガレノス派の医術 Galenism 15–19, 36, 285, 288
カレン，ウィリアム Cullen, William 38, 39, 46
感情 emotions 32, 36, 47, 61–63
感染症 infections 9, 11
γ-アミノ酪酸（GABA） gamma-aminobutyric acid 194, 203
気質 temperament, dispositions
——と体液 7
——と体型論 246
——と障害 248, 249, 264
傷ついた治療者 wounded healer 277–281
季節性の症状 seasonal symptoms 5
北ウェールズ病院（精神病院） North Wales, asylum at 90–94
-歴史的記録のアーカイヴとしての—— 94–101, 110, 177, 179, 181, 242, 282
-マニア（あるいはマニー）患者の割合の変化 97
ギトー，チャールズ・ジュリアス Guiteau, Charles Julius 58, 59
気分安定薬 mood stabilizers 2, 115, 123, 137, 146, 148, 169,
——と無作為化比較対象試験 150–152, 154
——のマーケティング 175, 176, 225–230, 265–267
——概念の急速な普及 187–189, 215–218
——概念の基礎 201–206, 229
——前史 207–215
-双極性障害の増加との関連 218, 219, 225
-子どもへの処方 238–240, 243, 247
——と治療ガイドライン 269
「気分の観察」を勧める広告 mood watching, ads for

索　引

〔ゴシック体は薬の商品名〕

ADHD　→注意欠陥多動障害
CINP　→国際神経精神薬理学会
CRO　→臨床試験受託機関
ECT　→電気けいれん療法
GYMR 社（広告会社）　252
MGH　→マサチューセッツ総合病院
NICE　→英国国立臨床評価研究所
NIH　→米国国立衛生研究所
NIMH　→米国国立精神保健研究所
RCT　→無作為化比較試験
SSRI　→選択的セロトニン再取りこみ阻害薬
TMAP　→テキサス薬物アルゴリズム・プロジェクト

ア

アイゼンク，ハンス　Eysenck, Hans　244–249
アキスカル，ハゴップ　Akiskal, Hagop　172, 173
秋元波留夫　Akimoto, Haruo　128, 133
アサイラム（精神病院）　asylums
　——の設立　19, 27, 30, 44, 45, 48–50
　——とマッドハウス法　92
　→北ウェールズ精神病院
アジマ，ハジム　Azima, Hazim　215
アシュバーナー，ヴァル　Ashburner, Val　120
アストラゼネカ社　Astra-Zeneca　224, 226, 238
アスパラギン酸マグネシウム　magnesium aspartate　216
アーノルド，ネッド　Arnold, Ned　54
アベンチル　Aventyl　214
アボット・ラボラトリーズ社　Abbott Laboratories　176, 188, 194
アミトリプチリン　amitriptyline　115, 142, 263
アミノフェニドン（アミノフェニルピリジン）　aminophenidone（aminophenylpyridine）　208
アメリカ精神医学会（APA）　American Psychiatric Association　22, 218, 240
アリエニスト　alienists
　——と精神病院（アサイラム）　30, 44, 147
　——と司法精神医学　57–60
　——と狂気の概念　102
　——とリチウム　108
　→ファルレ，ジャン＝ピエール；クレペリン，エミール；ピネル，フィリップ；ウェルニッケ，カール
アリストテレス　Aristotle　8, 15
アルフェドソン，ヨアン・オーガスト　Arfwedson, Johann August　105
アレタイオス，カッパドキアの　Aretaeus of Cappadocia　10, 12
アングスト，ジュール　Angst, Jules　141, 142, 147, 165, 168–174, 176, 220
イェッシング，ロルフ　Gjessing, Rolv　129, 130
一次性痴呆　primary dementia　98, 99
一般消費者向け直接広告（DTC），医薬品の　direct-to-consumer advertising for medicines　188, 222, 223
イミプラミン　imipramine　115, 133, 136, 141–144, 149, 152, 191, 196, 197
イーライリリー社　Eli Lilly　143, 214, 223–228, 238, 240
インフォームド・コンセント　informed consent　280, 281
ヴァイガント，ヴィルヘルム　Weygandt, Wilhelm　83, 85
ヴァリウム　Valium　212
ウィノカー，ジョージ　Winokur, George　171
ウィリス，トマス　Willis, Thomas　17, 18, 20, 21, 24–27, 29, 31, 34–38, 41, 43, 259, 283, 284, 286, 289
ウィン，ヴィクター　Wynn, Victor　120
ウィンズロウ，フォーブズ　Winslow, Forbes　48
ヴェサリウス、アンドレアス　Vesalius, Andreas　15, 17, 31
ヴェーラー，フリードリヒ　Wöhler, Frederick　104
ウェルシュ，ハインリヒ　Waelsch, Heinrich　129, 144
ウェルニッケ，カール　Wernicke, Karl　41, 79, 84, 87, 158–162, 179, 181, 182
ウェルニッケ－コルサコフ精神病　Wernicke-Korsakoff psychosis　159

著者略歴

(David Healy)

医学博士，精神科認定医．精神医学・精神薬理学史家．カーディフ大学（北ウェールズ）心理学的医学部門，教授．英国精神薬理学会（British Association for Psychopharmacology）の元事務局長．これまでに，*The Creation of Psychopharmacology*（Harvard University Press 2002），*The Antidepressant Era*（Harvard University Press, 1999）〔邦訳『抗うつ薬の時代――うつ病治療薬の光と影』（星和書店，2004）〕，*Let Them Eat Prozac: The Unhealthy Relationship between the Pharmaceutical Industry and Depression*（James Lorimer & Company Ltd, 2003; New York University Press, 2004）〔邦訳『抗うつ薬の功罪―― SSRI 論争と訴訟』（みすず書房，2005）〕，*Psychiatric Drugs Explained* 5th edition（Churchill Livingstone, 2008）〔邦訳『ヒーリー精神科治療薬ガイド』（みすず書房，2009）〕ほか多数の著書がある．最新著は *Pharmageddon*（University of California Press 2012）．公式ウェブサイト〈http://davidhealy.org〉に自身の活動に関する多くの情報を掲載している．2012 年には，薬のリスクに関する情報を草の根的に募り，集積・公開するプロジェクト RxISK.org〈https://www.rxisk.org〉を立ち上げた．

監訳者略歴

江口重幸〈えぐち・しげゆき〉 東京武蔵野病院勤務，精神科医．精神科臨床，医療人類学，精神医学史に関心をもつ．訳書（共訳）に，アーサー・クラインマン『病いの語り』（誠信書房，1996），『精神医学を再考する』（みすず書房，2011），バイロン・グッド『医療・合理性・経験』（誠信書房，2001），マーガレット・ロック『更年期』（みすず書房，2005），デイヴィッド・ヒーリー『ヒーリー精神科治療薬ガイド』（監訳，同上，2009）ほかがある．著書に，『シャルコー』（勉誠出版，2007），共著書に『文化精神医学序説』（金剛出版，2001），『ナラティヴと医療』（同上，2006）ほか．

訳者略歴

坂本響子〈さかもと・きょうこ〉 翻訳者．訳書に，テレンス・コンラン『テレンス・コンラン　住まいのデザイン全書』（共訳，エクスナレッジ，2004），ホリー・ブラック『犠牲（いけにえ）の妖精たち』（共訳，ジュリアン出版，2006），テレンス・コンラン『テレンス・コンランの狭小空間』（エクスナレッジ，2007）ほか．

デイヴィッド・ヒーリー
双極性障害の時代
マニーからバイポーラーへ
江口重幸監訳
坂本響子訳

2012年11月 9 日　印刷
2012年11月20日　発行

発行所 株式会社 みすず書房
〒113-0033 東京都文京区本郷5丁目 32-21
電話 03-3814-0131(営業) 03-3815-9181(編集)
http://www.msz.co.jp

本文組版 キャップス
印刷・製本所 中央精版印刷
扉・表紙・カバー印刷所 栗田印刷

ISBN 978-4-622-07720-6
[そうきょくせいしょうがいのじだい]

精神医学重要文献シリーズ Heritage

統合失調症の精神症状論	村上　仁	3360
誤診のおこるとき	山下　格	3360
統合失調症 1・2	中井久夫	I 3360 II 3360
老いの心と臨床	竹中星郎	3360
失語症論	井村恒郎	3360
妄想論	笠原　嘉	3360
精神医学と疾病概念	臺弘・土居健郎編	3780

（消費税 5%込）